抑郁症
原理与康复

袁运录　袁媛　著

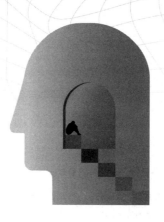

河北科学技术出版社
·石家庄·

图书在版编目（ＣＩＰ）数据

抑郁症原理与康复 / 袁运录，袁媛著 . -- 石家庄：
河北科学技术出版社，2023.5

ISBN 978-7-5717-1479-6

Ⅰ . ①抑… Ⅱ . ①袁… ②袁… Ⅲ . ①抑郁症—康复

Ⅳ . ① R749.409

中国国家版本馆 CIP 数据核字 (2023) 第 053026 号

抑郁症原理与康复
YIYUZHENG YUANLI YU KANGFU

袁运录　袁　媛　著

选题策划： 北京品雅文化有限公司

责任编辑： 李　虎

特约编辑： 段会敏

责任校对： 徐艳硕

美术编辑： 张　帆

封面设计： 李爱雪

出　　版：河北科学技术出版社

地　　址：石家庄市友谊北大街 330 号（邮政编码：050061）

印　　刷：固安县保利达印务有限公司

经　　销：新华书店

开　　本：710mm×960mm　　　　1/16

印　　张：29.5

字　　数：423 千字

版　　次：2023 年 5 月第 1 版

印　　次：2023 年 5 月第 1 次印刷

定　　价：78.00 元

抑郁症一词越来越频繁地在我们的生活中出现，尤其是各种因为抑郁症而自杀的新闻或报道，让我们感到惋惜。

从前，我和大多数人一样，以为抑郁症就只是因为想不开。后来系统地接触心理学，我开始意识到，原来抑郁症是一种病，和感冒发烧一样。但那个时候我也仅仅是知道而已，并不能从感性层面理解得了抑郁症到底意味着什么，到底是怎样一种感觉，以及到底该怎样去治疗和帮助抑郁症患者。

本书对抑郁症患者受抑郁症折磨时的感受、表现的描绘，让人感受到他们的那种崩溃、无助和绝望。我想这也是作者的意图——不仅让抑郁症患者在其中找到共鸣，也希望这个世界上有更多的人能够理解他们，包容他们，爱他们。

书中有很多感触至深的描述。

有名女患者曾经这样描述她的痛苦："躯体化症状，真的很难熬。因为大脑知道自己身体承受疼痛的临界点在哪儿，所以总是让身体承受最大程度的疼痛而不至于疼晕过去。"

我想在理解他人痛苦这一块，人的想象力是匮乏的，可以说世界上没有真正的感同身受。普通人能够体会到的，只是他们痛苦的冰山一角。抑郁症患者的自伤和自杀是一种转移和摆脱精神上巨大痛苦的无奈的选择。

不管你是抑郁症患者，还是你身边有抑郁症家人或朋友，或是你想了解抑郁症这个群体，我认为这本书都值得你研读。

这本书中的一些话，让我想起穆戈的《疯人说：精神病院医生手记》，穆戈在他的书中指出了精神病的成因——"关键不是个体疾病的治愈，精神癌症的关键，不在脑子里，而在于关系。你今天治好了他的脑子，一旦把他放回社会里，关系的癌症就会再将他破碎掉"。有时候可能不是他们病了，病的是整个社会。有时候抑郁症患者缺的不是医疗方案，而是关爱。

我与袁先生相识于2019年5月，当时江西省公安厅正在新余市仙女湖举办"全省公安心理辅导员培训班"，我受邀为大家授课。

作为公安队伍年龄最大的一名学员，袁先生的好学善思和对心理咨询的挚爱当时就给我留下了非常深刻的印象。后常有接触，常使我敬佩！他日日闻鸡起舞（每天四五点起床），笔耕不辍（每日几千字的写作），勤学笃行（学习了大量中外心理学哲学）。

袁先生因为听过我几次课，就要尊我为师，但我自觉愧不敢当。他与众不同的思想和思维方式，在其众多文章中能够体现出来。尤其他干预过的一些案例，让我暗暗称奇。

袁先生从小身患严重口吃和强迫症，后面"火车悟道"创立他的"秋水理论"，这种传奇式的个人经历让我看到了他身上焕发的自强不息的精神，这种精神使他自然地接触到了他的职业原乡，他找到"组织"了。于是他一发不可收。心有所安，力有所用。发表口吃、社交恐惧、强迫症、失眠、抑郁症等心理研究文章上千篇，接受过大量心理困扰者的求助咨询。对此我由衷地为袁先生感到高兴！

读完这本几十万字的书，我发现其结构和思路都非常清晰明了。从抑郁的概念、类型、症状、病因到治疗和康复方法以及大量真实的治疗案例，作者抽丝剥茧，一步一步为读者揭示抑郁症的本质，并为抑郁症患者的治疗和康复带来希望。

最让人称道的是，关于抑郁症病因和治疗，作者提出许多创见。他把抑郁比作种子，种子经历"播种""生根""发芽""开花"和"结果"五个过程之后，就成了抑郁症。而且这五个环节，环环相扣，互为因果，在书中被淋漓尽致地娓娓道来。

"秋水理论"是这本书提出的治疗方法的基础和内核。该理论基于逆向思维和儒释道文化，认为抑郁症状虽然是构成抑郁恐惧心理的基础，但恐惧心理往往是由认知态度决定的。对抑郁的错误态度才是患抑郁症的真正原因。抑郁症是由严重的心理问题导致的一系列生理功能紊乱，心理问题在先，生理紊乱在后。

除了改变思想认知，作者也提倡药物治疗。药物可以对症治疗，防止患者走入极端，但药物不能治本。抑郁症，必须药物调理+心理疏导+社会支持，相辅相成，才能标本兼治。

另外，还有一个值得关注的亮点：本书展示了作者自己做过的大量真实案例，涉及中小学生、大学生、博士、公务员、教师、商人、单亲妈妈等众多人群，涵盖了考试焦虑、学习障碍、家庭关系、社交障碍、失恋、婚姻等各个方面的抑郁问题。其中有当事人的困惑，也有作者的疏导、思考和解读，能够给读者带来许多启发和感悟。

书中很多地方采用批判性思维，以新颖的视角，独辟蹊径，诠释了抑郁症的发病机理和康复，这无疑是学术上的一种创新。

作为好友，我也经常与作者讨论，并经常提出一些个人见解，袁先生总能虚心听取。我曾向作者提出建议：第一，要有系统的疗效证据。在心理学研究和实践中，要注意收集每一个案前、中、后呈现的状况，形成系统的证据来说明疗效；第二，要以心理学伦理作为"紧箍咒"，来规范心理学研究与实践，始终以来访者利益为第一要义。唯此，大胆就是创见，否则就是伤害。

令人欣慰的是，透过全书，作者用自己的亲身经历和灵魂自省，苦口婆心地与来访者深度共情，唤醒了一个个沉睡的生命和灵魂，值得我们去学习和思考。

最后我想对抑郁症患者说：情绪的产生没有对错，每种情绪都是生而为人的体验，都在提醒我们是否有些需求未被满足，是否有些事想要去捍卫，等等。感到悲伤并不是什么丢脸的事，谁都想被疼爱，不要在孤独里徘徊，天黑过后才拥有光彩，才看见微光的存在。

华南师范大学心理学博士
江西师大心理学系副教授
江西省心理卫生协会常务理事
熊红星
2022年5月6日
写于南昌

自 序 ——大道至简，脱胎换骨

"抑郁"这个词，总在我脑海中闪烁、徘徊，挥之不去。直到2019年元月，母亲卧病在床，我再次陷入了抑郁，也曾经多次萌发轻生的念头，甚至想和母亲一起结束生命。

如果不懂得情绪规律，后果或许难以预料。如果真是那样，我的家人将会多么伤心。我突然萌发了创作《情绪心理学》这本书的念头，让更多人真正了解情绪，正确管理情绪。

利用照顾母亲的空闲，我日夜写作。几个月后，我的颈椎出现了严重问题，一边治疗一边写作。9月份，我在北京待了1个多月，书稿全部完成，《情绪心理学》也于2019年年底出版面世。

2021年6月17日，母亲去世后，我再度陷入悲痛和抑郁之中。国庆节后，我重新振作了起来。"抑郁"也从网上、电视和生活的各个角落冒出来，铺天盖地进入了我的视野。

10月26日，我告诉妻子决定创作抑郁症的书，我要把自己掌握的抑郁症的机理告诉世人，抑郁症不是大家认为的那样。虽然对抑郁的研究作品多如牛毛，但公众对抑郁的认知还停留在浅显的因果关系上，而忽略了背后深层次的本质。

因为具有与常人不同的思维，并且多年以逆行者的精神独辟蹊径找到了治疗抑郁症的密码，这才有了创作本书的底气。

抑郁症之所以成为世界性难题和头号精神杀手，很大程度上是因为人们对它的误判。抑郁症其实就是被恐惧和强迫思维笼罩下的幽灵，只要抓住它的"七寸"，抑郁症就会束手就擒。

通俗点说，抑郁症患者就像气阀被堵死的高压锅，锅底下的火仍在熊熊燃烧，结果会怎样？

在《中华人民共和国精神卫生法》颁布之前，我用亲身经历做了很多个案，特别是因为口吃、社交恐惧和学业等问题陷入抑郁的人。虽然他们的症状不同，但他们的根本却相同，都是因为思想出轨，治疗方向反了。

孔子说："朝闻道，夕可死矣。"学习了各家各派的思想理论，走过太多弯路，收获却是满满的教训。正是接踵而至的失败，才换来灵魂的自省和脱胎换骨。

"吃一堑，长一智。"无论吃亏或失败，都是领悟道路上不可缺少的环节。靠自己摸索出来的领悟固然深刻，但不划算；靠走弯路或失败换来的教训弥足珍贵，却耗不起。

毋庸置疑，若能得到高人指点，就能加快领悟进程；向过来人学习，向掌握真理的领悟者学习，借鉴他们成功的经验，能节省大量的时间和财力、物力。

解脱之道万千重，现代人尤其是那些被无名烦恼困住的人，总想一步登天。然而，领悟不是靠空想，必须贯穿学习思考和分享的全过程。只要你领悟抑郁症的原理，自然就会践行道理。只有领悟和实践相辅相成，知行合一，抑郁症患者才能真正获得康复。躲到深山，脱离现实的空想，面壁十年的冥想或闭门造车，注定是搞不出所以然来的。

孔子说："三人行，必有我师焉。"怀着感恩的心，向身边的人尤其向成功或失败者虚心学习，学以致用，投入生活，反思自己，才能真正获得领悟。

抑郁症的本质就是对抑郁的抑郁。"抗郁"的提法实在不妥，有失偏颇。"抗郁"一说，容易误导公众，让患者更加相信要迎头撞击抑郁，堵死抑郁。为了"抗郁"，有的出门修行，有的躲在家里，游走于死亡边缘，与命运抗争，与死神接吻。

抑郁症其实就是斗出来的毛病，抑郁不过是一种淤堵的情绪。世界上有谁能堵死大江东去？解决问题，应该了解其内在规律，按规律办事，才能轻松解决。就如大禹采用疏而不堵的战略战术，轻松驾驭黄河，因为大禹顺天道，行人道。

2016年，有读者来信，说在国家图书馆看到拙著《口吃原理与康复》后，走出了多年抑郁的阴影。我开始觉得本书对抑郁症治疗具有同样的价值。事实上，抑郁症和口吃病同根同源，都是因为堵截负面情绪导致躯体化。只不过口吃的躯体化主要固定在发音器官组织。

抑郁症当然也有其特殊性。从2016年起我就开始关注抑郁症，并且帮助来访者摆脱心理困扰。正是读者的认可，才让我有信心来著述本书。我采用了《口吃原理与康复》一书的模板，采用张景晖理论和后来发展起来的秋水理论。

本书选用大量案例，大多源于2018年之前做过的个案。考虑到书不能太冗长，我把一些与前著有重复的内容做了删除处理，但为了理论的连贯性，还是保留了前面著作中的一些经典内涵。

本书虽然通俗易懂，可患者的错误认知根深蒂固，不易改变，患者必须勤加自省，不可大意。如果对抑郁也包括对自己、对社会、对世界的看法不改变，即使没有对抗，没有躯体化，抑郁症的康复还是不可期。领悟的前提是看清抑郁的本质，自信的前提是资本，心里没谱，嘴上空喊是没用的。当你对抑郁症的原理和康复途径了如指掌，自然就知道该怎么做了，信心也就来了。这就要患者认真揣摩本书，直至透彻理解本意。不可稍有心得或者自我感觉良好便沾沾自喜，止步不前，以往的失败者都是如此。话说了这么多，无非是感慨抑郁症之怪、痛苦之深。千言万语，真诚希望病友得此书时能细细品味，早日解脱，回归美好生活。

值得一提的是，本书的重点在于前面的基本定义和后面的案例实战。本书在创作过程中难免会有错误和缺陷，恳望读者批评指正。

妻子彭爱英女士对我的研究一如既往地支持，她为此承担了全部的家务；女儿袁媛在本书的稿件整理和分析中承担了大量的工作，她的许多建议非常宝贵。

余干县洪家嘴中心小学朱利老师对本书的观点定型提出了许多建设性的意见，使本书的案例分析更接地气；心理咨询师聂志芬为本书整理稿件时出了不少力，在此一并表示感谢。

感谢中国科学院心理研究所史占彪教授多年来对我的研究给予鼓励和指导，感谢山东警察学院丁文俊教授、北京全家联教育研究机构董事长姜福、上饶市心协胡高胜会长、江苏连云港市第一人民医院何炳虹主任对我创作的鼓励和支持。江西师范大学运用心理学系副教授熊红星博士百忙之中为本书作序，十分感激。

河北省纪委一级调研员心理学专家于怀新同志，对我的研究和创作给予极大的支持，诚邀为本书的创作顾问。

为了维护"秋水理论"的知识产权，陶秭宇律师默默无闻地付出辛劳，特邀兼任本书的法律顾问，在此表示感谢！

袁运录

2022年4月

成稿于江西余干

目　录
contents

第二篇　治疗与康复

后　记

第一篇　抑郁原理

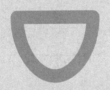

快节奏的生活容易引起精神压抑和人心浮躁，加上现代社会竞争激烈，抑郁的人越来越多，这恐怕是不争的事实。抑郁因此被贴上时代标签，成为现代生活的流行词。

　　据报道，全球约有3.5亿人受抑郁困扰。尽管如此，此症仍未引起人们全面重视，更多的是消极隐瞒和对它的误解。不要以为这是危言耸听，或许你非常熟悉、看起来非常阳光的人此刻就在暗夜里忍受抑郁症的折磨，只是我们不知道而已。

　　抑郁症并非现代病，自古有之。早在先秦时，《黄帝内经》便出现关于"郁"病的观念。《素问·阴阳应象大论篇》记载："怒伤肝、喜伤心、思伤脾、忧伤肺、恐伤肾。"

　　汉代张仲景在《金匮要略》中记载过一种病："意欲食，复不能食，常默然，欲卧不能卧，欲行不能行……"

　　明代张景岳在《景岳全书·郁证》中记载："凡五气之郁则诸病皆有，此因病而郁也。至若情志之郁，则总由乎心，此因郁而病也。"

　　清代叶天士则在书中记载："郁则气滞，气滞久必化热，热郁则津液耗而不流……延及郁劳沉病。"

第一章　抑郁概述

第一节　何谓抑郁

从字面来看，抑郁就是情绪受阻，郁郁寡欢。

生活中每个人都会遇到不如意的事，如事业挫折、婚姻失败、家庭矛盾、亲人离世、学业负担、身体生病等。每当这些负性事件发生时，我们都会体验到悲伤和痛苦，甚至绝望。尽管如此，许多人也不愿意将悲伤、痛苦表达出来而压抑到内心深处，久而久之成为折磨人的一种情绪，我们称之为抑郁情绪。

不光人会抑郁，万物都会出现抑郁。抑郁的含义非常广泛。狭义上，有客观性抑郁，也有主观性抑郁；广义上，有人类的抑郁、社会的抑郁、国家的抑郁、大自然的抑郁，等等。客观世界都有其固定运行的规律和静动平衡的系统化原则。如果系统化被打破，并且长期得不到修复，系统就会因失衡而产生抑郁。

个体是社会的基础，个人出现抑郁，会引起周边一定范围内的社会抑郁；当社会性抑郁达到一定规模，必然引起国家抑郁；一个国家如果出现抑郁，又会影响国家决策乃至国际形势的动荡不安。

本书主要研究人类个体化抑郁和心理发展变化的规律。

第二节　抑郁界定

　　抑郁分为常态和病态两种。常态抑郁，是指没有心理冲突、心理纠缠和心理问题的抑郁现象，包括心理、生理和行为的异常，如义愤填膺，心情低落，孤独无助，伤感郁闷，心慌气短，心跳加速，全身发抖，四肢发凉，头晕目眩，四肢无力，思维迟钝，记忆减退，严重失眠，等等。有常态抑郁的人，虽然也有难言之隐，但对抑郁本身（包括伴随性生理异常）并不感到困扰和焦虑，也就是说，他们没有抑郁心理问题。

　　病态抑郁，是指伴有心理冲突、心理纠缠和心理问题的抑郁。病态抑郁，不仅有抑郁情绪，更有对抑郁情绪挥之不去的恐惧、强迫、焦虑、愤怒、困扰和绝望等，是涉及家庭、社会、情感、生理和认知等综合性的心理问题。具体表现为以抑郁情绪、掩饰抑郁、对抗抑郁、逃避抑郁为外显特征，伴随植物神经失调，局部肌肉、器官、组织的紧张抽搐性痉挛、疼痛等躯体化反应，持续出现心境低落，与其处境不相称，情绪消沉从闷闷不乐到悲痛欲绝，悲观厌世，可有自杀企图或行为，甚至发生木僵，严重者可出现幻觉、妄想等严重精神病性症状。

　　病态抑郁，也叫抑郁症。有病态抑郁者，称为抑郁症患者。表面上，抑郁和抑郁症没有什么差异，但两者在本质上完全不同。我们说，人人都会抑郁，但不能说人人都有抑郁症。两者之间的区别主要表现如下：

　　抑郁症是一种心理疾病，抑郁是情绪的状态。正常人的抑郁都有明确的诱因，而抑郁症不一定有，有时好事连连也发病。正因为如此，许多自以为"抑郁康复者"，过段时间后，就会"被打回原形"。

　　由于心境与实际状况很不相称，抑郁症者常被人误以为无病呻吟。其实，抑郁只是心情不畅，就像得了感冒一样，会慢慢好起来，而抑郁症则是一种慢性心理疾病。

　　抑郁症不是在任何时候或场合下都会发作，而是时有时无，时轻时重，呈周期性变化。患者在心情轻松愉快或忘我工作时一般不会抑郁，只有遇到某些特定场景（如特定的时间、地点、人物、事件、环境或心境等）才会出现抑郁。

抑郁症在发作之前通常会出现恐惧紧张、心慌意乱、头晕呕吐等预期性反应（即应激反应或预感，下同），严重时会出现心悸、颤抖、濒死感，脑子里好像进了水一样一片空白，腿像灌了铅一样迈不开，有时想哭都哭不出来，用尽全力也说不出话。

抑郁症给患者带来的挫败、羞耻、烦躁和绝望等负面情感是正常人无法理解的。这些负面情绪损害了患者的自尊，摧毁了他们的自信，使其性格变得谨小慎微，即使吃亏也是委曲求全。

抑郁症不仅表现为对客观现实的一种无声的抗议，更主要是对抑郁症状挥之不去所表现出的一种极端无奈。抑郁症患者千方百计地迫切摆脱抑郁的困境，但越"抗"越严重，这种不合常理的结果让他们更加恐惧、困惑、焦虑和抑郁。

不难理解，物质上的供给永远跟不上精神上的需求。有没有心理问题，就看人如何处理自己的烦恼问题。大部分人遇到烦恼会先接受下来，带着烦恼去生活，在生活中解决或淡化烦恼；而少数人却必须先消除烦恼后才愿意投入工作和生活，他们决不允许烦恼的出现，结果反而被烦恼牢牢捆住，由此进入恶性循环。换句话说，正常人是对现实（客观存在）感到烦恼，而抑郁症患者是对烦恼（主观态度）感到烦恼，这就是抑郁症的内核。

因此，抑郁症也叫抑郁困扰症，是由于难以释怀的纠缠导致的心理问题。或者说，抑郁情绪就是由现实生活中的烦恼所致，而抑郁症是对抑郁的抑郁。也可以说，正常的抑郁是执着于现实生活和现实的世界，而抑郁症患者是执着于自我和主观的世界。抑郁情绪是被现实生活所困，而抑郁症是因为排除抑郁，结果越排除越糟糕（由于努力得不到回报，这种打击必然加重抑郁情绪），陷入了恶性循环。

或者说：正常人遇到不如意事而抑郁，而抑郁症患者是遇到抑郁而抑郁。正常人能带着抑郁去生活，并在生活中淡化抑郁；非正常人不能接受抑郁（即使能面对生活，也只是强忍着），继而陷入抗郁又无法战胜抑郁中不可自拔。

正常人的抑郁都是因生活所逼，属于常态性抑郁；抑郁症的抑郁大都是由心理对抗而获得，属于病态性抑郁。

从抑郁情绪来说，并没有什么病态意义，但抑郁症肯定是心理出了问题。正因如此，本书将全面系统地剖析抑郁症形成的根源和心理机制，为抑郁症的根治探索一条正确的道路。

第三节　抑郁状态

这里的"抑郁状态"不是医学术语，而是心理学和社会学意义上的描述。

抑郁症带来的精神摧残往往是非常残酷的。知名小说家威廉·斯泰伦也是一名抑郁症患者，他在《看得见的黑暗》一书中描述自己发病时的感受：令人颓丧的忧愁、麻木、冷漠，无法理解的脆弱、混乱、虚弱，无法控制的前后不一致，死气沉沉的迟钝，衰退，令人精疲力竭的争斗；本能的崩溃，无时无刻不处于疲惫中，自我嫌恶，一种累死但又并非真痛的感觉，倒霉晦气的感觉，可怕的着了魔似的不安，强烈的内心痛苦……

姗儿是一位刚参加工作的大学生，她这样描述自己的抑郁状态：

1.惊恐发作：印象里第一次发作是在2021年1月份的一天晚上，心跳突然加速、呼吸困难、全身颤抖，濒死感强烈，大约持续了十来分钟。第二次也是晚上，入睡前，同样心悸、颤抖、濒死感，因为太难受了，我爬到窗边想从楼上跳下去，但是有点害怕，过了几分钟稍微缓和，就继续入睡。后来不管白天还是晚上，不管上班还是休息，陆陆续续又发作了几次，时间有长有短、症状有轻有重，甚至有一次就在食堂吃午饭的时候，组长在我旁边，我想叫她，叫她"救救我"。

2.坐立不安，焦虑，经常跑厕所：基本上发生在白天上班的时候，严重的时候整个人都僵在那里，什么事情都做不了，脑子里就是"焦虑焦虑"。

3.耳鸣、头晕眼花，看不清东西、视力下降：大概率发生在连续工作后。

4.呼吸困难，像是有什么东西压着胸口，要屏住呼吸才能缓解一点，很想把自己卷起来，藏起来，有几次真的躲在工位桌子底下。

5.特别需要记录的一次发作：因为这是我印象里最严重、最典型、最持久的一次。因为疫情，我被社区临时通知回家自我隔离，本来忽然多出来的假期，应该挺开心的，但是当时有个业务单子比较急，没法处理。买了午饭回到家，吃着吃着忽然整个人崩溃了，全身颤抖，大哭，哭到止不住，我也是成年后第一次听见自己真正哭出声。非常没有安全感，真的很想把自己藏起来、卷起来，然后拖着床上的被子躲到书桌下面，把自己完全包起来，过了好一会儿才爬出来。然后打算睡个午觉，结果根本睡不着。实在忍不住，去了单位一趟，把工作解决了，人也恢复正常了。

在知乎平台关于抑郁症的状态描述非常多。
有个网友写道：

目前完全对工作没有兴趣，要费很大劲才能完成，而且记忆力减退，经常会发呆，脑子处于不转的状态，觉得自己只能做一些简单重复性的工作。想辞职，但害怕辞职后空虚感更严重。

有个女孩这样写道：

莫名其妙站在墙角哭，哭得很伤心，又不敢哭出很大声。过一会儿就好了，跟个正常人一样。喜欢用小刀划自己的手，真的能感觉到痛的那种，只能转移注意力。原本打算学习，但抑郁症发作时对学习厌恨到极点，家长还在旁边讲，走后又忍不住自伤，现在手上全是疤痕。

我是喜欢穿JK制服的女孩子，现在到了夏天也不敢穿了。关键是我妈还跟我讲过得了抑郁症的人都是傻瓜，跳楼、割腕自杀的人都对不起父母，你还是好好学习，别天天看没营养的东西。在前几天还逼我删了微信。她到现在都看不出我情绪不正常，还质问我为什么喜欢冷着脸，禁止我看微博。原本抑郁症发作时看点偶像的消息，能缓解好多，现在只能抱头痛哭、割肉。

每晚失眠到三四点，害怕半夜被杀了，或者想着怎么样可以自杀，不会被发现，被闹大也不会很痛。我真的很怕痛，我也不知道自己怎么有勇气在手上割了那么多次，真的很难受。

一名男孩在上文的评论中写道：

今天感觉（抑郁症）可能又要间歇性发作了，所以才来搜索这个问题，刚好看到这一篇。我想自救，可是又没办法，不想给身边的人添麻烦，不想让父母或者亲人担心，但是我自己时时刻刻都深陷痛苦中，找不到出路。

真的很痛苦，默默记下了发作时候的心理反应和一些主观的情感反应，假设有一天我真的挺不住了，大概也是早有预谋的自杀。可能还是想自救吧，四处去抓救命的稻草，像一个就要被海水溺死的人，恐惧着死亡又恐惧着改变，无力又无助。

有个叫Jane的网友写道：

我是先有了躯体症状，才被确诊为抑郁症，而且这个过程应该不短，至少我是这样。一开始我晚上睡不着并没有当回事，接着是肠胃功能紊乱，总是胃疼，反胃，拉肚子，然后是头晕，严重的时候直接晕倒无意识。做了两次胃镜，晕倒急救两次，住院检查一次，查不出来原因。身体也有明显的疼痛，肋骨疼，疼到打封闭，背疼，一边屁股疼，一周做至少两次理疗。扎针、电疗、超声波，甚至埋蛋白线，总之能用的办法都用了。家里老人甚至让我去算命，找大师……这些症状持续了大概两年左右。这两年里尝试自杀了两次，最后在一个医生朋友的建议下去了心理门诊，确诊重度抑郁、重度焦虑、双向情感障碍。确诊后就开始系统规律的吃药，定期做心理咨询，症状都有所减轻，只是病情时好时坏，坚持下去吧……

有名患者在网上说：

抑郁症有躯体化症状，真的很难熬。因为大脑知道自己身体承受疼痛的临界点在哪儿，所以总是让身体承受最大程度的疼痛而不至于疼晕过去。但愿我们的生活里，都能有光照进来吧……

据我的一名来访者反馈的消息：在一些年龄较小（13~22岁，女性居多）的抑郁症者网络群体内部，对自伤行为有鼓励、赞美，甚至攀比，有人还详细发表了各种刀片的使用感受，以及对身体不同部位进行伤害所带来的不同痛觉。她们大都十分反感网络上伪装"抑郁症"博人眼球的博主，喜欢小动物，大多数抱怨原生家庭有问题，她们不想改变，只想结束。

第二章　抑郁类型

第一节　单双反向

抑郁症有内攻和外攻两个方向的症状。我们把内攻型称为单向抑郁症，外攻型称为躁狂症。

单向抑郁是一种单纯的抑郁症，如果在患病期间有一次或多次躁狂发作，就不能被定为单向抑郁症。

双相抑郁，包括抑郁和躁狂两个相反的对称阶段。在抑郁阶段，与单向抑郁症大致相同；在狂躁阶段，出现愉悦情绪，思维活跃，睡眠需求下降，激动兴奋，行为冲动等，之后就会回归平静，变成单向抑郁，再后来继续折磨挤压自己，最后又开始躁狂……

由此可知，单向和双向抑郁症会相互转换。

抑郁症者开始都是隐忍不发，但忍久了或者抑郁久了，人的精神瞬间可能就会"崩溃"，出现躁狂。

第二节　致郁类型

根据致郁诱因，抑郁症可分为：失眠致郁、焦虑致郁、家庭致郁、产后致郁、生活致郁、慢病致郁、更年致郁、季节致郁、老年致郁、学业致郁、工作致郁、人际致郁、失恋致郁、失亲致郁、破产致郁，等等。下面我们简单介绍几种常见的抑郁问题。

失眠抑郁：主要是长期失眠引起的郁郁寡欢。

产后抑郁：产妇在分娩后身体虚弱，情绪低落，敏感多虑，胆小害怕，烦躁不安，容易发火。此时如果家庭环境欠佳（比如夫妻关系和婆媳关系不好），情绪会更糟糕。当产后不良情绪得不到有效释放，就会抑郁。若再加上错误管理，比如从正面对抗抑郁情绪，就会导致对抑郁的抑郁——产后抑郁症。

慢性病（包括躯体化）致郁：因为病情久久不能控制或治愈，给患者带来的痛苦折磨是长期的，容易带来抑郁情绪。慢性病给人们的身心健康带来了极大的伤害，慢性病患者更容易得抑郁症。

值得注意的是，很多抑郁症的诱因和抑郁之间互为因果，产生恶性循环，比如：失眠—抑郁—失眠，焦虑—抑郁—焦虑，慢病—抑郁——躯体化（躯体化也可以看作某种意义上的慢病），都会互为因果，产生恶性循环。

第三节　轻重类型

一般来说，根据症状轻重，抑郁症可分为轻度、中度和重度三个等级。

轻度抑郁表现：患者和正常人差距不大，所以很难直观辨别。但轻度的抑郁症大多表现为情绪低落、缺乏动力、爱哭、悲观失望、寝食难安、不能工作、不能很好地生活，不愿参加集体活动，喜欢一个人独处。

中度抑郁表现：眼神时常呆呆的，精神恍惚。表现主要有情绪低落等一系列症状，比如动力下降、失眠、悲观等。还有情绪上可能会出现改变，比如沮丧、焦虑和恐惧的感觉，也可能会出现失眠或睡眠过度的症状。

重度抑郁表现：眼神冷漠无神，给人恐怖、戒备、生人勿近的感觉。往往具有极度悲观、忧郁的情绪，对日常的大部分活动已失去兴趣或乐趣，常出现内疚感和自责心理，感觉自己没有价值，自责常以悲观、消极忧郁为背景的妄想形式出现，如自责自罪、穷思竭虑地妄想、虚无妄想、疑病或被害妄想等，甚至还有自责内容的幻听症状。

重度抑郁症的外在表现主要是食欲极差和各种躯体化问题，还体现在睡眠障碍上。重度抑郁症患者的运动活动显著减缓或激越，思维能力、集中注意的能力也会降低，还会出现自杀、厌世的想法和行动，给患者、家庭乃至社会带来危害。

第四节　隐性抑郁

有的抑郁者可通过躯体和表情观测出来，这类抑郁被称为显性抑郁或典型抑郁。也有一部分抑郁症者隐藏很深，他们强颜欢笑，看似风趣幽默，却有严重的抑郁，我们称之为隐性抑郁者。

隐性抑郁者的脸上常常挂着古里古怪的笑容，因此也被称为"微笑抑郁"。其实这是极度压制内心的伪装，而且伪装越逼真，消耗的能量越大，人就会越痛苦，抑郁症当然也会越重。

隐性抑郁者大多具有良好的文化素养和受人尊敬的职业，有较好的人际关系和社交圈。为了维护自己的名声，伪装、微笑、讨好占据了他们生活的一大部分。他们的自尊心极强，对自己面临的问题感到非常痛苦。这个问题既包括现实中无法自解的烦恼和情结，更包括不想在别人面前示弱，生怕被人同情或轻视，故而极力掩饰，却不得不编造谎言来遮掩，由此导致内心更大的自责和惭愧。正因如此，他们对外界非常敏感，尤其是有关抑郁的话题。他们时刻都想摆脱困境，却深感无力，想找个值得信赖的人倾诉一番，又怕无人可解，更怕被误认为精神有问题。

相对来说，显性抑郁者因为抑郁写在脸上，用不着装，故而身心相对轻松。因此，隐性抑郁比显性抑郁更具杀伤力。其实，不管哪种抑郁者，都善于伪装和隐藏自己的内心，只不过，有的人隐藏得更深一些。

事实上，现实中的每个人都是戴着面具生活，每个人都在压制自己的本性。从微信群的"点赞"，我们可以看出，什么人在伪装——曲意奉承，什么人在张扬个性——实话实说。

抑郁者，尤其是微笑抑郁者，他们平时故作斯文，故作清高，极力控制自己的欲望和情绪，压制自己的本性。因此，有人把微笑抑郁者称为双面人。其实哪个人不是双面甚至多面人格？哪个活着的人不是戴着面具生活？想说的不敢说，想做的不敢做。

人与动物的本质区别，就在于人有思维和理性，懂得更好地保护自己。虽然动物世界也有变色龙、枯叶蝶、北极狐这样的伪装高手，但动物再狡猾也狡猾不过人类，因为人有思维和智慧。有了思维以后，人就开始懂得掩盖自己的情感和欲望，不再暴露真实的内心，所以人也才有了压抑真实情感所导致的痛苦。

人有理性，会因为不能干自己想干的事情，不能说自己想说的话，不能求自己想得到的东西，即不能实现自己的欲望，而感到烦恼。为了保全自己，获得更大利益，就得适应现实。所以人们常常会做出一些违心或牺牲一些眼前利益的事。也就是说，人的理性会要求自己戴着假面具做人做事，因此感觉很累。只有回到自己温馨的家，人才会感觉无拘无束，轻松自由，用不着伪装。

需要理解的是，隐性抑郁和显性抑郁在特征上没有明显的界限，只是隐性抑郁者的逃避心理和逃避行为往往要比显性抑郁者更强烈一些，心理问题也更严重一些。然而，在一定的条件下两者会发生转化。一般来说，与抑郁抗争了很多年之后，抑郁症也会从显性向隐性转化，成为隐性抑郁者；反过来，隐性抑郁者也会转向显性抑郁者。

隐性抑郁者最需要大哭一场，把自己的苦衷倾诉一番；而显性抑郁者最需要的是大声笑起来。如果能让他们又哭又笑，比什么方法都管用。

第三章　抑郁症状

第一节　外显症状

外显症状是指显露在外的抑郁反应，也是抑郁症的客观和标志性症状。主要表现在躯体外表的异常变化，如愁容满面、坐立不安、情绪激越、举止迟缓、反应迟钝、眼睛无神、喃喃自语等，甚至呈木僵状态。具体包括面部、身体和语言三个方面：

1.面部表情，指的是脸部的表情动作。例如，愁绪满脸、面无表情、目光无神、眼泪汪汪、脸色苍白。

2.身体表情，指的是身体各部分的表情动作。例如，四肢僵硬、动作迟缓。

3.语言表情，指的是在音量、音调、节奏速度方面的表现。例如，声音和语调低沉、语速缓慢等。

第二节　伴随症状

主要表现在以下三个方面。

1.因长期压抑内心的真实想法，容易诱发过度亢奋、急躁、偏激、狂躁等抑郁反应。受其影响，患者在临近某种特定的场景时往往表现出高度紧张或亢奋，从而导致抑郁症的不良后果。

2.因害怕发生抑郁而导致一系列生理应急反应，如心跳加快、紧张心慌、竖毛反射、全身或局部肌肉收缩、胸闷气堵、四肢冰凉、头晕耳鸣、虚汗心悸、发晕呕吐、嘴唇抖动、全身发抖、脸色发青、肠胃痉挛、躯体疼痛、全身异常亢奋、大脑一片空白，等等。

尤其临近特定场景时，应激反应更为强烈。此时如果强行压制，必然出现更严重的躯体化反应和强迫性抑郁症状。

抑郁症患者的躯体化反应不仅表现在接触特定场景的时候，其实，在此之前生理功能就已开始紊乱。仿佛一块大石头压在心上，令人窒息，恍如抽离的感觉，这种症状随着个体离开场景后仍要持续一段时间。

一般来说，抑郁症患者生理与正常人无异，只是病症发作时才开始出现紊乱。虽然抑郁症发作时的生理紊乱（或躯体化）会妨碍躯体的正常运动，致使某些动作变得无法控制而导致某些偏激行为，但生理紊乱（或躯体化）往往不是抑郁症的始发原因，而是抑郁症的结果，是抑郁症发作过程中伴随的正常生理现象或征兆。它们都是某种压力或诱因作用下的条件反射的结果。如果在抑郁发作前先深深地吸口气，放松四肢可缓解一些抑郁生理反应。

3.由于强烈的生理失调或躯体化反应，容易导致思维或行为失控等恶性反应。为避免即将发生的后果，更为了降低焦虑，患者就会拼命掩饰和挣扎，并伴随各种怪异行为，如握紧拳头、咬牙切齿、逃避现场、躲藏起来，不少患者还会自虐自伤，有的甚至还会自杀。

第三节　心理症状

1.心理压力：是指抑郁症给患者带来的挫败、伤痛、病耻、无助、恐惧、愤怒、逃避、自卑、焦虑、闪回等心理和由此引起的胡思乱想、心理冲突、提心吊胆等。

2.认知问题：包括认知偏见和认知障碍。

（1）认知偏见。指抑郁症者对这些心理压力和导致这些心理压力的直接或间接因素（如抑郁症本身、自己、家庭、社会乃至整个世界）的看法和态度，如偏见、偏执、自我否定（除思想认知以外）等，这些看法往往都被夸大、扭曲了，甚至完全是虚构出来的。

（2）认知障碍。主要表现为记忆力下降、注意力障碍、抽象思维能力差、学习困难、语言流畅性差、空间知觉、眼手协调及思维灵活性等能力减退、反应时间延长、警觉性增高、妄想、幻听等。

认知问题尤其是认知障碍，容易导致患者的社会功能受损。

认知障碍属于生理反应，是抑郁症发作的一种应激反应。本书之所以把认知障碍归类到心理症状的范围，是因为它不符合临床检验的生理标准。

3.情感障碍：是由心理压力和错误认知态度共同形成的心理阴影和负性情绪，包括创伤、恐惧、焦虑、仇恨、厌恶、自责、悲伤、愤怒敏感，以及由此引起的伤心内疚、后悔反刍、愤怒激越、心理冲突（心理对话或模拟演练）等。

有了心理阴影，抑郁就不再是单纯的情绪问题，而是盘根错节，扎根于内心深处的扭曲偏执心理和由此引发的异常生理和异常行为问题。

抑郁症的心理症状像蛰伏在内心深处的"毒蛇"，有时患者以为它"死"了，其实它只是"冬眠"，一旦遇到适宜的环境条件，"毒蛇"就会苏醒，吐出信子，变得凶神恶煞，这就是抑郁症发作前的征兆，接着"毒蛇"就要伤人——抑郁症就要发作。

4.性格缺陷：是由生活环境和生活态度共同形成的人格特点。

抑郁症者通常都有过于偏执、过分内倾、过于自我、过于完美、过于谨慎、过于爱面子、懦弱孤僻、猜忌多疑、独立性差、自尊心过强、要求过高等性格问题。

在心理症状中，唯有"认知偏见"不被患者自己所觉察。正因如此，在心理咨询的过程中，患者从不反省自己的主观思想问题，总是怪罪于客观现实，没完没了地追求客观环境的改善和抑郁症状的减少。这是抑郁症久治不愈的关键原因。

值得一提的是，心理问题会进一步固化生理症状，反过来，生理症状也会促使抑郁症的恶性发展，两者互为因果，恶性循环。

第四章　症状归因

第一节　行为异常原因

　　被压抑的情绪容易导致大脑中枢神经功能出现问题，神经功能一旦发生紊乱，容易导致认知障碍。一旦出现神志恍惚，行动就会迟缓或受阻。若再加上躯体化的折磨，容易导致恶性循环，给患者带来更大的精神痛苦。想宣泄又不敢宣泄，在这种心理矛盾下，患者需要通过肉体上的痛来转移精神的煎熬。因此，对许多抑郁者来说，自伤是一种疏解方式，而自杀则是终极解脱。由于自伤能获得精神上的快慰，所以容易"上瘾"，但比起精神折磨，一点儿肉体上的痛又算得什么呢！另外，当患者难以承受躯体化疼痛时，也会通过较小的自伤之痛来缓解大的痛苦。

　　由于社会功能削弱，患者常对同一件事情钻牛角尖，产生怀疑和自我否定，因此有时候出现异常行为，比如自伤，不仅带有自罚性，也是为了缓解焦虑和愤怒，释放不良情绪和确认存在感。有的孩子为了在抑郁圈得到更多人的热捧，甚至故意以另类行为，如自伤来炫耀自己。

　　网上有人对此做了一些分析——当一个孩子别无选择或看似有选择地去伤害自己的身体时，他可能已经面临着很多很多困难。他们可能想要摆脱一些东西，比如悲伤或抑郁的情绪、内疚的感觉、羞耻的感觉、无助的感觉、绝望的感觉。这些感觉可能来自一些不好的想法和记忆，但更多的时候，孩子们并不知道它们来自什么。这些感觉就如暴风雨般扑面而来，令人猝不及防。一次又一次，他们利用疼痛所带来的那一点快感从那些压迫性情绪中"逃生"。

他们可能会出现现实感的问题，感到被空虚包围并难以确定自己的真实存在，觉得变得麻木，不再"真的活着"，伤害自己能帮助他们重新体验到真实感。正如一个患者曾说的："我不明白生活哪里出错了，就好像我被夹在生死之间渐渐失去了容身之处，思考的能力在流失，感受和意识在流失，我和世界也在流失。一切就要消失了，一切就要消失了……直到弄伤自己的疼痛把我拉回来，我终于可以告诉自己，我又踏踏实实地站在地面上了……"

他们还可能是对某个深深依恋的人感到异常失望和愤怒。当这一切凝结在一起，人就变得极其不稳定起来。有时候他们并不知道自己感觉到了什么，只是在某些人际场景时感受到一种绝境。有时候他们能选择性感受到其中的一些感受，却用一些方法让另一些感受消失。比如，有的孩子会感受到绝望，而那种绝望似乎只有用伤害自己身体的方式才能被那个人看到和理解；有的孩子感受到的是深深的愤怒，用伤害自己来攻击和控制那个亲近的人；还有的孩子似乎感受里只剩下深深的依恋，而伤害自己是考验和拉回亲密者的最后方式……

第二节　心理异常原因

为什么抑郁症患者会自责自罪和全盘否定自己？当人的心理受到巨大伤害，一时又得不到有效释放，就会在特定场景中回放某个画面，这些画面是曾经让患者刻骨铭心的受伤记忆。当这些令人痛苦的画面出现后，患者生怕自己又回到从前，于是本能就会驱赶它，或者求它放过自己。

此时大脑就会出现情景对话或模拟演练等心理冲突。当这种对话冲突进入高潮，嘴里会情不自禁地喃喃自语。有的患者甚至会祈求神灵的宽恕，不停地忏悔，说一切都是自己的罪过，不怪别人，只怪自己。

尽管如此，抑郁症患者却从来不怪自己的思想或思维有问题。他们不知道，人除了思想以外的一切，包括自己的躯体、情感、欲望、本能、想法等都是"别人"。因此，抑郁症患者的自责自罪，说穿了还是怪"别人"，而不是怪自己（自我）。

相由心生。所谓的神灵，其实活在人的内心。患者一方面责怪"自己"（内心），另一方面又在祈求"神灵"（内心）原谅，这不是自相矛盾、自欺欺人，变着法子伤害自己吗？

第三节　认知异常原因

抑郁症患者的认知异常，即认知障碍。大脑神经中枢功能发生紊乱或出现躯体化后，就如颈椎凸出压迫神经引起头晕一样，人的认知或理解能力，自然也会因脑神经功能紊乱，比如神经通路受阻而受到影响。抑郁症为何会出现幻觉？应该有两种情况：一是生理紊乱所致，如出现幻听；二是高度敏感所致。当人受到伤害，本能就会藏起来暗自舔伤。若长期逃避和自闭，人就会胡思乱想，对周围环境变得越来越敏感和多疑，生怕被人加害，继而产生初级的妄想或幻觉。

此时如得不到有效的心理干预或社会支持，身体能量就会流失殆尽，导致机体亏空而形成巨大的"引力磁场"，将人的注意力牢牢地控制在其周围，人就会分不清真实场面与幻觉。

第五章　扭曲心理

当一个人长期处于负性事件中，心理就会失去平衡，发生扭曲，最终无法适应社会。然而，抑郁症患者对自己的扭曲心理都持否定态度，他们只知道自己得了抑郁症，却不认为自己的思想认知有问题。下面就抑郁症患者显露出来的主要心理问题做些介绍。

第一节　创伤心理

人难免会与他人相处时发生摩擦、冲突，从而使内心受到伤害，如果那些精神伤害没有得到正确的处理，久而久之就会产生后遗症——精神创伤和创伤情绪。

造成心理创伤的因素有很多，客观上，如战争、车祸、地震等灾害、人身攻击、谩骂、殴打、挫败、离婚、失恋、轻视、羞辱等伤害性事件，都会给人们带来不同程度的心理伤害和不良记忆。

主观上，造成心理创伤严重程度与经受的伤害事件的等级往往不成正比，有时候一句普普通通的话，都可能导致一个人精神崩溃，这样的现象在现实中比比皆是，而许多看似很严重的伤害，许多承受者却无动于衷。也就是说，经受同样伤害的人，由于对伤害事件和由它导致的心理创伤的看法不同，随后的症状就有很大的区别。

现实生活中，不同程度的伤害无处不在，但并非所有的受害者都会因此造成精神创伤，因为每个人的抗压能力和对伤害性事件的认知态度不同。如果其认知方式只是站在单一或顺向的角度去看问题，容易对伤害性事件以及由此产生的心理创伤耿耿于怀，这样在人的潜意识层就会形成精神创伤。换句话说，伤害性事件和由它造成的心理创伤就会在人的潜意识中扎下根来，变成创伤性种子。种子深藏于潜意识，会吸收一切有利于它生长发育的物质条件。

创伤种子越强大，对创伤信号的敏感度越强。它是一个强大的负性磁场，能将人的注意力牢牢吸引在它的周围。如伤害画面不断出现在脑海或重现梦境中，好像创伤事件就发生在刚才，因而使受害者经常处于惊恐和痛苦之中不可自拔。如果这种创伤性体验常常重现而又感到无可奈何，就会强化原先的创伤心理，若再加上耿耿于怀的态度，就会孵化出新的创伤性种子。

第二节　情景对话

所谓情景对话，就是患者因进入某个情景时自己与自己对话。

较大的伤害性事件会对人的身心带来冲击，从而产生强烈反应。脑子里不断闪现当时的画面，并谋划如何报复对方，怎样让自己出口恶气，然后想对方肯定不会善罢甘休，对方可能明的不敢硬来，暗的会报复等杂念层出不穷。

这是潜意识受到伤害的正常反应。就好比脚被砖头砸伤，几天后可能都会阵阵发痛，之后才会慢慢抚平自己的伤痛。

频频闪现受伤的画面，其实是在释放负能量；胡思乱想也是自我保护机制在发生作用，自我对话乃防御性对抗或报复。既然如此，这些杂念和对话有其存在的合理性，因此我们统统都要接受。

当人受到侵害，潜意识受到打击而留下创伤，如果站在对方的角度去想，就会觉得对方这样做没有错，因为世上没有无缘无故的爱恨情仇，对方伤害我，一定有其理由。明白了这点，就会理解和包容自己所受的伤害，心理创伤就不会恶化。反之，如果总是站在自己的角度去理解，自然就看不到自己的问题，就会一味地怪罪对方，就会越想越气。如此耿耿于怀，容易种下仇恨的种子。

心中埋下了仇恨种子，就会伺机报复。这样你可能会做出一些报复对方甚至危害社会的傻事来。

还有一个问题就是，即便事后能站在对方的角度去理解、宽容对方，所受伤害也不会一下子痊愈，而是逐渐淡化。但必须理解，在创伤尚未完全淡化之前，大脑可能还会频频闪现当时的画面，仿佛伤害仍在重演，这让你常常会有某种躯体反应和心里发闷的感觉，之后会出现报仇泄恨和各种乱七八糟的想法，这都是正常的。

此时此刻，如果你认为这些都是不正常的，就会打压它们。这样做必然掀起更大的情感波动，激起更大的躯体反应，导致更大的心灵创伤。就如河水决堤，越堵越高。当你看到洪水流出，就会拼命堵截，最后你会眼睁睁地看着大坝被冲毁——强迫行为。显然这个灾难不是天灾，而是人祸，是你人为地抗拒造成的。

事实上，哪一次强迫行为是患者自己愿意的？哪一次不良后果不是患者用尽全力去防患，最后不得不发生的恶果？

潜意识就像一个孩子，遇到问题总是直截了当，不加思考，不计后果。它的原则是，有仇必报，有恨必泄。当它受了委屈，受到伤害，自然就会大喊大叫或者频频闪回、胡思乱想，不管你难受不难受，不管合法不合法。此时你和它讲理，岂不是对牛弹琴？这时候，你的理性和潜意识对话，实在不是明智之举。这就是人们通常说的控制情绪，其实这就是纠结。

潜意识也是无辜的，有怨气理应得到释放，虽然它会不停地回放往事，虽然它总是不由自主地胡思乱想、自我对话，但全都是合情合理的。这不是纠结，而是心中积满了怨气后的正常发泄。

第三节　怨恨心理

抑郁症患者大多满腹怨恨，义愤填膺，怨天尤人，常觉得世上无人理解他，常觉得世界太不公平。

"为什么我的父母总是不理解我？为什么我有这样的父母？"

"为什么我工作这么努力，尽心尽力，总是得不到回报？"

"为什么好心好意总是变成驴肝肺，没有人能理解我？"

"为什么我这么努力抗郁，但抑郁总是好不了？"

"为什么老天如此不公，偏与我作对？"

"为什么我这么没用？"

"为什么别人都活得好好的，而我却这么倒霉？"

由于常被人误解，真实想法无人可解，无人可诉，内心深处积压已久的情绪长期得不到释放，造成势能过大，烦躁不安，加上长期与抑郁做错误的斗争，从而认知扭曲，身心被摧残。

"怨恨"心理在抑郁症的形成过程中占有至关重要的作用，它是抑郁症的内核。可以说，抑郁症的根本性治疗就是化解怨恨情结。

患者不光对病症本身给他带来的伤害产生怨恨，还包括对自己、对原生家庭、对社会、对世界的看法与态度产生严重偏见。因此，无法正确地对待自己，无法适应这个世界，无法理解这个社会，对周围、对社会怀着深深的仇恨和敌意。正因为如此，抑郁症患者才把自己与他人隔离开来，把自己关起来，自我封闭起来。

第四节　恐惧心理

抑郁症患者因为能量的缺失，害怕的东西很多。哪怕我们认为很正常的事情，他们也觉得很不正常，甚至产生抵触和恐惧。

1.对环境感到恐惧。抑郁症患者在特定的场景中会时刻提心吊胆地怕抑郁发作，担心被人瞧不起，怕被人当成精神病。

2.害怕遇到困难。哪怕是很小的困难，对抑郁症患者来说都是很大的问题。由于认知原因，很小的问题都会被放大，变成大问题，无法接受或承担。

3.害怕压力。不论生活方面、经济方面，还是家庭方面，他们没有任何承担能力，哪怕是一点小小的压力都能让他们崩溃，他们的抗压能力几乎为零。

4.害怕突发事件。包括家庭变故、重大疾病、亲人离世等。哪怕微小的突发事件，都会让他们雪上加霜，甚至是崩溃。

5.害怕社会交往。不愿意与任何人接触，喜欢独处，或者回避社会，拒绝做任何事情。

6.害怕自杀。死亡也许是一种解脱，却担心给家人带来痛苦。有些患者因此会做出极端事件，将自己的父母和孩子杀害，认为这样会让他们解脱。

7.对恐惧的恐惧。出现怕的心理之后，患者总是自作聪明地进行一番折腾和挣扎。他们认为只要通过努力，就可以消除恐惧和紧张，摆脱困境。正是因为自己的努力，才导致越发紧张，举步维艰。

如果患者曾在某时、某地发生过抑郁（如躯体化），并且对此耿耿于怀，就会对出现抑郁的时间、场合、人物、对象、环境、心境等场景因素感到害怕，尔后就会立即想到逃避。

每次遇到恐惧，人就会失去一部分正性能量。如果正性能量没有得到及时补充，人就会感到心虚胆怯，底气不足。若遇上社交人际场合，容易胆战心惊，紧张不安。这也是为什么抑郁症患者不敢面对现实，而选择逃避的缘故。很多患者，尤其是学生和单身男女，退避在家，关闭房门，不与任何人接触，昼伏夜出，作息与常人颠倒，过着与世隔绝的生活。

第五节　强迫心理

单纯对抑郁的关注绝不会造成心理上的纠缠，抑郁症患者的心理总是矛盾的。他们都有自己的切身体会：如能不关注自己的问题，不去多想，就不会出现预料中的抑郁。因而他们总是努力地抗拒：迫使自己不要去想，不要关注自己的问题。但结果适得其反：越想越会关注，而且越陷越深。

其实他们的内心也不想对抗，甚至害怕对抗，但似乎总有一股巨大的魔力驱使他们去对抗一番，纠结一番，这种心理上或行为的对抗纠缠是身不由己、情不自禁的。

此时大脑里似乎有两个人，甚至很多人、很多声音在吵架，在互相指责。比如，一个人总是责怪自己一无是处，活着像垃圾；另一个人却总是安慰自己说，我还是有优点的，比上不足，比下有余；一个人让我快点去死，死了就解脱了；另一个人让我不要用死逃避，再扛一扛吧。

当抑郁心理出现后，自己不想折腾，偏要去折腾一番；当注意力朝向躯体化时，努力强迫自己不去关注，结果更加关注。

他们总是强迫自己不去对抗不去挣扎，却拼命对抗，拼命挣扎。当不好的结果发生后，暗示自己不去介意，偏会介意；暗示自己不去纠缠，偏去纠缠；逼着自己不要想，却日思夜想，梦里也去想。

开始，他们因一点难以排解的生活烦恼而抑郁，后来因无法战胜抑郁，尤其对抑郁所伴随的问题（如失眠、无精打采、身体不适等）而感到愤怒、恐惧和抑郁。再后来，他们领教了对抗抑郁必然加重抑郁，所以不想对抗，却因强迫自己不要对抗反而去对抗而抑郁。最后他们知道只有放下不管，顺其自然，却因为抑郁老是不肯放过他们而深感无奈和绝望。

与抑郁斗争多年，其实患者也想放下，不再纠结，不再关注，可是他们的内心却有极大的无奈，欲罢不能，痛苦纠结。患抑郁症多年的人，心灵一定受过重创，内心世界落下了斑驳的阴影。只要遇到特定的环境或场景，就会触景生情，勾起创伤性回忆，并产生病态心理。

所谓病态心理，即指心理冲突或心理纠缠，也叫强迫心理和强迫思维。每个患者都有穷思竭虑的强迫思维，与抑郁的斗争，虽然没有硝烟的弥漫，也没有厮杀的喧嚣，但其惨烈程度堪比古今战场。抑郁症者内心的绞杀，表现在"前、中、后"三个阶段。

一、郁前折腾

如果患者在临场前出现抑郁预感或躯体反应，会让他们感到恐惧紧张、焦虑不安。每当这时，他们总是严阵以待，积极寻找各种方法应对或者避开可能发生的抑郁的难堪场面。但无论心理上还是行为上所做的努力，都未能缓解他们的问题，反而带来更大的恐惧和焦虑。这些所谓未雨绸缪的办法或努力其实都是折腾或对抗，我们称之为"郁前折腾"。

郁前折腾是因为担心抑郁而出于自我保护的一种本能反应，也是抑郁阴影或种子在条件刺激作用下的正常反应，但这种保护机制如果使用不当，就会适得其反。因为抑郁不是客观存在的，而是主观记忆。

客观事物是不以人的看法而改变的，只要未雨绸缪，积极准备就会降低灾害，但抑郁发作的场合和体验是一种记忆，每个人对此看法不一，具有很强的主观性。譬如走几步路，一般人都能轻松完成，但对很多抑郁症患者却要费很大的力气。即便如此，同一个抑郁症患者，动作是否会迟缓僵硬，也因时因地因人而异。换句话说，今天某个动作出现僵硬，明天可能不会，具有很强的主观能动性。

抑郁症患者都有体会：模拟演练并不能练出不抑郁的信心来，相反，越练越告诉自己哪里会抑郁，何时会抑郁，见到何人会抑郁，越练越强化了对某些场景的敏感和记忆。

当你遇到条件性压力，譬如明天要去工作、学习、与同学或同事聚会等，你可能害怕自己到时候会发生抑郁，因为以往发生抑郁的经验和往事历历在目，会让你变得紧张不安和焦虑起来。

为了降低焦虑，患者往往会从思想和行动上采取各种各样的方法和手段去避免抑郁和由此带来的不良后果，所以常常在临场前就开始折腾。他们总是苦思冥想地设计各种预案：怎样才能不抑郁？怎样才能不紧张？怎样才能不关注抑郁？遇到躯体化怎么办？用什么表情来掩饰难堪的场面？有没有弥补的办法？万一顶不住压力怎么逃跑？如何避开难堪场面？如何才能把损失降低到最小？有没有万全之策？怎样才能不折腾？

患者常常暗示自己，给自己打气加油，如："不要怕""不要想""豁出去，抑郁算什么，我怕它作甚"等。除此之外，还会付诸行动，采取许多预防措施，诸如：反复练习呼吸、放松、表情等进行热身。这好比学生在考试之前出现的各种临考反应。

正常人之所以能在一般紧张场面从容得体，是因为他们不会产生过多的想法，而是采用深呼吸或肌肉放松的方法来缓解紧张。抑郁症患者却不懂这个道理，他们总是错误地认为，可以通过不懈努力来消除紧张情绪，虽然这些努力开始只是一些思想上的简单暗示和鼓励，后来却演变为以强迫意识为主导的复杂心理活动，导致植物神经更加紧张，并由此导致或加重躯体化反应。

郁前折腾，实际上是一种强迫思维或强迫行为。患者明明知道这是一种毫无益处的愚蠢作为，也不想折腾，但受强迫意识的牵引，硬是把自己折磨得死去活来。所以，郁前折腾也是一种反强迫思维或反强迫行为。

或许你也有这样的体验：有人通知你到领导办公室去一趟，你心里顿时会咯噔一下："什么事啊？是不是我犯了什么错误？"你的本我（潜意识）和自我（显意识）开始进行剧烈的思想斗争："如果领导这样说，我就应该那样反驳；领导如果那样说，我就这样反驳……"

两种意识你来我往，斗得天昏地暗，这是一场注定要失败的斗争。由于潜意识对你知根知底，所以每一次斗争都如空手击石，招招见血。你还没有走到办公室，心里早已翻江倒海、汹涌澎湃。

这样的状态，你还能正常面对吗？这好比士兵，仗还没有打，自己就先把自己打得趴在地上。不用开战，胜负已定。郁前折腾，会把一丁点儿的简单抑郁心理转变为复杂的心理波动，使抑郁的恐惧心理以几倍、几十倍的速度急剧增强，特别在强迫意识的主导下，患者会陷入"越紧张—越折腾—越紧张—躯体化越重"的恶性循环。

由此可见，郁前折腾，非但不能减轻抑郁，反而会把自己推下"火坑"。如果说对抗是人之本能，放弃则是人的理性。郁前折腾，好似夫妻吵架，如若互不相让，必然两败俱伤。所以，要想从容面对，就必须像正常人那样切断郁前折腾。

二、郁中对抗

是指在特定场景中，因为强烈的躯体化反应导致行为受阻，而采取正面斗争的形式。

老李一到吃饭的时候，吞咽功能就发生紊乱，导致吃饭困难，于是老李强行往下咽。当"我要"的欲望（不吃怎么行呢）和"我不能"的恐惧（因为担心因噎废食，所以我不能吃）相遇的时候就会发生冲突，食道肌肉立即收缩（吞咽功能关闭）——躯体化了。

实践经验告诉患者，郁前和郁中的努力挣扎，不仅不能缓解抑郁，反而加重抑郁。

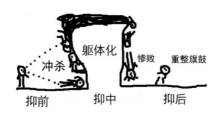

一般来讲，在抑郁发展的初期，如果遇到躯体化反应，患者都会想方设法用尽全力与抑郁搏斗，这是不讲策略的结果。事实上，出现了抑郁预期和躯体化后，患者绝不会坐以待毙，而是积极地采取各种策略去应对，目的就是为了避免尴尬。要么强忍硬扛，要么聪明迂回（通过吃药或各种转移注意力的方法），要么干脆逃离（比如上面吞咽功能障碍的例子中，干脆不吃饭）。

到了抑郁的中期，郁前和郁中斗争久了，失败多了，患者才渐渐领教了抑郁的强大，也变得胆小精明，不再与抑郁明斗，而是暗暗地抗争。也就是说，长期与抑郁斗争的教训，使不少患者学会了不再与抑郁做正面冲突，而是采取迂回或逃避的策略或一走了之。到了抑郁后期，仍有小部分人不肯向躯体反应低头，虽然头破血流，但绝不回头。

三、郁后纠结

不管有没有发生抑郁，患者事后都会反复回味，纠缠不休。包括心理上的骚动、痛苦、反刍、对比、自责、批判、暗示、鼓励、关注等强迫思维或强迫意识，行为上的评价、讨论、总结、分析、求证、测试、模拟演练等强迫行为。

这种心理和行为上的纠缠称为郁后纠结。譬如患者想去学校读书，但双腿像灌了铅一样迈不开，面部表情狰狞，内心极其痛苦，伤心自责，骂自己是个废物。为了查明原因，他可能会不断回味，不断总结，不停模拟演练发生过的一幕。

郁后纠结是自作聪明的表现，更是强迫思维的表现，而且实际结果总是与其愿望背道而驰。我们知道，自然灾害在发生过程中总是伴生或诱发出一系列次生灾害，有时次生灾害的危害和实际损失会超过原生灾害，危害不可小觑。

必须理解，郁后自责是难免的，因为它是受伤后的正常反应，就像牛吃饱了以后会不停反刍。自责归自责，理解归理解。真正伤害患者的并非抑郁本身，也不是伤心自责，而是患者不肯原谅抑郁，不能理解自己而引起的心理纠缠。

第六节 自我否定

患有抑郁症的人都非常消极，大都会自我怀疑，自我否定，觉得生活没意义，活着没价值，过一天会觉得很漫长。

抑郁者擅长自我否定自己的积极情绪和积极行为，与此相反的是，他们对自己的负面情绪和负面行为特别"宽容"。他们总是任由自己的负面情绪滋长，尽管他们不喜欢负面情绪。

假如他中了一百万，本该高兴，此时他却会否定这件值得高兴的事。他会想中了奖又有什么用，奖金买不到快乐，买不到幸福。

假如他做成了一件事，他会说，虽然看起来不错，但并没有什么用，或者压制自己的喜悦，告诉自己不该骄傲。

假如一个女孩对他表白，他也会想，自己这么没用的人怎么可能拥有幸福，肯定这份感情不能持久，而当女孩终于离开他时，他会苦笑，看吧，我早说了我不可能会拥有幸福的。

在同学聚会时，他会想天下没有不散的宴席，有什么值得快乐的。

在恋爱时，他会想，快乐易逝，爱情本来就像烟火，虽绚烂但易逝，那样奋不顾身，不是太可笑么？他会下意识否定自己的积极情绪，反而对消极情绪很宽松。而当他想走出这种状态时，他又会下意识否定自己积极的努力和行为。比如当他想看书时，看了一两页就烦躁难耐，他会想，自己真没用，这都坚持不下去，怪不得自己走不出这泥沼；当他跑步，坚持了一两天，因为某种原因而中断时，他会说，自己果然没毅力，看来注定一辈子这样。哪怕他坚持了很久很久，他也会想自己这么久的努力都白费了，自己还是没一直坚持下去。

有抑郁情绪的人，擅长培养自己的挫败感，而打击自己的成就感。因此，有抑郁的人总是消极悲观，给身边的人带来负能量和反作用。

第七节　伤感忧郁

秋天是伤感忧愁的季节，冬天多是寒冷难熬的日子。常言有"秋风秋雨愁煞人"和"悲秋"之说。一层秋雨一层凉，层层秋雨思断肠。每当看到红花慢慢凋零，绵绵的秋雨洒落在脸上，心中便充满无限惆怅。

秋季万物肃杀，景象悲壮，很容易使人触景生情。秋冬季节正好切合了抑郁者的心境，或者抑郁正好符合这一季节特征，可谓天人合一。

浓浓的秋韵，凉爽宜人，虽然秋天给人带来生理愉悦，但心理上却让人充满着悲愁。而且到了冬季，这种悲凉凄婉的景象和心境渐入绝景（境），所以抑郁症高发往往就在秋冬两季。

第八节　悲观厌世

由于自我怀疑，自我否定，觉得愧对家人，觉得生活没意义。看不到自己的价值，看不到有希望的未来，也不觉得这个世界上还有什么人、什么事值得留恋，感到生无可恋。

不在沉默中爆发，就在沉默中灭亡。陷入抑郁困扰已久的人易亢奋、狂躁不安。如果抑郁心理长期受阻得不到合理的排解，一旦遇到某些诱因，就会风起云涌，负面情绪就如排山倒海般涌来，心里就会感到十分痛苦，精神就会崩溃，表现为万念俱灰，悲观厌世，甚至步入极端。

第九节　人格扭曲

除上述症状外，许多抑郁症患者总是执着自己的想法、做法、人格等，自我意识太强而缺乏集体意识和奉献精神，或太关注自己而忽略别人，等等。换句话说，患者大多具有极端自我，想法偏执，性格孤僻、内倾，言语激烈，敏感多疑，恐惧焦虑，对正常人的生活抱有嫉妒、仇恨、不理解，对阻止他们自伤的人抱有极大敌意，比如警察或家人。

现实中，抑郁症患者（大多是成年人）扮演了双重性格的人，或者成了善于掩饰伪装的"变色龙"。

第六章　抑郁反射

巴普洛夫经典反射理论能科学地解释抑郁症形成的部分原因，对抑郁症的心理干预和行为治疗具有重要意义。

【案例一】周一上午，刘璐在校园受到李薇等几名女同学的围攻和打骂，气得心跳加快，呼吸紊乱，四肢冰凉，全身发抖，面部抽搐，发疯似的与同学吵架。刘璐对此耿耿于怀，十分痛苦，梦里常常会突然惊醒。

几天后，刘璐只要去上学，就会觉得肚子痛，而且越忍越严重。开始她以为自己吃坏了什么，于是回家要家长陪着去医院看病。医生也检查不出她有什么病，但孩子表情不像是撒谎。无奈之下，医生只能给她开些镇痛类的药。

请假休息了一天后，正当刘璐背着书包骑车去学校，那种反应又来了，躯体反应十分强烈，而且越来越明显，越来越固定。

开始她只是看到李薇等几名女同学就会出现躯体化，后来发展到只要她去上学的路上，只要她背上书包，只要看到单车，只要想起上学，只要提起"学校"或与学校有关联的人和事，只要与其躯体化（肚子疼）有关联的人和事，她就会觉得不舒服，就会出现肚子疼。

再到后来，她只要看到奶奶做好了早餐（意味着就要上学），肚子就疼，开始反胃和呕吐。

一年后，刘璐的认知也出现障碍，书本上的字虽然认得，却无法理解字的意思，思维和记忆能力也明显下降。

【案例二】陈老师是一名哲学讲师，十几年前得了抑郁症，一直在断断续续地服药，抑郁症也反反复复。

周三下午他在系里上课，正当讲"唯物主义"，突然学生中冒出一个人（似曾熟悉的小张）和同学低声说了句"他有精神病"。声音虽小，但陈老师却听得很清晰，犹如晴天霹雳，抑郁症顿时现出了"原形"：脸色大变、心跳加快、面部痉挛、大脑一片空白、手足不停抖动……

学生们看到这种情况，纷纷过来搀扶，但陈老师却示意他们别管，于是同学们纷纷离开教室，只剩下陈老师一个人待着发愣。事后，陈老师对此耿耿于怀，几周内一直抑郁着。而且只要见到小张或相似的人，只要上大课或处于相似的场景中就会害怕，就会心惊肉跳。

第一节　基本概念

当人的恐惧或者愤怒、亢奋情绪超过一定限度时，身体和器官都可能发生异常变化，如心跳加快、呼吸紊乱、局部或全身肌肉发生痉挛、四肢发抖、面部表情僵硬等。这些都是人受到超限刺激后出现的应激反应或本能反应。我们把这一过程称作"无条件反射"。

在无条件反射下发生的生理反应（应激），属于常态现象。如案例一中刘璐在校园遭遇暴力时，因为紧张和愤怒导致各种生理紊乱或躯体化现象就属于常态。

当个体受到某种看似与抑郁无关的刺激而导致抑郁症发作，我们就把这种能引发抑郁（包括抑郁情绪或躯体化反应）发作的刺激，称为"条件刺激"，而把这种条件刺激引发的反射称为"抑郁反射"。

在抑郁反射下出现的抑郁症状属于异常现象，也就是病态抑郁。

如案例一中，刘璐只要想到去上学，就发生抑郁，出现躯体化（如肚子疼），这种现象或症状就属于病态抑郁。

为何"某种无关刺激"和"发生抑郁"会建立条件反射和信号关系？如果个体曾在某个场景中有过不愉快的经历，即经受了"客观压力"的打击，而且个体因此耿耿于怀，郁郁寡欢，以后此场景中的任何一个因素，如在场人的嘲笑、讥讽的表情、暗示、提醒、歧视，当时的地点、时间、人物、事件、天气、声音、灯光、语言文字，甚至包括当时的念头、想法、心理冲动和生理反应等场景因素，都可能与"不愉快的经历"建立暂时的神经联系或记忆关系。

随着类似"不愉快的经历"的重复发生，加上个体对此耿耿于怀，这种不愉快的体验将越发深刻，暂时的神经联系就会变得相对稳定，最终形成抑郁反射。

抑郁反射建立后，即使患者身处心平气和的氛围中，只要捕获到某种熟悉的信号，即刻会引起抑郁的各种心理、生理乃至行为反应，这就是人们常说的"触景生情"。

案例一中"学校"开始属于中性刺激，它是条件刺激的"前身"，通过与无条件刺激"围攻和辱骂"结合在一起，后来就变成条件刺激。

发生校园暴力的时间、场合、在场人，对方的眼神、动作、表情、服饰、语气、声音，等等，都可能成为引起刘璐抑郁发作的刺激信号。

刘璐只要去上学，就会肚子疼，属于异常反应。刘璐"去学校"与躯体化（肚子疼）建立了稳定的条件反射之后，再以"吃早餐"作为刺激物，只要吃了早餐，意味着就要去上学，想到上学，立马就会产生躯体化反应（比如肚子疼、呕吐）。同样的道理，在这个基础上还可以形成第三级和多级条件反射。

条件反射具有应答性和一过性，只要条件刺激一出现，就会自动出现条件反射，只要条件刺激一撤出，条件反射也会终止。但抑郁发射不会，虽然原先引发抑郁的条件刺激已经撤除了，但抑郁症还会在一周甚至几周内持续活跃。

其实抑郁反射会导致多级反射，条件刺激触发第一级反射，第一级反射的条件反应又会触发第二级反射，第二级条件反应又会触发第三级反射……

抑郁发作以后，虽然原先的条件刺激撤离了，但抑郁症状又会作为条件刺激，引发新一轮的抑郁症状，犹如多米诺效应，发生一系列反射。因此在某种意义上，抑郁症是一组条件反射链索系统。

第二节　反射特征

案例一中，如果刘璐因为害怕去学校而再次发生躯体化，她与学校之间建立的抑郁反射就得到了强化。反之，如果刘璐去了学校没有继续受伤，已建立的学校恐惧的反射就会消退。

刘璐因为在学校受辱，继而导致抑郁，以后所有与学校有关的人和事，所有与发生不愉快经历相同或相似的场景因素都会引起她的抑郁反射。我们把这种现象称为泛化。

在案例一里，"李薇""学校""单车""书包""书本""去上学""早餐""同学""周一"等都构成了刘璐害怕和躯体化反应的条件刺激。

如果"单车""书包""书本""去上学""早餐""同学""周一"等刺激都没有被强化，最后剩下"学校"这一条件刺激会引起躯体化反应，这就是分化。

第三节　反射机制

在案例一中，刘璐发生抑郁前，"学校"作为无关刺激在视觉中枢发生兴奋，与此同时，刘璐因在学校受到无条件刺激（女生们的围攻和打骂），引起极度愤怒（杏仁体异常活跃），身体转为应激，出现躯体化反应。

杏仁体与神经系统存在先天性神经通路，当杏仁体发生兴奋，其兴奋中心会沿着神经通路传入神经系统，如果进入植物神经系统，就会引起植物神经产生应激反应，继而诱发脏器的兴奋，产生应急反应。

开始，"学校"和杏仁体的兴奋没有多大的关系，但随着"学校"引起视觉中枢发生兴奋，紧跟着杏仁体发生强烈兴奋（愤怒），加上神经中枢有发射和接收兴奋的功能，这样，两个兴奋中心之间打通了一条临时的神经通路，建立了暂时的神经联系。再加上刘璐事后的耿耿于怀，"学校"与"受辱"之间暂时的神经联系就会变得愈发牢固。

抑郁反射是一个复合反射系统，其核心是潜意识层建立了具有抑郁记忆和反射功能的神经中枢。

为了对抑郁反射的形成有个清晰的认知，我们还是对本章案例一进行分析。

1.无条件反射f：A→C+D+E。

任何人受到过强刺激（A）下都会无条件地产生愤怒心理（C），以及与之匹配的生理反应（D）和行为反应（E）。

案例中，刘璐受到围攻和打骂（A），情不自禁地表现出：

（1）"愤怒心理"（C）；

（2）"心跳加快，呼吸紊乱，四肢冰凉，胸口发慌，全身发抖，面部抽搐"等生理反应（D）；

（3）"发疯似的与对方厮打，逃离现场"等行为反应（E）。

这是一组无条件反射系列，记之为f：A→C+D+E。

2.条件反射g：B→C（心理反射或第一级反射）。

任何无关刺激只要与无条件刺激在特定的时间和空间上多次结合，都会产生暂时的神经联系，如果再对它耿耿于怀，暂时的神经联系就会变成条件反射。

案例一中刘璐对自己受辱（包括后来"上学就闹肚子疼"）事件一直耿耿于怀，心理早已落下了创伤阴影。也就是说，刘璐那次受辱与当时的场景之间建立了条件反射。

因此，当时的场景，包括与之相关联的场景中的因素都会变成刘璐诱发抑郁的条件刺激。

学校是"战场"，自然就成了刘璐抑郁的条件刺激之一。刘璐只要见到"学校"（条件刺激B），其意识层中会立即发生（先是潜意识的冲动，再是意识的压制）系列"心理波动"（条件反应C）：

（1）想起受辱的经历而感到害怕（创伤性经历回忆）；

（2）如果想去读书，就会害怕再次受辱的心理（对未来的恐惧感）；

（3）闪现"我会被围攻和殴打吗"的念头（抑郁意念）；

（4）出现"我可能会抑郁"的预测（抑郁预感）；

（5）暗示自己"我千万不能抑郁"（大脑内斗）。

即刘璐和学校之间已建立了系列条件反射g：B→C。

条件反射g实际上是一组抑郁心理的条件反射，其中包括抑郁意念、抑郁预感、抑郁的恐惧、抑郁的强迫等心理反射。它们是抑郁的创伤性阴影（抑郁种子）遇到了条件刺激而产生的系列条件反射。我们称之为心理反射或第一级反射。

3.无条件反射h：C→D（生理反射或第二级反射）。

当刘璐见到学校(B)后，因害怕再次受辱所表现的各种生理反应（D），如肌肉收缩、呼吸紊乱、胸闷气短、心跳加快、嘴唇抖动、脸色苍白、虚汗淋漓、头晕呕吐、尿频尿急、肚子疼、手脚发抖，竖毛反应、四肢冰凉，全身处于高度紧张等生理变化（应急反应）。

具体来说，产生心理波动（C）时，刘璐的躯体会自动做出与心理波动

（C）相匹配的生理反应（D）：

（1）不寒而栗、心跳加快、胸闷气短，呼吸紊乱、肌肉紧张等（生理反应）；

（2）头晕呕吐、躯体痉挛、肠胃疼痛、四肢颤抖、认知障碍等（大脑内斗的剧烈反应）。

显然这是一组无条件反射，用数学符号表示为h：C→D。

无条件反射h实际上是一组抑郁生理反射，无条件反应包括抑郁症的各种躯体化反应。这种结果反过来又会进一步刺激心理波动。

因此，抑郁症的心理波动和躯体化反应之间相互形成刺激的条件，并且交叉反射，即心理波动和生理反应的恶性循环。我们称之为生理反射或"第二级反射"。

4.无条件反射i：D→E（行为反射或第三级反射）。

人一旦出现了强烈的生理反应，就会导致行为受阻，不知所措。

比如案例一中，刘璐只要去上学，就会出现肚子疼，为避免发生打退堂鼓的后果，她就会出现各种怪异动作或行为。

具体来说，刘璐的身体一旦出现了剧烈的生理反应（D），上学行为就会受阻，为了避免发生逃学或掩饰尴尬，她可能会做出以下行为反应（E）：要么强忍硬扛，要么聪明地迂回（通过吃药或其他转移注意力的方法），要么干脆逃学。这套反射，我们称之为行为反射或第三级反射。

5.条件反射j：B→D。

当患者在某些特定的环境和场合（条件刺激B）时，经常出现生理反应（D），并且过后耿耿于怀，那么B→D就会建立稳定的条件反射。这种条件反射诠释了抑郁症躯体化的过程。

用数学符号表示如下：

j：（B→D）=g：（B→C）∪h：(C→D)。

以上数学公式表明，心理因素(C)是抑郁躯体化的纽带和核心。

但从反射公式j：B→D，容易看出，即使没有出现心理波动（C），照样出现躯体化。这意味着，患者本来有情绪问题或者心理障碍，却没有以心理症状表现出来，而转换为各种躯体症状表现出来。

6.条件反射k：B→E。

当患者在某些特定的环境和场合（条件刺激B）时，经常发生异常行为反应（E），并且过后耿耿于怀，那么B→E就会建立稳定的条件反射。

用数学符号表示如下：

j：（B→E）=g：（B→C）∪h：(C→D)∪i：(D→E)。

以上数学公式表明，心理因素(C)是抑郁条件反射系统中的纽带和核心。但从反射公式j：B→E，容易看出，即使没有出现心理波动（C）和生理反应（D），照样发生行为反应。这意味着，患者即使在某些不害怕、不紧张，未曾出现躯体化的场合，照样也会做出一些不可思议的异常行为。

第四节　反射信号

在与抑郁长期抗争的实践中，患者的症状与当时致郁的内外环境（比如当时伤害过患者的人物、事件、环境、时间、地点、生理反应、心里活动，等等）结成了牢固联盟。这意味着，其中任何一个有关联的场景，比如伤害过患者的人的汽车、小狗、亲友等，都可能成为引发抑郁的信号源。

抑郁的信号源，既包括感觉器官能觉知到的所有客观因素，如在场人、在场人的表情、提醒暗示语、语气、时间、地点、人物、事件、声音、灯光、语言文字，患者自己的各种生理反应（如肌肉紧张、心跳加快、呼吸紊乱、四肢发抖、头晕呕吐、肠胃不适、认知障碍等），为避免抑郁和抑郁发作时的各种怪异动作和行为等，也包括主观因素（即"第三信号"），如患者当时的想法、念头、情感、暗示、对抗等各种心理活动等。

由于致郁的刺激十分广泛，患者就像惊弓之鸟，对这些刺激物十分敏感，而且随着抑郁加重和抑郁反射的不断强化，诱发抑郁的刺激信号还会不断复制和泛化，因此引起抑郁发作的信号是无限的。

从本章案例二引述的陈老师抑郁的例子中，我们可以得到以下结论。

有了这一次伤痛经历，陈老师对"揭穿"其有"精神病史"的小张同学的声音、面部表情、举止穿戴，当时的教室、课堂、学生们的脸孔、瞪大的眼神、当时的情景，甚至当时的心理活动和生理反应等都让他刻骨铭心，而且这些刻骨铭心的"东西"最终转化为陈老师抑郁的条件刺激。条件刺激会不断地泛化，并形成多级条件反射。

随着陈老师对小张同学的不断关注，连小张同学朋友圈子里的人和物都有可能发展为陈老师诱发抑郁的条件刺激。甚至相似的教室，校园里学生或老师们的交头接耳、窃窃私语等举动也可能引起陈老师发生抑郁的预期反应（即过敏反应），可谓草木皆兵。

如果已经泛化了的刺激信号或多重刺激信号得不到强化，就会逐渐淡化和消退。这时条件刺激或抑郁信号可能会发生分化，并变得相对稳定。

在案例二中，陈老师抑郁的主要刺激物是小张同学，而教室、课堂、学生们的脸孔、瞪大的眼神、当时的情景、小张朋友圈子里的人和物等都是泛化了的信号，这些条件刺激如果得不到强化，就会弱化。

也就是说，如果陈老师在接触了这些泛化了的信号时没有再次发生抑郁，没有发生令人难堪的后果，没有事后耿耿于怀，抑郁反射就会逐渐淡化或分化（即分化为对极少数条件刺激的敏感性反应）。

第七章　躯体化

躯体化一词，是以躯体症状表达精神不适的一种现象，这种躯体不适和症状不能用病理发现来证实。诉说的是躯体症状，其实表达的则是社会、心理方面的问题。

关于躯体化形成的原因，有压力决定论、生理控制论、原生家庭论、认知决定论，等等。不管哪种说法，躯体化只是抑郁症的生理化，普遍被认为是抑郁症的焦点问题。

本章只从心理学的角度研究它的由来和发展规律。

第一节　基本概述

正常人往往是在大家可以理解的情况（如压力状态）下，偶尔出现一些躯体化现象，比如心情不好或者休息不好，第二天可能会头晕脑涨，腰酸背痛，四肢无力，饮食无味，无精打采等。

抑郁症患者通常是在某些特定的场景下出现躯体化症状，而这种情况往往是大家无法理解的。比如好端端的一个学生，只要提到去学校，就会出现呕吐反胃和肚子疼等躯体化，这让人难以理解。

抑郁症的躯体化，就是患者觉得自己有很严重的躯体症状，如头痛，体倦乏力，腰酸背痛，心脏疼，四肢颤抖，耳鸣心悸，厌食或暴食，体重下降或上升，低声无语，记忆力下降，突然流泪，嗜睡或失眠，幻听，身体疼痛不适，但做相应的医学检查却没有发现明显的病理改变，或者临床检查中发现的病理改变不足以解释患者自觉症状的严重程度。

抑郁症出现躯体化，是因为心理问题长期被压抑而得不到解决。换句话说，躯体被抑郁之气长期压着，使不上劲，无法动弹，才会出现躯体化问题。其实，每个人在一生中都在以不同形式表达他们的存在和生活的艰辛，生病也是其中一种表达方式。

人有身体的疾病，也有心理的疾病。身体疾病可引起心理反应，心理疾病也可以引起躯体反应，二者相互影响。然而，抑郁症患者所谓的躯体症状并没有器质性的病变，它们主要由心理或情绪问题引起，或者说心理或情绪问题用躯体症状来表达，这就是所谓的躯体化问题。

躯体化的主因不外乎三点：一是心理问题；二是情绪管理问题；三是能量冲击或破坏。

每个人都有一些心理问题，但大多数人能正确对待。抑郁症患者的躯体化根源在于"堵"，即错误地堵截各种心理和情绪的冲动。换句话说，抑郁症是隐忍出来的病，不让情绪流动，如滔滔黄河，一旦被大坝堵截，就会越堵越汹涌：要么逆流而上，冲击上游，要么对大坝造成破坏。压制情绪需要用理性，而调动理性需要用身体去抗，躯体因此成为堵截情绪的堤坝。

逆流而上的情绪和时刻往下发起冲击的情感，会给大脑和躯体造成破坏，轻者出现神志恍惚和躯体化，重者甚至会精神分裂。

我们知道，植物神经掌握着性命攸关的生理功能：如呼吸、心脏跳动、血压、消化、新陈代谢等。如果被堵截的负面情绪达到一定的阈值，就会对躯体构成破坏，造成植物神经功能性失调，从而引起心理和身体不适，如胸闷、憋气、心慌、肠胃功能发生紊乱等。也许中医视角下解释更明白：气血严重失去平衡，身体为了适应不平衡，不得不进入躯体化的状态。

很多患者以为自己没有心理问题，不知道躯体化其实就是曾经的心理情绪化。只看到眼前的躯体症状，看不到自己长期处于恐惧、怨恨、焦虑和抑郁等心理和情绪化中。

第二节 心理学解释

每个人或多或少都会产生躯体化问题。躯体化是心情长期抑郁导致神经系统功能发生紊乱的结果。

除了器质性原因引起躯体化外，中枢神经系统，尤其是植物神经系统在指挥人体活动过程中经常会出现暂时性功能失调导致躯体化，而脑细胞和神经系统的组织并无实质性损害。譬如当人饥饿或者疲劳过度时，大脑皮层不兴奋，中枢神经不活跃，也会导致心情低落和全身无力等心理和生理现象。

我们知道，植物神经系统在生理上受大脑皮质神经支配和调节。正常情况下大脑皮质的兴奋、抑制交替进行，协调一致，植物神经系统才能保持平衡状态。但是，当外界的精神刺激因素强度过大，或持续时间过长，进而导致大脑皮质的部分区域过度兴奋，统一协调功能失常，致使大脑神经调节能力下降。

一旦大脑总指挥部出现了紊乱，就会导致植物神经系统功能失调，当然也会带来躯体化反应。植物神经失调有持续性和阶段性，它会持续几天甚至多日导致人体生物功能紊乱。

造成躯体化另外一个重要的原因就是，当机体受到外界强烈刺激，如惊吓、愤怒、恐惧等，也会导致神经系统功能性失调而引起某种生理紊乱。比如当人突然听到噩耗，精神可能一下崩溃，情绪低落，疲乏无力，举止木僵。

我们把神经系统受到外部刺激引起即时性的情绪波动（包括生理紊乱），称为"反射性紊乱"；而把神经系统受其他原因引起的阶段性的情绪波动（包括生理紊乱）称为"非反射性紊乱"。

一、反射性紊乱——躯体化

是指在某种刺激信号的作用下产生的系列反射的结果，具体是由刺激引起神经中枢发生失调，进一步导致植物神经失调，最后造成肌肉和组织器官出现功能性紊乱而产生躯体化。

反射性紊乱包括无条件反应和条件反应。前者是可以被理解的，比如小张见到严肃的上司感到很紧张，目光朝下，不停搓手。事实上，无论是谁，置身于某些压力环境都会不同程度地出现一些躯体化。后者是不被理解的，在大多数人看来并不会引起较大情绪反应，但会给某些人带来剧烈的情绪反应。

通常人们只有遇到实际压力的场合才会出现一些躯体化反应，而抑郁症患者即使在没有任何实际压力或者预兆下，也会毫无理由地出现抑郁和躯体化，这让人很费解。

抑郁症患者只要触及某些似曾相识的情境，即能唤醒记忆而引发抑郁和躯体化，就如一截烟头可引发油库爆炸，而烟头本身没有破坏力，只是它具备点燃的作用。这就是"星星之火，可以燎原"。

二、非反射性紊乱——躯体化

是指在某一时间段内，渐入"佳"境，无论在什么场合都可能会出现的情绪低落。造成非反射性失调的原因主要是人长期受到强烈的精神刺激，心理压力过大，导致植物神经功能性失调。

非反射性失调具有阶段性或一过性的特点，只要压力解除或者调适，失去弹性的植物神经系统就会渐渐恢复正常，就如毛衣领口穿久了会变形，换下来，洗一洗，就会恢复原样。另外，由于性格内向、孤僻、没有主见等性格因素，造成机体对外界刺激耐受能力差，适应环境、应付事物的能力不足，也容易导致情绪低落。

需要注意的是，反射性紊乱引起的躯体化和非反射性紊乱引起的躯体化有所不同。前者为即时性和突发性；后者为迟缓性，从量变到质变的一个渐进过程。虽然非反射性紊乱不以客观环境为诱因，也不以个人意志为转移，但是开始发作之初也需要诱因，也可以通过人的认知来调节。

第三节　躯体化的诱因

能够对神经中枢的兴奋和抑制这一对平衡关系构成干扰的因素有很多，归纳起来可分为客观刺激和主观刺激。

常态抑郁多是由于受到客观刺激引起的，比如，小刘吃饭时突然出现情绪波动，全身颤抖，泪流满面。由此看出，常态情绪是在客观条件下发生的，病态性情绪往往是在主观条件下发生的。

交响乐团演奏时，每一支优美的曲子都是在指挥员和演奏员的默契配合下完成的。如果观众席上有个黑衣人朝乐队指挥员扔了一颗冒烟的手榴弹，指挥员还能镇定自若地指挥乐队吗？乐队还能演奏出优美和谐的曲子吗？

经历过这次恐怖袭击后，如果乐队指挥员再遇到与前次恐怖分子相似的黑衣人朝他挥手，他还能镇定自若地指挥乐队吗？乐队还能演奏出优美和谐的曲子吗？显然第一次是遇到客观刺激导致演出紊乱，第二次是遇到主观刺激导致演出紊乱。

抑郁的躯体化也是同理。我们把掌管躯体的大脑神经中枢比喻为乐队总指挥，把身体各种器官组织比喻为乐队演奏员，顺畅的情绪就是在它们的默契配合下完成的。如果大脑神经中枢受到过强刺激，不管是客观刺激，还是主观刺激，都能引起情绪发生紊乱。

大脑是高级神经活动的指挥部，如果多次受到过强刺激而发生功能性紊乱，容易导致相关中枢神经系统不稳定。

我们知道，水总是往低处流。一旦前面的水流下后，后面的水就会紧跟而下，形成一支"河"流。情绪也是这样，一旦它朝向那个线路发泄，以后就会习惯性地沿着相同的线路发泄。

我们可以从条件反射原理得到解释：如果"当时的环境因素+过强的刺激→情绪神经中枢发生功能性紊乱→情绪波动"让人耿耿于怀，大脑就容易建立某种暂时的神经联系："当时的环境因素→情绪波动"。

条件反射具有泛化的功能，只要跟"过强的刺激"或"当时的环境因素"相似的（或有关的）刺激都会让人产生联想，并引发掌管情绪的神经中枢出现功能性紊乱。这种能引起人们产生主观联想的刺激信号，就是条件刺激。

随着刺激信号不断扩散，情绪神经中枢承受刺激的能力也将越来越差，即情绪系统变得越来越不稳定。这意味着，稍微遇到一点"火星"，情绪就会爆发，真的是一触即发啊！

综上所述，病态抑郁是掌管情绪的神经系统受到特定刺激后发生功能性紊乱导致的。我们可以得出一个结论：导致抑郁症患者躯体化发作的刺激物不需要多大威力，关键看它与患者心中的"火药库"是否有连接，是不是抑郁反射的条件刺激或信号。

这意味着，躯体化体验或发生过躯体化的场景，以及与之相关联的所有因子都将成为诱发抑郁的信号。以后只要触及这种场景或者相似场景，以及与之相关联的所有因子的时候，机体就会产生条件反射。哪怕在一些看起来没有任何压力，甚至在非常欢乐的场景中，都可能会突然出现躯体化。所以说，引起躯体化并不需要什么客观压力，只需接触了某种信号（如特定的时间、地点、人物、环境等），瞬间即可导致躯体化。

我们还可以推出一个结论：抑郁的严重躯体化的实质不是躯体本身存在问题，而是神经中枢和躯体功能的自动化受到超强刺激的干扰，暂时遭到破坏的结果。抑郁症调理的目标不是生理紊乱，而是恢复被破坏了的神经中枢功能。

第四节　心理波动下的躯体化

人的心理有时像平静的湖水，有时像汹涌澎湃的大海，瞬息万变。任何一种心理变化都会通过某些生理反应表现出来。

当人面临恐惧或突发事件，可能会出现脸色发青、四肢发抖、心跳加快、胸闷气短等生理现象。遇见心动的异性，可能会出现面红耳赤、胸腹起伏、心跳加快、呼吸急促等生理现象。

人的心理波动会通过某种生理现象反映出来，如表情难看、出汗、尿急、反胃、发抖等。心理波动包括单纯的心理波动（只受潜意识支配）和复杂的心理波动（显意识和潜意识共同或交替支配）。

无风不起浪。心海之波不会凭空泛起，而是在内外因素的作用下，以条件反射或非条件反射的形式表现出来。不管是无条件刺激引起的心理波动，还是条件刺激引起的心理波动，开始都是单纯简单的。如果对心理波动采取压制，必然带来更大的、复杂的心理波动。

不管是简单的心理波动还是复杂的心理波动，当其强度超过人的心理防线，都会引起剧烈的躯体反应，甚至发生失控的行为。

一般来说，单纯心理波动不足以引起大的躯体反应，只有压制对抗后的复杂心理波动才会激起剧烈的躯体变化。从这个意义上来说，许多有预期性反应的躯体化，都是复杂心理波动的结果。或者说，正常人心理波动导致的躯体反应是常态性的，而抑郁症患者的心理波动导致的躯体化往往是病态性的。

第五节　心理纠缠下的躯体化

长期背负心理压力，是导致躯体化一个很重要的原因。

某公司员工小张到马老板的办公室，准备汇报工作，但感觉很压抑（权威下的恐惧），浑身不自在。时间一分一秒过去，小张正要鼓起勇气开口，却发现自己肠胃在激烈的蠕动，呼吸似乎暂停，大脑一片空白，双手激烈颤抖，全身无力，根本说不出话来。这让小张万分尴尬，恨不能找个地缝钻进去。他着愧着脸，垂头丧气、急匆匆地结束了汇报。

回到自己的办公室，小张反复琢磨着和反刍着为什么会这样，寻思着马老板对他刚刚表现的看法。于是他在办公室反复模拟演练刚才想说的"台词"，以求下次不要重蹈覆辙。

一个星期之后，小张又要到马老板办公室汇报工作。一路上，他担心又会出现上次的躯体化问题，害怕被大家当作异类，害怕去老板办公室，害怕见到猜疑讽刺的眼神……他告诫自己不要害怕，不要慌张，不要多想……结果越是这样，心里越害怕，越紧张。

进了马老板的办公室，小张看到老板的表情，就感到胸闷气堵，呼吸好似停止了，脑子一片空白，舌头也僵硬了，躯体不听使唤地抖个不停，他还是和上次一样，气急败坏而归。事后，小张又恼又恨，怪自己没有出息，于是走上了同躯体化做斗争的旅程。最终，他社恐了，也抑郁了。

不久后，小张不仅去汇报工作感受"压力山大"导致躯体化，就连待在自己的办公室里也会这样。他感觉四处都有注视他的眼睛，如同当众被脱光衣服一样让他感到无所适从。

他每天拖着疲惫不堪的身体，坐在办公室里，大脑空白，目光呆滞，行动迟缓，情绪反复，身体时不时不自觉地发抖，他恨自己，恨自己被人窥见如此不堪……不久后，他无法工作，只能退避在家，不敢出门。显然小张的躯体化是压力和过度关注引起的。

注意力朝向哪里，哪里必然就变得敏锐不安起来。抑郁症患者越是关注自己的躯体化，躯体化问题越严重。关注后，接着就会想方设法干掉它，结果必然导致躯体化越严重。为了克服躯体化，许多患者就上网查找资料、咨询，有事没事地反复琢磨它，模拟演练它，与人讨论它。

有个患者本来没有躯体化症状，可听别的抑郁症患者在网上讨论各种躯体化症状的感受，不免害怕起来，闲来无事就开始对号入座，心里默念，千万别像他们那样。但没过多久，别人的躯体化症状都变成他自己的躯体化了。

有个患者把平时发生的躯体化症状用小本记下来，一天到晚琢磨着如何消除它。去医院检查，医生查不出实际的毛病，只能开点药带回家吃。

但没有多久，这种躯体化问题越来越严重。

疾病是有记忆的，尤其心理问题。躯体化是抑郁的症状，也是患者感到最痛苦的问题。琢磨，等于多告诉自己有躯体化问题，加深对躯体化的记忆；越练，越会让躯体化问题变得更加固定和频繁；越是讨论，对它的注意就越执着；越是模拟躯体化，默念躯体化，回味躯体化，到了特定的场景，相同的躯体化问题又重演了。

每次出现躯体化，患者都会出现骚动、评价、总结、自责，纠缠不休，耿耿于怀，只会对躯体化和发生躯体化场景的记忆更加深刻。在反复斗争和纠缠的过程中不断强化躯体化的痛苦体验，患者对躯体化的体验和发生过躯体化的场景的注意也会因此变得越来越执着，越来越敏感。

在与抑郁搏斗的长期实践中，抑郁症患者练就一身寻找抑郁的特别本领，他们在搜寻抑郁方面已达到"上乘"功夫，能够把自己发生的躯体化一丝不漏地全部"寻"到，连很轻微的甚至别人无法察觉的所谓躯体化也不例外。

几乎每个场景，都在抑郁症患者的"监视"之下。以至于和谁在一起，到什么样的场合，参加什么样的活动，会不会出现躯体化，患者一扫而知，准确知道是否会发生躯体化。

总之，抑郁症患者总是事后反刍，让躯体化的记忆深入骨髓。患者总是把最好的记忆时间花在纠缠抑郁症上，而不是用来巩固记忆学习到的文化知识。醒来的黄金一刻，你在干什么？入睡前的黄金一刻，你又在做什么？你一定在纠结抑郁，盯着躯体化吧。

第六节　强迫思维下的躯体化

人都会有各种心理冲动。正常人不会关注自己是否有某种想法，即使知道了，也不会介意，绝不会为之苦恼和焦虑，更不会采取任何方法试图消灭它，而是带着这种想法投入生活中去，该干什么干什么，这就是平常心。

正常人有时也会遇到恐惧和紧张，可能也会暗示自己不要紧张，不要害怕，或者深呼吸几次，四肢用力伸展几下，来缓解下张力，转移下注意力，然后带着紧张去面对，绝不会过多地对抗和纠缠下去。

正常人对待心理冲动的态度完全出于本能，最后会顺应心理冲动的发作。正常人认为心理冲动是正常的现象，会容许心理波动和情感的冲动，不会像抑郁症患者那样非得把正常的心理冲动压下去。

虽然正常人在某些拘谨的场合也会做些心理或行为上的努力来缓解尴尬，有时紧张得四肢颤抖，甚至干脆逃之夭夭，但事后不管顺利与否，他们都不会对发生过的事情反复评价和纠缠，也不会过多地责怪自己，要怪也只怪自己胆小，怪自己的运气不好——谁让咱碰到倒霉的事呢？不纠结发生过的一切，因为他们觉得这都是正常的。

能有这样态度的人绝不会形成病态心理。然而，抑郁症患者却认为在任何场合下都不应该出现恐惧紧张，因而总是千方百计地控制恐惧紧张，结果却又控制不了。患者因此常常感叹说："当不良心理冲动发生时我怎么也控制不住。"他们误以为别人都能控制自己的情感，殊不知，任何人都不可能控制自己的情感。抑郁的心理阴影不就是在想控制又无法控制的矛盾中发展起来的吗？

本来在某些特定的环境产生某种心理冲动是合理的（谁让我们有负性的记忆呢），但患者却认为它不正常，如果不及时加以压制，后果不堪设想。可结果出乎预料，越压越厉害，导致复杂的心理波动。

进入复杂心理状态后，抑郁情绪更加强烈。本来此时放弃还来得及，但斗红了眼的患者绝不会停留，不会眼睁睁看着抑郁肆意妄为，会使出全身的力气与之搏斗，而怕的心理和抑郁情绪却愈挫愈勇，最后以雷霆万钧之势冲破理智防线奔泻而出——不良后果真的发生了。

暴风雨后的平静。泄气，难过，伤心，自卑，自责，自怨自艾，恨自己不争气，恨自己太没自制力，恨自己命不好……

他们从不放过自己的"失误"，从不甘心自己的失败，总是回味、模拟演练发生过的场景，不断总结失败的教训，避免再犯同样的错误。

如此折腾不仅不能扑灭抑郁的火焰，反而是火上浇油。这样的结果他们深有体会，于是强迫自己采取"不要害怕，不要关注，不要对抗，不要逃避，不要在意"的态度，认为这样就能扑灭抑郁之火。

不，这样做同样是火上浇油，因为他们也深有体会，必须立即制止！接着出现了反强迫的态度：紧张就紧张好了，关注就关注好了，对抗就对抗好了，波动就让它波动好了，冲突就让它冲突好了，一切都无所谓！真的无所谓吗？不！这样做还是火上浇油，因为他们也深有体会，这样的矫情是虚假的，无异"煽情"，必须制止！

抑郁症患者就是这样在强迫与反强迫的矛盾中交替冲突，纠缠不休，从而导致抑郁的怒火熊熊燃烧。

欲以一波消一波，就会千波万波交交而起。欲以我之心波（不要怕）对抗我之心波（怕），必然掀起更大的心理波动。

欲以"不想关注"对抗"关注"，必然引起更强的关注。

这就是"不想关注越关注，不想逃避越逃避，不想对抗越对抗，不想强迫反强迫"的道理。

"死"也要对抗！这就是患者的强迫思维和强迫意识，它就是抑郁症患者的心理冲突或病态心理。

例如，小王去公司上班前，察觉到自己可能会抑郁，心里就打鼓：一方面想去（总不能逃避工作吧），另一方面不敢去（怕去了又会出现躯体化问题）。究竟去还是不去呢？小王心里发生激烈的冲突。

人的理性（要去）就会压制和排斥感性（怕去），导致恐惧越堵越高，强迫与反强迫并存。如果继续僵持，用躯体化作防御，必然导致情绪失控和躯体化症状。

患者一定要理解，病态心理具有相对性。对正常人而言，它是不可理喻，属于病态的。但对患者来讲，它不是无缘无故而来，乃理所当然的结果，因此属于正常的心理。

如果患者跟自己身上出现的病态心理斗争对抗，实际上就是与正常的心理对抗，结果必然产生新的病态心理。

新的病态心理一旦出现，虽然让人难以接受，但对患者来说又是合理的、正常的。如果继续与之斗争对抗的话，结果可想而知——新的病态心理将会层出不穷。

随着心理对抗成为一种"习惯"（强迫思维），病态性抑郁必然频繁发生；反过来，病态性抑郁增多也会刺激强迫思维进一步加重。

就这样，抑郁症患者陷入"越对抗，越严重；越严重，越强迫"的恶性循环，不可自拔。

综上所述，只要掺入了对抗抑郁，就会导致单纯的正常心理转化为复杂的病态心理，从而使丁点儿小的心理波动改头换面地增长成巨大的心理波动，最终导致抑郁的失控行为。

患者的对抗心理不仅表现在抑郁之前，而且贯穿于抑郁症的始终。事后反复评价、无休止的强迫是抑郁症恶化和形成躯体化的温床。

不难理解，往往不是恐惧或心理波动本身导致了躯体化，而是在心理冲突或强迫思维的驱动下导致了躯体化。这也是为什么正常人有些紧张往往没关系，而抑郁症患者只要一紧张就会导致严重躯体化的关键所在。

第七节　周期性的躯体化

有很多患者记不得自己曾经的躯体化是什么特征，只记得现在抑郁症定期光顾，呈周期性发作，而且挥之不去。

一般来说，秋冬两季是抑郁症活跃的高峰期，这条"疯狗"如期而至，让患者如临大敌。很多时候，你以为这回抑郁症真的好了，但没过多久，抑郁症又会如期而至，让你空欢喜一场。

抑郁症患者会常常感觉到心窝里压着一块沉甸甸的"石头"，堵得自己透不过气。这种感觉随心情变化而变化，心情好时"石头"不见了，气也顺了；心情不好时，心慌气短、全身无力。躯体化总是呈周期性变化。

有个患者说："我有时会抑郁一段日子，但过几天又好了，然后又开始了。严重的时候胸堵得甚至连话都说不出来，真是很郁闷！我觉得是心理问题，社交没什么焦虑，朋友也不少。以前曾在一家大公司做高管，做得不错，但周期性缘故，一段时间抑郁症又会出现，心情很压抑。"

一位郁友在自述中写道："我每隔10天左右就进入抑郁状态，每天莫名其妙地紧张，胸口堵得慌，出门总感觉有人盯着看我，买东西也不敢张口，碰到熟人更是一脸尴尬，浑身不自在，人都快虚脱了，感觉神经系统处在崩溃状态。即便没有压力、没有紧张的感觉，心情舒适，可照样如此，就像被'疯狗'撕咬。但过了几天，突然又正常，也不用给自己信心，却可以像正常人一样。这个正常周期只有短短四五天左右。"

"没有任何理由说我没自信，而且我在抑郁时，也强力控制自己的情绪和行为，但是那股没来由的东西，仿佛魔鬼一样，牢牢控制着我，哪怕迈出一步都那么困难。那是一种什么感觉呀，简直是手脚未动心已凉，不是恐惧，而是虚脱般的无力。而魔鬼离开的那三天里，我的心不慌了，胸不堵了，肌肉不痉挛了，身体也不发抖了，呼吸也匀称了，自己不用提醒自己什么，一切就像行云流水，表现力丰富，还能讲笑话。"

看了这位患者的描述，大家对抑郁症的周期性一定深有同感。其实，现实生活中，周期性变化的现象十分普遍。如太阳东起西落，人有生老病死，天空昼夜交替，植物花开花落，气候四季轮回，海水潮起潮落，月亮的阴晴圆缺、人生的高低起伏、疾病的反反复复、情绪的波动，火山喷发，地壳运动……

周期性活跃是抑郁症的一个重要特征，周期性消失可作为抑郁症康复的一个参考标准。哲学告诉我们，万物无不遵循周期性的发展变化规律。抑郁症同样有周期性现象，从"生根""发芽""开花""结果""播种"五个阶段的因果循环，此消彼长，反复异常的周期性反应。每一次因果循环，抑郁的阴影都被强化，抑郁症进一步加重。

第八节　正常的生理现象

躯体化症状不是抑郁症患者的专有，每个人都可能会出现。

无论何人，神经系统都有其承受外界刺激的生理极限，当受到超限刺激的作用时，神经系统都会发生紊乱，从而影响其正常机能的发挥而引起躯体化症状。可以肯定的是，没有从生到死都未遇到强刺激的人，也绝没有从生到死都不出现一点躯体化症状的人。

躯体化反应乃正常的生理现象，正如走路累了脚会发软，跑步会气喘一样，都是正常的生理现象。

患者可能会说，正常人的躯体化属于正常生理现象可以理解，若把抑郁症患者的躯体化看作正常的生理现象就难以理解。有的患者甚至怀疑自己的大脑神经系统有病。

不管正常人还是抑郁症患者发生的躯体化，都是大脑神经系统功能性失调而引起的正常的生理现象，脑细胞没有任何实质性的损伤，也没有任何实质性的病理改变，更不会有任何缺陷。抑郁症患者只不过是大脑正常机能的一时性破坏，功能上的一时性失调，活动上的一时性紊乱而已。

抑郁症和它的躯体化本身不值得你去研究和关心。你该关心的是为什么仍在纠缠不放，为什么你的抑郁症久治不愈。

第八章　抑郁种子

每个抑郁症患者都要承受内外双重压力，每个患者都掉入了抑郁的陷阱，落下了心理阴影，埋下了抑郁"种子"。

第一节　八大压力

一、四大客观压力

客观压力指现实生活各种导致抑郁的实际压力，包括生理因素（如慢性疾病）和外部因素（如环境恶化）。具体分为四大类。

1.致郁的现实压力和因抑郁本身所带来的压力。学业、职场受挫，生意不顺，人际紧张，失恋，受辱，做了后悔的事等都会给人的身心带来不适和压力。

比如，疫情导致企业不景气，张老板陷入了抑郁；疫情、经济萧条、抑郁本身等，都给张老板带来压力。因为错怪了某学生，导致该学生自杀身亡，李老师陷入后悔、自责和抑郁；做错了事，让李老师背负很大的身心压力。

抑郁确实会给患者的生活、学习和工作带来一定的影响，并不同程度地给人带来心理压力。比如小汪同学，只要走进学校，就会出现肠胃不适、呕吐等躯体化，给自己带来极大的心理压力；从小失去妈妈的小李，产后无助、无望，倍感凄凉和焦虑，给自己带来巨大的心理压力。

2.因为抑郁受到他人的提醒、消极暗示、指责、不理解等带来的压力。包括家人的唠叨或别人善意的提醒，也会让抑郁症患者更加关注自己的问题，并牢记在心，从而形成心理创伤和不良记忆。

比如抑郁症患者每天躺在家里，关闭房门，一旦被家人指责，就会感到很大的压力。

3.受到社会歧视、打击形成的压力。社会许多方面对抑郁者的不宽容而导致的压力。譬如招生、择业、择偶等方面对抑郁者是巨大的门槛。

现在有一些学校和用人单位对抑郁问题明文限制或筛选，让有抑郁症和有抑郁情绪的人，感到焦虑，感觉不公正，感觉受人歧视，激发了他们的病耻感和愤怒情绪，落下了恨抑郁、恨自己、恨家庭、恨社会的仇视心理，并进一步强化了抑郁情结。

比如被贴上抑郁症标签的人，在就学和就业方面常常受歧视，让患者感到极度不安和痛苦。

4.不良人际关系带来的压力。因为抑郁症时常发作，心境持续低落，尤其面临某些特定的场合更为突出，导致社交活动受阻，即使参与其中，也因屡屡受挫把自己陷入尴尬境地，致使人际关系一败涂地。

若加上"三观"扭曲，会让他们失去身边的朋友，从此无人关心，无人理睬，如一只孤单落寞的大雁，让人倍感忧伤。人际关系一旦不畅，导致与现实社会隔离，社会功能逐渐减退。

二、四大主观压力

主观压力指现实生活中能影响抑郁者的各种主观压力，包括认知解读后的压力和面临的各种负面情绪等。

比如患者听到有人说了几句不轻不重的话，以为别人故意嘲笑攻击他，愤愤不平，心里时常发生冲突，给自己带来压力。

自我加压，却力不从心；有很多好想法，但无法付诸实施（或因客观条件，或因自己主观原因，比如懒惰），给自己带来挫败感。

面临滚滚而来的各种负面情绪，又无力抵挡或错误管理情绪，给身心造成巨大压力。

抑郁症患者主要有以下四大主观压力。

1.各种心理症状导致的压力。如挫败、羞耻、愤怒、恐惧、焦虑、预感、强迫、自卑、痛苦等情绪，容易给人带来心理压力。

当欲望得不到满足，当情绪不能表达，如鲠在喉，又好似冤屈无法申辩，这种无法宣泄的心痛，让人生不如死。

2.屡战屡败导致的压力。挥之不去的抑郁情绪，抗郁屡战屡败，心灵一次次遭到打击。

3.心理纠结导致的压力。抑郁症患者的心理纠缠，可概括为抑郁症发作的"前、中、后"三个阶段。尤其病症发作后的纠结，让患者日思夜想，痛不欲生，背上沉重的精神包袱。

抑郁症患者想控制自己的想法却又无法控制，也想叫自己不去控制某种想法，却又做不到不去控制。这种欲罢不能的无奈或挫败感，会给自己带来极大的压力。

4.逃避现实带来的压力。抑郁症患者一旦人际关系陷入紧张，就会"知难而退"，慢慢地远离人群，变得自卑、胆怯、自闭，如惊弓之鸟，哪怕一点风吹草动，都会风声鹤唳、胆战心惊。

第二节　播下种子

需要理解的是，客观压力在形式上虽然属于客观实际，但在内容上却是个人的主观感受；而主观压力在形式上属于主观心理，内容上却属于客观实际。比如，同样做生意亏本（客观打击），有的人认为自己倒霉而耿耿于怀（主观感受），有的人却认为这是生活的常态而愉悦地接纳（主观感受）。想到自己这次生意亏大了（主观意念），心就会绞痛，饭菜不思，夜不能寐（确实影响了实际生活）。如果客观实际压力强度过大，会在潜意识层形成"心理撞痕"。

虽然正常人面临压力也会感到痛苦不适，也会经常形成"心理撞痕"，但他们仍然会带着压力和不适，带着痛苦和"心理撞痕"去工作、生活。只有极少数人认为压力是不正常的，挫折是不正常的，抑郁是不正常的。他们一心只想改变和克服所谓的阻力，却又改变不了现状，每天因过往之事耿耿于怀，折腾不休。

他们面对挫败、愤懑、恐惧、羞耻、内疚等情绪时，思想态度发生了倾斜，倒向了错误的一边，被负面情绪牢牢捉住。于是斗争挣扎开始了，失败和痛苦也尝到了，最后心理蒙上了阴影，人也陷入了更深层的抑郁。

虽然压力无处不在，人人都可能会抑郁，但并非人人都会落下心理阴影，陷入更深层的抑郁。心理撞痕能否变成心理阴影，认知态度往往起到决定性作用。

同样，心理撞痕能否抚平，取决于个人的认知态度。如果认知错误，即对受到的刺激或压力以及对由此形成的抑郁情绪耿耿于怀，就会在潜意识层形成抑郁的心理阴影。换句话说，该压力下和由它造成的心理撞痕或抑郁情绪，就会在潜意识中扎下根，变成抑郁的"种子"或抑郁的心理阴影。

用数学流程表示：八大压力或刺激→心理撞痕（或抑郁情绪）。

心理撞痕+正确认知（理解、宽容）→心理撞痕慢慢就会弱化。

心理撞痕+错误认知（耿耿于怀、纠结）→心理撞痕被强化→心理阴影。即：八大压力+错误认知→心理阴影（或抑郁种子）。

很多患者说，假如领导不给我压力，假如学校和家长不给我压力，假如没有校园暴力，假如我不是操心过多，自我加压……我的抑郁自然就好了。是啊，假如这个世界上人人事事顺心，一帆风顺，哪有压力？哪有抑郁？

当然，这只是一厢情愿而已，世间不可能有如此净土。问题不是压力本身，而在于你是否愿意放过自己。

第三节　种子生根

俗话说，无风不起浪。任何情绪的产生都有其背后的原因。

心随景动，人的情绪随着客观环境（包括生理状况）变化而变化。因此人的情绪总是时好时坏。

如果总是沉浸在过往的失败中，即回顾当时的情景，后悔不已，设想可能发生的后果等，就会形成抑郁种子。

经历了某些痛苦难堪的场面，与抑郁愈斗愈重的结局，总是无情地摧残着人的意志和心灵。一次一次的伤害，以至念及往事就心有余悸！心中装着它，嘴里念着它，梦里想的还是它！

抑郁的心牵动着人的每一根神经，过去的惨痛体验渗入了骨髓，在潜意识层凝聚成一团根深蒂固、难以释怀的负性情结，它是抑郁症的核心。

由此可见，抑郁症源于伤心往事的经验痕迹和屡战屡败的惨痛教训，源于一次次心灵伤害和心理纠缠。

如果抑郁了，对生活失去了兴趣和希望，总是有原因的，或者说，抑郁症是因为纠结什么事情，不然不会得抑郁症。

有的是因为失恋而抑郁；有的是因为生活在不和谐的家庭导致压抑，而自己又不怎么成功，觉得活着很没意思导致的抑郁；有的因为失去了工作，整天宅在家里，被父母唠叨而抑郁；有的因为生活中一些糟糕的事情突然来袭，比如生意破产导致的抑郁。

生活不顺的人很多。有的人难以释怀，不去沟通、不去交流，久而久之积压在心里的负面情绪会导致抑郁；有的人生意虽然破产了，但照样与人沟通、交流、释放负面情绪，就不会抑郁。

从大量案例可以看出，抑郁大多是因为家庭、感情、生活缺乏交流和关爱（以妇女、儿童和老人为主），还有因为事业不顺，工作不力，社交能力低下导致的（以男性为主），也有不少是由慢性疾病、失眠导致的抑郁。

疾病的折磨会让人感到生不如死，如果长期受疾病折磨而又无法排解，就容易陷入抑郁。各种疑难疾病，尤其疑病导致的抑郁确实难受，也是最不好解决的。

其他原因导致的抑郁相对容易解决一些，比如破产欠债导致抑郁，可以劝导：留着青山在，不怕没柴烧。

除了各种客观致郁因素外，更关键的致郁原因，抑郁本身这一主观因素，却无人问津，或几乎被人们忽略了。但不管是客观原因，还是主观因素，抑郁情绪大都是因为自认为无力解决的老大难问题造成的。如果想排解，却无法排解，久而久之，抑郁就会发展为抑郁症。

也许读者会问，我没有什么铭心刻骨的创伤性经历，怎么也会抑郁呢？事实上，创伤经历大都是自我体验的结果。

某大学一名学生说："在记忆中，我没有受过什么心理创伤，反而是家人给予太多的关爱，让我喘不过气。如果说有创伤，不过是父母和长辈们总是鼓励我好好读书，让我觉得我只是一个为别人而活着和奋斗的机器人，我自己却活得没有任何意义，对人生也没有任何兴趣。"

被抑郁困扰，绝不亚于被毒蛇所伤。毒蛇伤害的是人的肉体，而病态抑郁伤害的是人的心灵。

不难理解，抑郁种子是隐藏在内心深处的巨大负能量场，对人的思想和情感具有巨大的影响力，它会将人的注意力牢牢地控制在其周围。难怪患者为之朝思暮想，苦不堪言。

种子的使命是繁衍后代。如果在心里埋下抑郁的种子，它就会时刻吸收所需的能量，目的是为了壮大自己，实现破土而出——发芽，开花，结果，播种——繁衍下一代，形成新的抑郁种子。

抑郁种子就像魔鬼，不仅会吞噬患者的灵魂，还会对患者的信念和意志肆意地摧残，留下了永久的伤痛！

患者常常梦想过着与世隔绝的生活，而在喧嚣浑浊的尘世，哪里有安静的世外桃源？抑郁症康复不是靠逃避现实，而是如何消除抑郁种子或淡化抑郁阴影。

第四节　种子发芽

抑郁种子的"触须"，能察觉到无处不在的抑郁信号，这些信号都是经过条件反射的强化或泛化的结果。当捕捉到特定的信号，种子就会蠢蠢欲动，破土发芽，产生抑郁预期反应。也就是说，只要遇到与当初引起心理撞痕的八大压力相似的刺激或有关联的信号，抑郁的记忆就会被唤醒，抑郁种子就会发芽。

或者说，有了抑郁阴影，只要遇到特定场景，包括熟悉的时间、地点、人物、环境等因素，特别是曾经发生过躯体化的体验，很容易触景生情，产生抑郁的想法、念头或抑郁意识。因为这些似曾相识的场景总是与过去的惨痛经历紧密地联系在一起，导致"触景生情"式的心理、生理反应。

我们还是以"抑郁反射"章节中的案例一为例。刘璐只要提到去学校读书，大脑就会立马萌发"我可能会抑郁"的念头和预感。意识会马上做出判断："糟糕！这是抑郁发作的预警信号！"

正常人没有类似的抑郁预感。所以，抑郁预感是界定抑郁症的一个重要标志。抑郁预感和抑郁症发作一样，都是大脑对客观刺激的反应。准确地说，是人接触到某种条件刺激后产生的条件反射或触景生情。

抑郁预感是一种意识，当然也具有意识的"追思过去，预测未来"的属性。因而抑郁预感的出现总是伴随着痛苦、羞愧、自卑、恐惧、强迫、焦虑、紧张、不安等负面情绪，并且高度关注着自己抑郁的发作，伴随胸闷气短、呼吸紊乱、全身痉挛等生理反应和避免发生抑郁的各种行为反应。往往就是因为过度关注抑郁才招来了躯体化。

从某种意义上来说，抑郁预感并非坏事。相反，它是预防抑郁，避免受到更大伤害的一种自我保护机制。因为预感的形成使以前无关的刺激物成为发生抑郁的信号（条件刺激），预示着抑郁即将来临，因而患者可以根据预感来调节自己的活动，更精确地适应复杂多变的生活或工作环境。假如没有预感，或者不能正确使用预感，抑郁症将变得不可控制，并直接影响其社会功能。由此可知，抑郁预感既能使患者未雨绸缪，化险为夷，又会让患者感到恐惧不安，逃避现实，甚至做出荒唐之事。

在日常生活中，人们一旦有不祥预感，就会惊慌失措。因为人们习惯性地认为不祥预感是厄运的前兆，故而讨厌它们，排斥它们。其实很多时候，预感并不意味着可怕的结果真要发生，而仅仅只是给人类提个醒罢了。比方说，小时候你被人欺负殴打过，长大后见到此人，可能还会让你害怕。事实上，那人不可能再殴打你。有此恐惧，说明你有创伤性阴影，潜意识只是唤醒你的记忆，提醒你注意他而已。有时候，早年发生过的事情可能被意识所遗忘，但你的潜意识并没有忘记。

第五节　开花结果

一旦出现预感，预示着抑郁即将发生，这是患者不愿看到的结果。患者因此会想方设法排斥预感，结果却相反，预感非但不会消退，反而更加强烈。患者为自己不能排除抑郁预感而恐惧不安，开始全神贯注地关注着这股潜意识的动态，并且表现在思想上和行动上的对抗也越来越强，导致水涨船高的局面：对抗愈大，抑郁发作愈强。

潜意识再次发出警告信号："我一定会抑郁！""我很害怕！"意识慌乱地说："不，千万别抑郁啊！不要害怕啊！"潜意识最后发出求救信号："我的抑郁无法避免！"

由于对这个结果感到恐惧万分和无可奈何，最终还是别无选择地压制它。注定的结局是：无论患者怎样压制抑郁预感，预感越强烈；无论多么努力，也冲破不了恐惧的包围；无论怎样暗示，也转移不了对自身症状的关注和对抗；无论患者耗费多大的力气，也阻挡不了躯体化的发生。这就是抑郁发作时的强迫与反强迫。开花就会结果。与抑郁不讲策略地蛮干，必将导致躯体化越来越严重，也助推了抑郁症的重新播种。

第九章　致郁过程

我们知道，生活事件会导致抑郁，即使抑郁很多年，也不一定会患上抑郁症。那么，抑郁症究竟是怎么形成的？抑郁是怎么衍变成抑郁症的呢？本章将根据张景晖理论来分析抑郁症的致病因素。

第一节　基本过程

我在咨询中发现，有的患者是自己发觉有抑郁，有的是经别人提醒后才发觉有抑郁的，他们都有一个共同的特征：发觉自己有抑郁或者认为抑郁不正常后，就开始介意并且耿耿于怀，疑神疑鬼般关注和寻找自己的抑郁。

找到抑郁后，就会惊觉，怀疑，努力防止和拼命消除抑郁，千方百计斗抑郁。结果越防止抑郁反而越多，越对抗抑郁反而越重，越斗心里越纠结。这种适得其反的结果导致痛苦烦恼和悲观绝望。抑郁就是在反复斗争，屡战屡败、屡败屡战，并且在不断评价总结的过程中恶化成疾。此时，抑郁已不再是以前偶尔的常态性抑郁，而是现在的必然的病态性抑郁——伴有心理冲突和心理阴影的抑郁症。

简略过程如下：偶尔或常态化抑郁（包括躯体化）→自己发觉或被人提醒→错误认知→介意（耿耿于怀）→注意和寻找抑郁→有目的地寻找，肯定找到了抑郁→惊讶不止→高度警惕→进入临战状态→想消灭抑郁→越来越重→千方百计地努力斗抑郁→越斗越重→痛苦，恐惧，愤怒，怨天尤人，抑郁症发作（尤其躯体化）所带来的压力+不良暗示+社会歧视+不良人际关系带来的压力+心理纠缠（错误认知）→形成抑郁阴影或种子→遇到条件刺激发生病态性抑郁→再寻求方法克服抑郁→屡战屡败的体验→强化抑郁阴影和种子→抑郁症。

第二节　知道抑郁

很多正常人也常常抑郁，只是他们自己不知道而已。如果你对他说："看你表情，你有抑郁吧？"对方准会说："瞎说！我从来没有抑郁！"

由于不知道自己有抑郁，这样的人绝不可能患抑郁症。不少正常人就这样带着抑郁"糊里糊涂"地度过了幸福的一生。

知道自己有抑郁，主要来自两个方面：一是外界的提醒或刺激；二是自己发觉。所谓外界提醒或刺激就是家人或周围人的关心、提醒、暗示等。而内倾性格的人对自己的一得一失更在乎，一旦发生了抑郁，难逃其"法眼"。

刚步入青春期的孩子，情绪难免会有些躁动或抑郁，这无非是情绪反应的结果，是这个阶段的人常见的生理现象，并没有疾病的意义。孩子对此也没有自我意识，不会伴有紧张不安的情绪，因而具有偶然或一过性的特点。可有些家长不愿孩子这样，时而提醒孩子要积极阳光，要懂得感恩，尤其是被完美欲支配的家长，对孩子的"问题"特别注意，在孩子面前表现出惊慌忧虑，甚至大发脾气，严厉地教训孩子："你老是这样！""总是不注意！""总是不改！"

注意了就没有抑郁情绪吗？其实，越是注意自己的抑郁，暗示自己不要有抑郁，越有抑郁。"下决心改？"其实，越改越严重，越控制越糟糕，下的决心越大，抑郁情绪越极端。

事实上，人不能控制自己的情绪，但可以控制自己的行为。如果一心想控制自己的情绪，反而会导致强迫情绪和无法自控的强迫行为。这就是情绪的规律。

有个男孩受了点委屈，动不动掉眼泪，被他爸妈骂了：男儿有泪不轻弹，你怎么像个女孩？这怎么行！但孩子自己并没有这样想，他只是觉得心里难受，所以情感才流露。可是家长却不允许孩子这样，要求孩子必须学会坚强！在一次次高强度的挤塑下，孩子慢慢学会压抑自己的真实情感。

有位父亲看到儿子坐在地上哭，很生气，就想捂住孩子的嘴巴，叫他不要哭，"哭什么，吵死啦，再哭，我就打死你！"

孩子能不哭吗？父亲越打，孩子哭得越厉害。虽然孩子不敢哭出声来，但哭在心里。哭泣是孩子表达自己的心声，如果被强行拦截，孩子的情绪得不到表达，就会压抑自己。长此以往，孩子就会自闭和抑郁起来，关闭情绪外泄的通道，转向内攻自己。其实，暴躁和抑郁是情绪的两个对立端。物极必反，无论控制哪一头，最后都会走向另一端。

如果"知道"自己有抑郁情绪，开始"懂得"抑郁是身上的污点和人生路上的绊脚石，就会慢慢形成精神上的负担。

第三节　介意抑郁

正常人对自己的抑郁从不认真对待，表现得非常淡漠。如果你跟正常人说："你抑郁了！"或者正常人发觉自己抑郁了，他们认为这不算什么，也不会大惊小怪，惊慌失措。

仅仅知道自己有抑郁，不一定会发展为抑郁症。因为很多正常人也知道自己抑郁，却没有患上抑郁症。事实上，抑郁情绪本来就具有一过性或断断续续的特点，只要不介意，就不可能发展成抑郁症。

但过度内倾的人就不是这样。由于注意力集中自身，稍有一点异常反应，就容易被自己发觉。或者一时自己没有发觉，而是被别人提醒，就好像大祸临头，对之高度注意，怀疑自己患了什么精神上的病，于是就开始注意和寻找自己身上的异常反应。当他再一次发现自己出现异常变化后，就断定自己原来真是一个"病人"，并因此产生苦恼和焦虑，注意力就更加集中到这上面，总想并且执着地努力去防止它，这就是抑郁症的前期——对抑郁的困扰，也是发病的动机。

如果把日常生活中经常发生的事当作一件稀奇的事来看待，误认为这是一种"病"的表现，这种态度会惹出很大的麻烦。

"啊！我怎么抑郁了？"他们对抑郁的一举一动，对别人的评价和看法会表现得非常关切。他们常常内省："我抑郁了吗？我有抑郁症吗？抑郁症会影响我的前途吗？我会走向自杀吗？我怎么避免，如何克服抑郁？"神经质地对它高度关注，并想象自己患了病，逐渐地把它"捏"成了"病"。

对抑郁是否介意，与个人的世界观和人生态度有关。如果对抑郁和一些不良刺激（如社会歧视）有了错误认知，认为抑郁是人生的耻辱和污点，认为抑郁是影响自己前途和生命健康的绊脚石，抑郁者才会对抑郁感到厌恶、憎恨和恐惧，才会对抑郁耿耿于怀。

然而，对少年儿童抑郁者来说，是否介意，主要取决于外界环境。譬如，校园欺凌容易使孩子抑郁，不良教育（包括家庭教育和学校教育）会让孩子介意抑郁。

第四节　注意抑郁

抑郁者一旦介意抑郁后，就开始注意自己的抑郁问题。注意的实质就是怀疑和害怕。注意抑郁，就是担心发生抑郁被人看不起，被人歧视。

注意力朝向哪里，哪里必然就变得敏锐不安起来。就和打字一样，如果打字员把目光集中在键盘上，看自己的手指怎么敲打键盘，打字就不会自然，速度也会降低。

其实，注意本身没有错，注意是提醒人们未雨绸缪，防患于未然，行事要小心谨慎，以免犯错。可是有的人却把"注意"用在不该注意的地方：注意集中在"我抑郁怎么办？我该怎么调整情绪和表情？我怎样才能不抑郁？"注意力朝向这些乱七八糟的目标，表情能自然吗？心能不累吗？

人的表情和情绪都是心理状态的外在反应，都是自然地流露，无须再去琢磨和注意。如果刻意调整自己的情绪或表情，就如东施效颦，弄巧成拙。

每个抑郁症患者都有正常表达情绪的能力，也有身心状态正常的时候，只是这种能力和"正常"在某些场合受到抑郁反射的攻击暂时被破坏，而许多抑郁症患者却误认为自己丧失了这种能力和"正常"。

第五节　寻找抑郁

注意抑郁，就会寻找抑郁。为了弄清自己是不是抑郁症，他们高度注意自己的身心状态，常常是持之不懈地、努力地"寻找"自己的抑郁，并且千方百计地防止抑郁。

不管找什么，只要有目的地积极寻找就容易找到目标。

生活中，尤其是出行前，通常暗示和祈求自己不要抑郁，走路或坐下来也时不时地注意寻找自己抑郁了没有。工作中，尤其人际交往中，他们不是把注意力放在倾听或如何应对上面，而是关注自己的身心状态如何，有没有抑郁的迹象。

哪个人经得起这样的检查？没有问题也会找出问题来。当发现自己果真有些抑郁，心情更加不安，进一步"努力"不要抑郁，当然更会抑郁，以后连不易抑郁的场合也会抑郁起来，怎么"努力"也遏制不了。

有个小伙，本来工作好好的，甚至有段时间忘我的投入工作中。但有一回，同事调侃地说了一句："你这些天是不是遇到什么烦心事了？怎么精神不振呢？"这么随意的一句话，言者无意，听者有心，小伙子开始关注起自己来了。

因为之前做过一次阑尾炎手术，这让他敏感不安起来，他难道是手术的后遗症？接着，他就开始注意手术伤疤，胡思乱想起来。摸一摸伤疤位置，似乎感觉有些疼，这下不得了，更加引起他的高度紧张与不安。后来每天都感觉到伤口在隐隐作痛，疼痛难忍，痛到无法工作。于是他请假去医院问诊，医生的解答无法让他释疑，反而越来越恐慌。

"这家医院真坑人，拿病人的性命不当一回事！"他一次次重复着这句话。

注意哪里，那里就会变得紧张不安起来，他不停地在网上查询抑郁的症状，然后在自己身上逐一对照，追踪和寻找抑郁的迹象，颇有按图索骥的味道。

其实，抑郁症状就如房间里的灰尘，越扫越多。因为眼睛越擦越亮，所以感觉灰尘越来越多。客观上来讲，灰尘只会越扫越少，但主观上来，却是越扫越多。因为以前是用普通的眼光去看待灰尘，后来发展到用放大镜去观察灰尘，而且放大倍数越来越高，灰尘岂不是有增无减？

当患者要去公司上班前察觉到可能会抑郁，心里就会打鼓：一方面要去（总不能逃避工作吧），一方面不敢去（怕去了，又会出现犹豫问题），去还是不去呢？心里发生冲突。

人的理性（要去）就会压制和排斥感性（怕去），导致恐惧越堵越高，强迫与反强迫并存。如果继续僵持，用躯体化作防御，必然导致情绪失控和躯体化症状。

第六节　对抗自然

如果患者找到了抑郁，就会大吃一惊，仿佛真的患了大病，之后想方设法检验这个"病"是否是真的。这里试试，那里看看，无事找事，四处出击，目的就是检验下自己是不是抑郁。折腾来，折腾去，当一次次确认自己真的有抑郁后，就开始认定自己患了抑郁症。

每个人都有郁闷的时候，而在抑郁的状态下，自然就会感到身心俱疲，萎靡不振，这是不可抗拒的事实，也是无法改变的客观规律。作为一个人，就必须承认这个现实，接受和服从这个现实。而抑郁症患者总是与现实对抗，不能容忍有任何一丝的心理和躯体不适，绝不容忍任何时候有精神不振的感觉。

一出现躯体化就焦虑不安，误认为这是"妖魔"，拼命地压制它，对抗它，但又不能战胜它，因为它是合理的、正常的生理反应。对抗的结果必然会引起心理上的纠缠而加重抑郁和躯体化症状。

抑郁本身并不含有疾病意义，这本是不难理解的常识，而有些人偏偏把它看成是"病"。明明知道人人都有抑郁，却偏要追求"我就不能抑郁"，企图彻底消灭抑郁，因而努力地对抗它，企图改变抑郁的状态。然而无论怎样的努力也不可能改变它，就像不能改变赛跑时的心跳加快、呼吸紊乱一样。

为了实现不抑郁的主观愿望，长年与抑郁斗争不已，不达目的誓不罢休，这是绝对有害的。当主观愿望与客观规律产生矛盾时，必须修正的应该是错误的主观愿望，而不是客观规律。企图以主观愿望去改变客观规律的人没有不受到惩罚的。

斗争—失败—再斗争—再失败，越斗越感到抑郁的强大，越斗越严重，抑郁永远是胜利者。斗争失败的结果，就会滋长各种复杂的心理因素，并加深心理上的纠缠，激化了躯体化。

有人说：过去的常态抑郁我可以接受，但现在是病态抑郁，我不能接受。有病就要治，不是吗？

这听起来真有理，其实是歪理。你以前是正常人，怎么不能容忍一点常态抑郁？你现在是抑郁症者，你身上的病态抑郁，不也是和正常人身上的常态抑郁一样吗？你现在的病态抑郁，不就是当初不接受常态抑郁导致的吗？你现在的状况，不就是因为当初不愿意做个有常态抑郁的正常人而一步步把自己逼成抑郁症患者吗？

既知现在，何必当初！唯一的出路，只有接受现在的病态抑郁。不管自己的抑郁问题处于哪种程度，你必须先接受现实，否则现在的病态抑郁又会形成新的抑郁种子，抑郁症也因此又迈上新的台阶。换句话说：你现在所处的台阶，正是因为你当初不接受下面的台阶而升级的。

综上所述，不服从自然规律是抑郁症形成和发展的主要原因。

第七节　自我诊断

在"抗郁"过程中，失败了一次又一次，当嘲笑、歧视、失败等不良刺激从四面扑来，当你力不从心，想动也动不了的时候，恐怕你早已心力交瘁，黯然神伤。

当抑郁症把你压得喘不过气来，让你痛苦不堪的时候，当你耿耿于怀、纠缠不休、焦虑万分的时候，你的内心恐怕已经悄悄落下了斑驳的阴影。这意味着抑郁已经在你的潜意识层埋下种子，并扎下了根。这意味着以后只要遇到特定的环境条件，抑郁种子就会蠢蠢欲动。

当你用尽了方法也不能控制自己的抑郁，你就会感叹："啊！原来我是个抑郁症患者！"不等医生给你确诊，你自己也会挤进抑郁症患者的队伍。

第八节 因果关系

常态抑郁和病态抑郁，是性质完全不同的两种状态。事物从一种状态变化到另一种状态，总是离不开内因和外因，而外因往往需要通过内因起作用，所以在变化中，内因起决定作用。从常态抑郁发展成抑郁症的内外原因如下：

外因：有抑郁情绪和躯体化问题，而且给工作和生活带来影响，这些都属于客观因素。内因：好表现、求全欲望太强，喜欢幻想，缺乏人生经验和知识，对抑郁太介意，性格过度内倾，对别人的提醒、负性暗示谨记在心，生活或工作能力低下等个人主观问题。

造成常态抑郁的原因无穷无尽，也没有任何研究意义，因为人人都会出现抑郁。抑郁症则不同，是个体知道自己有抑郁后，开始介意它，注意它，寻找它，努力排除它，千方百计消灭它……抑郁反而越严重，这种不成正比的结果，会让个体深感不安和焦虑，继而陷入无奈和更大的抑郁之中。

抑郁症的形成发展类似于植物生长的基本过程：

一、生根

当各种打压抑郁的努力都失败后，患者才知道抑郁实在太强大了，开始害怕抑郁了！接着出现"八大压力"，加上个人的心理素质、性格缺陷和错误认知，抑郁的心理阴影就初步形成了，或者抑郁的初级条件反射就建立了。形成了心理阴影，意味着抑郁的种子已经在潜意识扎下了根。

二、发芽

生了根，就会发芽。只要遇到和"八大压力"相似的条件刺激（或信号），就会"毫无理由"地产生抑郁的心理和与之匹配的生理反应，如恐惧、强迫、心慌、心悸、头痛、内脏功能紊乱等。这就是抑郁症为何总是时好时坏，为何因时、因地、因人不同的缘故。

三、开花

发芽后就会开花。当一系列心理或生理反应出现后，必然会引起患者的高度关注和抵抗。但无论怎样对抗，心理和生理反应不仅没有缓解，反而愈挫愈勇，导致大脑一片空白，神志出现恍惚。

四、结果

"开花"，意味着抑郁症露出了狰狞的脸孔。此时此刻，患者不会坐以待毙，眼睁睁地看着它们肆无忌惮地吞噬自己，必然会奋起反击，但结果必然惨不忍睹。此情此景，有的患者干脆逃避或用点技巧转移注意力——迂回避开。无论反抗还是逃避，或是迂回绕过的做法，其实都是抑郁症的结果。其中，"迂回避开"属于良性结果。

五、播种

"结果"后，容易给患者带来心理上的压力，若再加上耿耿于怀，必然形成新的抑郁种子，这个过程叫作"播种"。"播种"之后又会生根——形成心理阴影。

中医认为："思则气结。"过度的忧思容易抑郁成结，变成心理阴影。患者都是在现实中受过伤，在思考和想象中因为暗自舔伤，患上了抑郁症。抑郁症的形成和发展，如同植物生长的"生根、发芽、开花、结果、播种"五个环节，恶性循环，导致抑郁阴影越来越重，抑郁反射越来越固定，抑郁种子越来越多。

另外，必须理解，抑郁症是在特定的条件刺激下以心理反应、生理反应和行为反应的形式完成抑郁的"三级反射"。此后，抑郁情绪就已经发展为稳定的抑郁症。可以说，抑郁症的所有症状，都是抑郁反射的结果。

有关"三级反射"，在我的另一本著作《情绪心理学》（江西教育出版社）有详解，本书不再赘述。

通过下面的列式，我们可以进一步透视抑郁到抑郁症的全过程：

偶尔或常态性抑郁+错误认知→心理阴影；心理阴影+条件刺激→病态

性抑郁；病态性抑郁+错误认知→新的心理阴影；新的心理阴影+条件刺激→新的病态性抑郁……如此循环往复。如图所示：

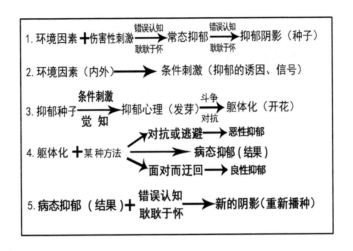

抑郁因果循环图

　　形成了抑郁的心理阴影之后，就会产生病态性抑郁；病态性抑郁反过来又会刺激形成新的抑郁阴影；新的心理阴影又会导致新的病态性抑郁。也就是说，心理阴影和病态性抑郁互为因果。虽然一开始时，偶尔（或常态）性抑郁导致了心理阴影（往往是在错误认知的催化下），但我们必须明白，抑郁阴影（即抑郁种子）是本，病态性抑郁是标。不！相对于抑郁症，抑郁阴影也只是标，错误认知才是抑郁症的根本。

　　因为常态性抑郁人皆有之，没有任何疾病的意义，而极少数人以错误认知态度对待它，才导致心理阴影。它是抑郁的种子，只要遇到适当的环境条件就会发芽、开花、结果，乃至播种。解决抑郁问题不难，关键在于理顺因果关系。

　　最后需要理解的是，如果抑郁症起病是在童年期，决定其患病的原因不是内因，而是外因——外部环境压力，因为小孩没有形成独立的认知（内因）。

第十章　心理障碍

本章将进一步分析致郁的主观原因。

第一节　最初原因

在心理咨询中，几乎每个来访者都会谈到自己的抑郁是怎么开始的。有反映是家庭原因造成的，有认为是久治不愈的慢性病和没有来头的躯体化造成的，还有说是因为工作压力、校园欺凌、人际关系不好、性格缺陷等原因，甚至有人怀疑是遗传造成的。

导致抑郁的原因无穷无尽，我们很难寻找其源头。其实最初造成的抑郁情绪仅仅只是一过性的，如果当初自己没有去关注和介意，听之任之，也许你还是一个健康者。不幸的是，你自己或你的家人、朋友，将你偶尔出现的抑郁情绪"揭穿"了，也许他们是怕你变得颓废了，也许是出于一句玩笑话。但言者无意，听者有心，这些话被你记在心里，引起了你的注意或警惕，最后陷入抑郁的困扰之中不可自拔。

不少患者诉说自己是在童年时期开始就有了抑郁，也有不少说是在求学路上开始的，更多反映是在参加工作和结婚成家以后开始的。其实，何时开始有抑郁，并不重要。重要的是，你的抑郁问题依然存在。

无论它是什么原因，对你已经没有任何现实的意义。虽然治疗抑郁要根据致郁原因来进行分析和判断，但开始引起抑郁的最初原因已是陈年往事，现在并不存在。比如，因某些疾病导致的抑郁，现在那些疾病早已好了，但你的抑郁问题还在；小时候因受继母虐待让你抑郁，但十几年过去了，继母早已不在了，也不大可能还会有另一个继母再来虐待你，但你的抑郁却还在。显然，你现在的抑郁与当初导致抑郁的所谓原因已经没有任何瓜葛。

事实上，导致抑郁的最初原因并不存在，但你的心理障碍还在，并且随着时间推移或抑郁的频繁光顾而逐步发展。只有找出致病原因，消除心理障碍才是解决抑郁问题的唯一途径。

第二节　难忘过去

当患者知道自己有抑郁倾向后，就会好奇地琢磨它，就如孙悟空见到"紧箍咒"，觉得好奇，不经意地套在自己头上，结果越摘越紧。患者总想摆脱抑郁而又摆脱不了，发展到今天的地步。这才开始后悔，总想倒回到当初什么都不知的"糊涂"状态。他们总是说：假如不知道自己曾经有过伤痛，假如能把过去忘掉就好了。是啊，如能忘掉伤心的过去，你的抑郁就好了，但这样的想法实在太天真了。

要知道，人脑一旦建立起来的记忆或联系是终生有效的。不管你愿意还是不愿意，都是如此。有些事似乎被我们忘掉了，其实不是忘掉，而是没有在大脑里浮现出来而已。只要别人提起，还是能回忆出来。何况多年为之苦恼，与之斗争的"大事"怎么能忘掉呢？如若真的把自己的心理问题彻底忘掉了，说明你的大脑出了毛病，那才是真的灾难呢。任何事情，一旦知道了，就永远不能倒回到从前不知道的状态中。

不管怎么说，认识的人和不认识的人还是不一样的。抑郁症患者知道自己有创伤记忆，从"不知"到"知道"就是比正常人"前进"了一步。既然前进了一步就永远退不回去了。所谓"永远退不回去了"，并不是说抑郁症永远好不了，而是说永远不能再退回到"不知"的状态了。怎么办？总不能止步不前，坐以待毙吧。那就再前进一步！即通过对抑郁问题的再认知，来解脱心理束缚。

第三节　内倾性格

过度内倾的性格，是指自我内省很强，总是把注意力集中于自己的身心极其细微的异常变化，并因此而产生苦恼不安和焦虑执着。这是一种以自我为中心，习惯于顺向思维的性格。每个人都会关注和内省自己，因为这样会让人知道自己哪里做得不够，让自己的行为合乎社会规范。如果过分地注意和内省自己，则是一种"小人之心长戚戚"的病态心理。

与内倾性格者相反，外倾性格的人则把注意力常集中于外界的事物。他们追求现实，性格坦率，不顾自己而注意目的物，这样的人，自然是君子之心坦荡荡。人在某种刺激、生理出现变化等情况下，偶然出现一些身心异常变化（比如抑郁情绪，身体不适）本是正常现象，无内倾的人对之不会注意，即使注意到了也不会介意，甚至一笑了之，更不会大惊小怪。

但过度内倾的人就不是这样。由于注意力集中自身，稍有一点异常反应，就容易被自己发觉。或者一时自己没有发觉，而是被别人提醒，就好像大祸临头，对之高度注意，怀疑自己患了什么精神上的病。于是就开始注意和寻找自己身上的异常反应。当他再一次发现自己出现异常变化后，就断定自己原来真是一个病人，并因此产生苦恼和焦虑，注意力就更加集中到这上面，总想并且执着地努力去防止它，这就是抑郁症的前期——对抑郁的困扰，也是发病的动机。

如果把日常生活中经常发生的事当作一件稀奇的事来看待，误认为这是一种"病"的表现，本来是暂时的具有一过性的现象，神经质地对它高度关注，并想象自己患了病，逐渐地把它"捏"成了"病"。

　　人的身心活动不可能永远保持一成不变，而是受内外刺激的影响随时都在变化。运动员的身心健康和运动成绩不可能总是保持在最佳状态，总是随心理和环境的变化而变化。去年赛出了最佳成绩，今年未必还能发挥最好。人的身心状态发生变动的条件有时明显，有时不明显。喝酒喝多了会出现全身性亢奋；低头玩手机久了可能会头昏；在空调房内一个人看不感兴趣的书就想睡觉；冷水浇头时精神会为之一振；做一件自己不感兴趣的事，就容易疲劳；连续几个小时打游戏也不觉得疲劳；讨厌的数学课听不到几分钟就觉得困……其实这都不是真的疲劳，不过是由怠倦而引起的疲劳感觉而已。过度内倾的人碰上这样的情形就会不同。

　　有个女孩误认为自己容易比别人疲劳，好像别人永远不会疲劳似的，总感到活着没意思，于是怀疑自己是不是身体哪里有病，到医院做了各种检查都查不出毛病，最后就到心理科检查。几张心理测试题做完，医生下了一个不负责任却非常稳妥的诊断：重度抑郁，并建议住院治疗。虽然医生并没有说来访者是抑郁症，只说有抑郁状态，或疑似抑郁症，但在来访者或家长听来，就确信患病无疑了。

　　虽然家长考虑到孩子的名声，没有住院，只是买来一堆抗郁药物回家，但医生的"诊断"却让这一家陷入了极大恐惧和焦虑的危机之中。女孩真的患了抑郁症吗？几张心理测量表当然不能作为诊断的唯一根据。但女孩听了医生的诊断后，却真的感觉自己患了抑郁症，并不时地关注自己抑郁了没有，注意力过分朝向身体的某一面，走几步路，上下楼梯，就觉得疲劳，而且越来越容易疲劳，"抑郁问题"也就觉得越来越重。

　　心理健康的人劳动时，注意力集中于劳动，从不内省自己为什么容易疲劳。当疲劳到一定程度时，虽感觉到有些疲劳但毫不介意，或活动一下手脚松弛一下，或仍然继续工作下去。下班回家往沙发上一坐："啊，吃力！"真的感觉到疲劳了，但他们绝不会大惊小怪："我怎么疲劳了？"绝不会认为这是"病"的表现，知道这是劳动后的自然反应。

　　喝点茶，听听音乐，看看电视，上上网，玩玩抖音，说说话，聊聊天，睡一晚上觉，第二天早晨恢复了，再上班，再劳动，再疲劳，再恢复，周而复始，这就是我们的日常生活。

心理健康的人也不会内省自己的心情是否紧张。即使知道自己紧张了，也绝不会为之苦恼、焦虑，更不会采取任何技巧试图改变这种紧张状态，他们只是带着这种心情投入生活中去，该干什么干什么。

心理不健康的人常常误认为只有不紧张的人、做事不疲劳的人、没有脾气的人，才是心理素质强的人，而这样的人在现实中是不存在的，除非精神病人。

我们注意到，不少来访者是在外力的促使下，由外倾转变为内倾性格。从许多来访者的自述中也可以知道，他们在小的时候性格也比较乐观开朗，不大注意自身，目光朝向外面的世界，即使心情有些抑郁，也并不在意。但某些家长对孩子的身心变化很在乎，他们总是希望自己的孩子阳光，不能低沉。只要稍微有些"异常变化"，就会让他们感到不舒服，继而挑刺。

人身上最柔弱的区域，往往都是最敏感的地方。由于身心某个"异常"之处常常被他人提醒或指责，而自己也默认并且介意，就会引起自己的注意，并且变得敏感起来，孩子的性格也会因此发生转变，由外倾转向内倾。这个"异常"之处也变成了最柔弱，当然也是最敏感的地方。

由于内倾者很在意别人对自己的看法（生怕自己不阳光，生怕父母不高兴）和某些极其细微的异常变化，加之长期与抑郁打交道，高度关注自己的抑郁反应，练成明察秋毫的专业眼光，就如工兵对地雷一样敏感。

外行凑热闹，内行看门道。自己的病痛，只有自己知道。所以鉴定抑郁障碍有无的专家不是别人，而是患者自己。稍有一点异样就知道，重一点的也无须旁人提醒就已察觉，接下来必然是没完没了地寻找、对抗和纠结。一次一次的努力和失败，接二连三的挫伤，加上错误认知，让自己陷入了痛苦、恐惧、焦虑和抑郁之中。

抑郁"症"患者的数量为何逐年增多？因为社会竞争日益尖锐，人在职场或人际交往中遇到曲折（比如碰到说话粗暴的人），心里容易添堵。如果是内倾性格的人，就很容易导致抑郁问题。

过度内倾的人因为注意力总是关注自己，不放眼世界，最终导致坐井观天的褊狭思想。这些人稍有一点不如意的事情就会纠结不休。因为内倾，对世事不闻不问；因为内倾，对人情不明不白。不洞察，怎么会有做人的学问？不练达，怎么会有处世的文章？为什么有的人脸皮薄，开不起玩笑？因为过度内倾，疏于人情世故，无法适应人际交往。为什么有的人脸皮厚，纵横社交，游刃有余？因为人情练达，见多识广。

一个任务没有完成好的时候，有的人专心研究没有完成好的原因，有的人则更多地考虑自己的处境。前者是外倾性格，持积极的态度；后者是内倾性格，持消极的态度。襟怀开阔，视野宽广，多关心别人，少注意自己，以天下之忧为忧，以天下之乐为乐，冲破自我的小圈子，把自己的精力用在工作上，学习上。不仅用劳动，此劳动必须是从理想和兴趣出发，而不是任务观点的劳动，而且还要用合理的锻炼和娱乐使自己经常地忙碌着，使自己没有时间想自己，越是这样越好。

任何内、外偏激都不能认为是良好的性格，唯有内、外调和才是健康的心理。精神圆满的人，性格毫无矫激粗刚之处，这种人不会在某个"点"上执着起来，纠缠起来。

第四节　苛求完美

完美主义是抑郁症患者的主要人格特征，这些人除了对外在事物追求尽善尽美外，在内心深处总是认为自己是完美无缺的人。

认为自己优秀没有错，这是对自我能力的肯定，有助于增强自信。追求事物的完美是人类社会发展的动力，如果没有追求完美的欲望，人类社会也就会停滞不前了。从某种意义上说，每个世界冠军，每个艺术家、科学家、发明家、文学作家，都是完美主义者。

既然追求完美没有错，认为自己优秀也没有错，为何一些追求完美的人最终却患了抑郁症呢？因为完美是把双刃剑。适度的完美可以促进一个人发展，而过度或不合情理地追求完美，即过渡到偏执和狂妄，会阻碍个人的发展，甚至会把整个人生卷进去，钻进一个自我设定的死胡同。

如果在事业上追求完美，可以使人更上一层楼；如果过度追求物质的完美或精神的完美，就会演变为物质或精神上的洁癖。

抑郁症患者对自己的评价往往与现实严重脱节，总认为自己是一个完人。正因为如此，他们对己、对人常常表现得非常苛刻。他们不允许自己，甚至也不允许别人身上有一点点瑕疵，非常重视自己在他人眼中的形象，常常对自己或他人身上表现出的不足和缺点感到不满。

人至察则无徒，水至清则无鱼。事实上，无论他们怎样努力也无法改正这些所谓的"缺点"，因为他们的要求是做一个完美无缺的人，而这个世界根本不存在完美无缺的人。

何况看问题的角度不同，看到的东西自然不同。你看到别人身上的所谓的缺点，在别人看来或许不是缺点，你叫别人怎么改？更何况别人身上的东西也不是你所能掌控的，哪怕是你的亲人，也是如此。

因为长时间无法改正自己或者别人的所谓"缺点"，这种努力后的失败所致打击，加上自己无法理解后的耿耿于怀，必然又会使他们陷入自责、怨恨、痛苦的恶性循环中，形成难以释怀的抑郁情结。

他们现在关注和纠结的不是原先客观上的"缺点"，而是转移到"为何总是克服不了这个缺点"的主观思想上来。由于不愿看到自己在他人面前是个有缺点的人，而且连小小的缺点都改不了，就开始变得自卑和孤僻起来，并形成了社交障碍。这时，他们的关注点又从"为何我总是克服不了缺点"转移到"为何我会害怕社交活动"的想法上来，最终发展为伴有强迫思维和焦虑的抑郁症。

事实上，每个人的身上都会存在一些所谓的缺点。比如异性之间接触会有一些不好的想法，这是十分自然的本能反应。可是有人却认为它是不道德的，是不可原谅的肮脏思想，必须消除。于是努力克制这些想法，结果越压制，"肮脏"的想法越严重。本来这个结果是你压制而来的，是合理化的，可你又认为它是不正常的，必须消除，结果越陷越深。

由于不好的想法越来越严重（其实是被你推波助澜的结果），这让你非常害怕，你感觉自己的思想实在是太肮脏了，无可救药了，你会越来越看不起自己，认为别人的思想都是高尚的，只有自己的灵魂如此肮脏！

基于这样的认知，会让你感觉自己低人一等，导致你在他人面前抬不起头来，在社交场面自然就会表现出自卑、胆怯的心理。

本来这又是合理化的结果，可是你却不愿意看到自己在别人面前自卑、胆怯，又强迫自己要自信起来，鼓励自己不要怕，不要在乎……这样的暗示非但没有让你自信起来，反而让自己感到越来越害怕，越来越自卑，最后不得不躲避社交活动，甚至干脆关闭社会功能。

本来这还是合理的，可是你仍然不服从这个合理化的结果。特别是事后总是回味当时的场景，评价和总结已发生过的事，设想以后将面临的可怕后果，责怪、埋怨自己没有用，整天郁闷不乐，焦虑不安，唉声叹气，用网络游戏、吸烟或饲养宠物来打发日子。如此否定、排斥、打压合理化的结果，必然导致下一轮不良结果的发生。排斥和不良结果互为因果，层出不穷，恶性循环。

抑郁症患者不仅不能容忍任何环境下出现抑郁情绪或躯体化症状，同时还要求在任何情况下都能保持平静心情。

经常有人问我："我跟老板在一起时，情绪总是激烈波动，有什么办法让我不这样吗？最好让我在任何情况下都能像正常人那样不紧张。"

有这样的正常人吗？假若一个人真的变成在任何情况下都能保持平静自然的心情：在黑夜中行走不害怕，老虎来了不害怕，地震发生了不着急，不管和什么样的人接触都很平静，任何情况下都没有紧张感，这种人岂不成为精神失常的人？

看到正常人快快乐乐，而自己却郁闷焦虑，就恨自己怎么这么倒霉。总是羡慕别人的生活多么舒心惬意，没有烦恼，没有痛苦，无忧无虑，开开心心。果真如此吗？你问过他们吗？你跟他们交流过吗？你听过他们的倾诉吗？你一天到晚坐井观天，远离人群，怎么能知道人间烟火，怎知人世间的烦恼和疾苦？

看到别人过得有滋有味，看到那些远不如自己的人挣很多钱，自己却这么倒霉，恨社会不公平，恨父母没本事，终日怨天尤人。本来这些妒忌、眼红、苦闷、怨恨都是因为贪念和欲望所致，是极其正常的，但他们却认为有悖于教养，有悖于道德，从而陷入自责，压制自己的真实情感，导致这种负面情感越压越厉害，抑郁也越来越严重，让人痛苦不堪。

为了追求所谓的完美，抑郁症患者一天到晚都把时间和精力消耗在那些无聊的永远没有答案或没有结果的事上面（如对抗抑郁）。抑郁症患者认为世上没有比抑郁更严重、更可怕的事。如果没有抑郁，他们就是世界上最幸福的人。他们坚定地认为，抑郁症是他们人生道路上的绊脚石、拦路虎。为了追求人生的幸福，他们就会想方设法，费尽心思去搬掉这块绊脚石，于是就会没完没了地追求抑郁的减少，即使今天没有，还要追求明天没有，后天没有，永远没有抑郁。

把抑郁症视为"有你没我，有我没你"的仇敌，是抑郁症患者坚守的思想堡垒。"任何情况下都不能有抑郁"是抑郁症患者一直追求却永远不可能实现的主观愿望。

第五节　心理障碍

一旦有了错误的主观愿望后，就会对自己的问题耿耿于怀，感觉上天不公平，继而产生与抑郁努力对抗的心理和行动。当各种努力均告失败后，就会产生恐惧、怨恨、痛苦、纠结、焦虑、强迫、胆怯、自卑、抑郁、多疑、仇视他人、仇视社会、仇视现实等心理问题。并随着心理问题不断发展、强化和固定，就会形成心理阴影，继而形成积重难返的心理障碍。有了心理障碍，只要出现一点抑郁的苗头都会为之纠缠，为之寝食不安。

　　既然正常人也会抑郁，那么，抑郁症患者与正常人的抑郁又有什么区别呢？从抑郁本身来说，都是正常的心理和生理现象，没有什么两样，当然就不能从抑郁的有无来区别。那么从两者发生的数量和轻重可以区分吗？这种说法似乎有些道理，因为抑郁症患者的心理和生理反应一般要比正常人多而且严重。可是，究竟多到多少，重到什么程度才算是抑郁症患者呢？

　　许多症状轻微的抑郁症患者，与正常人之间是不易识别的，两者之间似乎没有一条明显的界限。因为很多轻微患者出现抑郁的频率很少，而且即使出现也只是短期，或者说他们善于隐藏掩饰，因而从表面看，他们的抑郁症状甚至比有的正常人还要少。

　　另外一些陷入严重抑郁的正常人，如失恋者，其低落的心境会持续很长时间，看起来比大多数抑郁症还要严重。像这种情况怎么能区分呢？稍有一点抑郁，就忧心忡忡，紧张不安，这是抑郁症患者的心理特征。正常人虽然或多或少存在抑郁，但他们毫不介意，绝不会因此产生精神压力和思想负担，更没有心理纠缠，这样的人决不会成为抑郁症患者。我曾见过一位因为企业破产陷入抑郁长达十几年的正常人，虽然心境持续低落很多年，但其生活没有改变，照样工作，照样交友，活得照样精彩。

　　由上可知，正常人与抑郁症患者之间的区别，不是决定于抑郁的有无，因为每个人都有，也不是决定于抑郁出现的频率（因为有的正常人的抑郁比轻微患者还要重），而是决定于对待抑郁的态度。可见，对抑郁的错误认知导致了心理障碍，错误的认知才是抑郁症的病根和罪魁祸首。

　　通俗点说，所谓心理障碍，就是阻碍心理或情感畅通的思维方式或思想认知，而不是心理阴影，也不是性格缺陷。只要有心理障碍，不管抑郁多么少，都是抑郁症患者；反过来，不管抑郁情绪多么多，只要没有心理障碍就不是抑郁症患者，而属于常态抑郁者。

　　我们可以用一个公式来表达：抑郁症=抑郁+心理障碍。由此可见，站在心理学的角度，抑郁症的治疗，主要是解决患者的心理障碍（即错误认知问题），而不是抑郁情绪。

第十一章 认知偏离

每个患者都认为自己的思维方式和思想认知没有问题。如果抑郁症患者能意识到自己的认知有问题，抑郁症就不会越来越严重。

思想认知是一个很奇怪的东西，它和脸上的污垢一样，只有照镜子才能看到。

第一节 前期认知

患者开始只是和平常人一样偶尔出现抑郁情绪，对此并不介意，但在某种机缘下，看到了抑郁狰狞的一面，这才念念不忘。

有个叫老张的下岗职工，开始也有些抑郁，但他却不以为然，因为他觉得吃油盐的人有点抑郁太正常了。可有一天，当他听说一位熟人因为抑郁而自杀了，顿时觉得抑郁是个隐患，于是害怕起来，纠缠起来。从那时起，老张开始关注起抑郁。本来一点点的生活不如意引起的抑郁情绪，却因为高度警惕导致越来越严重，越来越恐怖。

患者看到抑郁恐怖的一面乃客观事实，因为任何事物都有多面性。其实，患者只是看到抑郁的局部，却以偏概全，而做出过于主观的错误评价。事实上，每个人都可能会看到抑郁恐怖的一面，但大部分人会觉得很正常。因为他们会调整看问题的高度和角度，全方位看，看到的是问题的全部，从而得出客观的评价。

第二节 中期认知

一旦纠缠上抑郁不放，就好似堕入迷雾，之后迷失了方向，再也看不到出口。被抑郁"迷"住，就如一叶障目，看不到客观真实的东西，因而对待它的态度就不可能是正确的。结果让自己陷入进退两难、不可自拔的境地。

"入山不见山，出山观山景。"越是进入山中，越是看不到山的概貌。这时患者如"盲人大侠"，四处出击，却屡战屡败。因为看不到事物的全貌，只能借助放大镜照着去看，结果把抑郁原本不好的一面一步步放大，变得更加可怕。

由于把抑郁和与之相关的一切都放大了，导致对抑郁相关的一切变得敏感多疑起来。哪怕以后出现一丁点儿的抑郁情绪或躯体问题，他们也会视同眼中钉、肉中刺，痛苦难受，充满恐惧和焦虑。从此，对待抑郁的思想和态度更加执着，情感更加专一，展开了"有我没你，有你没我"的残酷斗争。

中期认知，导致进退两难，错在一错再错，明知山有虎，偏向虎山行，不知迷途知返，回头是岸的道理。

第三节 后期认知

因为自以为是，过于轻敌，反而钻入牛角尖，越钻越窄，越钻越痛苦。为了注入新的活力，他们总是寻找一些励志的话来激励自己，企图战胜抑郁；为了消灭它，他们义无反顾，勇往直前。此时患者已经变成了井底之蛙，看不到客观的一面。他们没有办法让自己跳出来，也不会原谅自己的抑郁，抱着同归于尽的决心死缠烂打，死撞南墙不回头。

他们坚定地认为：既然走上了不归路，绝不走回头的路，好马不吃回头草！再难，也只有勇敢坚强地走下去才能成功！这就是抑郁症患者的决心！

正因为不放过现在的病态抑郁，才如同滚雪球般制造新的病态抑郁。错误态度和病态抑郁互为因果。人一旦被抑郁捉住了，就再也挣脱不了它的魔掌。因为他们一心降妖除魔，却不知自己坠入"魔道"。

孔子曰："过则勿惮改。"任何时候犯错，任何时候改过，都不会为时已晚。"浪子回头金不换"，说的就是这个道理。

患者的认知为何会发展到这一步，下面进一步做出分析。

第四节　思维僵化

思维是一个人平时思考事情的出发点和观察事物的角度。有的人固执己见，思维僵化，形似井底之蛙，心却夜郎自大，形成"井底思维"；有的人跳出局外，换位思考，形成逆向思维。

抑郁症患者都有一个共同点：总是站在自己的角度去观察问题，从来不从自己的思想上找原因，而是把问题归因于别人或者客观物质。他们的思维基本都是这样的：假如我没有遭遇这么大的变故，就不会抑郁了；假如我没有生病，我的状况就不会这么差；假如不是因为躯体化，我就不会这么抑郁；假如不是别人害我，我就不会这么糟糕；假如我没有破产，我也不会这么颓废和消沉……

所以他们总是要求别人、要求社会和环境做出改变："只有别人改变后，我自己才能改变！否则我的抑郁永远好不了。"他们从来不会想，只有我自己改变了，别人才能跟着改变；只有改变我自己，我才能改变周围，改变这个世界。

把命运寄托在别人身上，显然不是积极的态度。这也是抑郁症患者最大的问题，这种故步自封，自我为中心的思维只能让患者变成坐井观天的人。

如何对待抑郁，很大程度上受患者思维方式的支配。他们开始也是出于爱美之心或自我保护的意识（旨在让自己变得阳光起来），企图消灭抑郁情绪和由此引起的一些生理问题，但出乎意料地导致了事与愿违的结果——抑郁情绪躯体化问题越斗越多。

患者开始只是想一劳永逸，快速结束抑郁的噩梦，因而与抑郁进行蛮干，导致抑郁越来越重，躯体化越来越明显。其错，在于不讲策略，不按抑郁的客观规律行事。随着抗郁"经验"（与其说经验，不如说是教训）的丰富，多数人慢慢地感觉到抑郁的可怕和强大，中途退下了"战场"。但在这些人里面，有一部分变成了日后的隐性患者（微笑抑郁者），也有一部分人干脆向抑郁"缴械投降"，反倒走上了康复之路。

仍有不少人，尽管遭遇了无数次抗郁后的惨败，但他们从不观察别人，更不知反省自己，总怪自己的意志不够坚强，毅力不够坚韧，怪自己关键时候下手不够狠。他们认定"世上无难事，只怕有心人"，为了不留遗憾，哪怕胜算为零，也要赌上一把，也要往前冲。"明知山有虎，偏向虎山行"似乎成了他们的座右铭。

这些人虽然勇往直前，战略上藐视了抑郁，却在战术上过于轻敌，实乃莽夫。他们就像误闯屋里的麻雀，看到光亮的窗口就以为是逃生出口，不假思索地猛冲过去，结果被撞得头破血流。虽然蛮干也是"长痛不如短痛"的逆向思维方式，本来具有积极的一面，但因为违反客观规律，仅凭个人主观意念与所谓的"敌人"进行蛮干，必然会受到客观规律的惩罚。

聪明人行事像蝙蝠飞行一样：遇到障碍，迂回拐弯，决不莽撞。这是一种战术上的迂回，是一种尊重对手的做法。其实，与抑郁蛮干的人也并非真正意义上的勇敢无畏。相反，这些人更害怕抑郁，更容不下自己有一点抑郁，更想排斥抑郁，因此才迫不及待地要消灭它。因为害怕抑郁，才会竭尽全力地压制它，结果反而导致更为严重的抑郁问题，这是他们一直害怕的结果。

一直在逃避现实的抑郁症患者，其思维又是怎样的呢？他们退避在家，虽然逃过了现实，却留下了不安和自责。显然这是一种逃过了短痛却留下了长痛的思维方式。

第五节　因果不明

虽然正常人也会抑郁，有时也会觉得活得没意思，甚至感到生不如死，但他们不会因这种抑郁而耿耿于怀。因为他们认为自己有抑郁是合情合理的，谁让自己"这么倒霉"，谁让自己活着"空虚无聊"，谁让自己有错在先……总之，正常人不会对自己的现状抗拒，而是接受。他们认为一切都是"最合理的安排"，种因得果，合情合理。然而，抑郁症患者则不同，他们都是因抑郁而抑郁，他们想不通自己为何会抑郁。

"为什么自己这么阳光的人也抑郁了？为何自己那么努力，还是不能改变命运？为什么自己拼命想冲出抑郁，想积极阳光起来，反而越抑郁，越颓废呢？这不合自然规律啊！"

"按理应该越努力，结果会越好。可我每天都在用心用力，我的抑郁却有增无减，让我实在无法接受，也百思不得其解。"于是对抑郁产生了不可理解的困扰，埋下抑郁的种子。

如果患者知道了抑郁问题的前因后果，懂得了因果关系，就不会痛苦，就会欣然接受现在的结果。

第六节　不当评价

抑郁症患者为什么不能像正常人那样对待抑郁，非要穷追猛打呢？为什么正常人不屑一顾的抑郁，他们却把它视为天下第一大事呢?

抑郁症患者之所以害怕抑郁，是因为对抑郁所致的后果做了不当评价，或者夸大了抑郁的危害，使其背上沉重的精神负担。

评价越高，恐惧越大。如果把抑郁看得越大，心理因素就会跟着增大；反之，如果把它看得越小，心理因素也会相应地减小。

患者的心里总有一块与抑郁相吸的"磁铁"，什么倒霉事都要与抑郁联系起来：辍学怪它，考不上大学怪它，面试失败怪它，任务没完成怪它，没有升职怪它，人际关系不好怪它，生意不好怪它，家庭关系不好怪它……总之一切不如意全部归罪于抑郁！如此虚构夸张的不当评价必然会促使心理因素进一步发展。

"人生的苦恼很大程度上是因为对事物的过高评价。"只有实事求是地评价自己的抑郁，才能使自己的心理回归平静。

第七节　认知错位

获悉邻居被盗，担心自家也被盗，因而显得格外谨慎。看到别人的孩子比自己的孩子学习成绩好，心里酸溜溜。

对这些反应，大部分人的表现只是短暂的，一过性的。譬如一些人担心被盗，于是安装摄像头、报警器，但不久之后就麻痹大意了，防盗装置也闲置不用了。但对某些有过度内倾的人来说，精神上会出现强烈的不安，并由此导致错误的认知。

如果把人皆有之的紧张、嫉妒、厌恨、恐惧、焦虑和身体不适等心理或生理变化，以及普遍存在的社会现象误认为病态或异常的现象（暂且称之为症状），之后高度注意并企图排除之，症状反而会更严重。反过来，症状越重，想排除症状的欲望就会越强烈。如此交互影响，形成恶性循环。

没有一个抑郁症患者会觉得自己的认知或对抑郁问题的评价有错。相反，还自以为对自己的问题了如指掌。然而，每个抑郁症患者对抑郁（包括与之关联的一切，比如躯体化问题）的认知、评价、判断几乎都是错误的，而且病得越久，错得越离谱。

患者的逻辑是"久病成良医"。事实上，客观问题，比如器质性疾病，患病越久，越有经验，久而久之自己都变成了良医。他们不知道抑郁症是心理问题（事实上，抑郁症的躯体化只是生理紊乱，而不是器质性病变），而主观心理问题完全不同于客观疾病。

任何心理疾病，病得越久，对自己的问题认知越糊涂，越愚痴，久而久之自己会变成坐井观天的青蛙或睁眼瞎。心理问题都是因为认知出现偏差导致的。开始只是一点偏差，病得越久，偏差就会越大。这就是"失之毫厘，谬以千里"。

顺向思维支配下的人总是站在自己的角度去看待对方，即"手电筒照人"——光照别人，不照自己，因而不会发现自己的认知或判断有错。抑郁症患者的认知错误远远不止对待抑郁的态度，而是错在对自己思想的认知，或者说对自己错误的认知浑然不知。

正如一个患者写道："我试过无数方法，做出过许多努力。我听过的鸡汤比你们都要多，我看过的励志故事比你们要多，我懂得的道理不会比别人少，但这些对我来说毫无意义。"

他们总是自以为是，从不检讨自己的主观思想和认知是否有偏差。如此偏袒自己的主观思想，必然导致自己的思想越来越偏狭。

很多人以为错误认知就是看问题或看到的东西是错的，这是一种误解。抑郁症患者感知的事物肯定是客观存在的。耳闻目睹，怎会有错呢？既然认知的结果没有错，那么错在哪里呢？错在不肯改变看问题的高度和角度！井底蛙看到的只能是一小片天空，不能说它看到天空有朵乌云是错的，因为打死人家，它也不会承认自己看错了。

不识庐山真面目，只缘身在此山中。任何人跌入"井底"都会变成一只井底蛙，看到的也是同样的结果。这个结果，不是你看错了，而是你所在的位置决定的。

也许你会说："那我就改变一个角度去看，不就行了？"当然不行。身在井底，不管你朝哪儿看，看到的只有井的四壁和头顶上的一块天空。只有有了高度，才有角度，只有登到屋顶，才能放眼四周，看到各种不同的风景。不难理解，抑郁症患者那么恨自己，恨抑郁症，欲除之而后快，是因为他们确实感受到抑郁症对其严重的伤害，这是毋庸置疑的。

在现实生活中，人们常常会感觉身边的一些人看问题太偏激，他们总是振振有词地说自己很清醒，很理智。在他们看来，一切问题都是别人的错，都是客观原因惹的祸，唯独自己没有错，他们把生活和工作的不如意全部归咎于客观原因。

难道自己真的就没有主观上的问题吗？难道有抑郁的人都无法成功吗？英国前首相丘吉尔自称有抑郁（其实，丘吉尔是因为多年不能解决自己的口吃问题而导致抑郁），他与这个被他称为"黑狗"的朋友和平共处了很多年。

我们发现，抑郁症患者对他人的思想问题往往看得很透彻，甚至入木三分，而在自己的抑郁问题上却看不到事实。为什么同样患抑郁的人对别人的问题看得如此清晰，而对自己的思想问题却视而不见？

因为患者长期以来把抑郁当成天下最大的事情来对待，没有任何事情可以和抑郁相比。在这种"唯郁最大"的思想指导下，模糊了视线，迷失了方向，看不清自己的缺点，自然也就形成固执己见的性格。

为什么患者与正常人看问题有如此大的距离？为什么认知偏差会越来越大？为何一丁点儿的抑郁在其眼里竟然变得如此恐怖？

研究发现，这一切都是受条件反射所控制，导致恐惧不断强化和泛化，患者对抑郁越来越敏感。下面我们来看看患者的认知是如何一步一步发生错位的，我们用液晶屏幕上的灰尘举例阐述。

如果你身边有台笔记本电脑，顺着光就可以看到许多灰尘黏附在屏幕上。看到心爱的笔记本这么脏，每个人的心里都会或多或少感到难受，都想擦干净。擦净后，大多数人无事一般就过去了。因为他们觉得有灰尘很正常，擦洗下就行，就像洗脸一样。

但少部分人却对此大惊小怪，觉得很不正常！尤其是那些空虚无聊、没事可干的人，这些所谓的不正常，更容易引起他们的注意，无事生非，自寻烦恼。特别是擦洗几次后，还是有许多灰尘，会让他们更加心烦。

他们总是回味纠结："为何我的笔记本总是这么脏？如果灰尘钻进了机子里，把电脑主板搞得短路了，起火怎么办？后果将不堪设想啊，幸亏及时发现，要不就惨了！千万要注意啊！"于是就会更加关注笔记本上的灰尘。

如此耿耿于怀，必然会在潜意识层埋下洁癖的种子，或者说建立洁癖的条件反射：灰尘→恐惧（或心烦）。以后只要涉及灰尘有关的东西都会引起他的注意和烦恼，就如对待仇敌一般欲除之而后快。

每天因灰尘而感到烦恼和焦虑，一定要消灭它，排除它，躲避它，却总是根除不了它，摆脱不了它，因而对它念念不忘，耿耿于怀。每次消灭或者逃避了令其烦恼的事情后，都会沾沾自喜。如果排除不了或者逃避不了，则会忧心忡忡。但烦恼的事情总是接踵而来，旧的烦恼去了，新的烦恼又来了，让人防不胜防。这本来就是生活，就是现实和人生。

可是他们对烦恼之事总是看得很重，总是因根除不了烦恼而耿耿于怀，认为是老天故意弄人。这种对烦恼的认知态度必然为今后埋下抑郁的隐患，最终形成抑郁症。

客观上虽然灰尘越擦越少，但主观上他们却感觉灰尘反而越来越多，苦恼和焦虑也越来越大，心理阴影自然越积越重。就这样，条件反射不断获得强化，条件刺激也不断泛化，也就是说，对灰尘有关的刺激物越来越敏感。

患者开始也只是为了防微杜渐，常常擦洗，不料结果却往相反的方向走：不仅擦亮了屏幕，更擦亮了其眼睛，硬是把自己训练成了"火眼金睛"。这意味着，他们对灰尘越来越敏感，对卫生越来越挑剔。

同样的道理，抑郁症患者对事物往往具有敏锐的触觉，并且观察很细致，但就是这样的人，却容易犯下低级的错误——灯下黑。抑郁之所以成为古今中外的科学难题，就是因为人们自以为是，执着于顺向思维或惯性思维看抑郁。如果跳出思维的怪圈，抑郁问题就会迎刃而解。要想走出抑郁，必须采用不同寻常、反逻辑的逆向思维。

第十二章　认知误区

第一节　抑郁是一种惰性习惯吗?

不少人认为抑郁症是一种惰性习惯或矫情，往往把它当习惯来改。因此，旁人常提醒抑郁症患者："早起床，出去运动，见下阳光，不要窝在家里。"其实这些道理患者都懂，但就是做不到。因为抑郁症发作时，全身会感到无力，双脚像灌了铅一样，无法迈开。

事实上，抑郁症患者常常在"我想做"和"我不能去做"之间斗争对抗，即在欲望与恐惧之间内耗。这是强迫思维在作祟。

任何习惯都不会让人有痛苦厌烦的感觉，就像抽烟、喝酒、随地吐痰、挖鼻孔等习惯，人们不仅没有丝毫的痛苦，相反自得其乐，习以为常，他们没有改变这种习惯的强烈愿望。而抑郁症患者在抑郁发作的过程中非常痛苦，因此他们无时无刻不想改变这种现状。世上没有令人痛苦的习惯。

不妨冷静地深思一下，你的抑郁症之所以逐渐加重，不就是因为你拼命想改，但又觉得不可能改掉的这种矛盾心理和焦虑心情所引起的吗？所以说，抑郁症绝不是一种惰性的习惯。

然而，我们必须看到，抑郁症患者看起来很勤奋，很自律，其实他们只是想一劳永逸，不想在同一件事情上消耗太久的时间，缺乏不厌其烦和锲而不舍的精神。得了抑郁症以后，会更加自律，会一次次把自己往死里整，往死里逼，逼到自己忍无可忍，最后奋起反击，又崩溃了，又继续逼……

第二节　自律的人更容易患抑郁症?

现在患抑郁症的人越来越多。有些孩子白天睡觉，晚上玩手机，而且无节制，一举一动懒洋洋，身边的人就会说他们无病呻吟，怕吃苦，不愿努力，缺乏自律。其实，家长越是这样认为，孩子越会与你"唱反调"。因为他们别无选择，除了黑白颠倒，拿手机消遣，白天装聋作哑或干脆睡大觉，恐怕也只有自伤，甚至结束生命。

听听抑郁症患者的声音："父母都说我慵懒，他们不知我是多努力的一个人！""我不光学习很拼，在抗郁过程中我也很拼，可为什么我就是克服不了抑郁呢？"

我想说的是，年轻人需要自律。如果不自律，就会玩物丧志。只要自律，该做不该做，自己就有原则性，这是自律的好处。

自律的坏处呢？大自然有个规律：客观的东西越控制（自律）越好，比如行为习惯。主观的东西越控制（自律）越糟糕，比如失眠"习惯"（我们也称之为反习惯），你越是发奋努力，下定决心睡觉，你越睡不了觉。

然而，在处理客观事件中，一旦过度就会适得其反。比如家里卫生，就属于客观性问题。按理说，越打扫应该越干净，所以很多爱干净的家庭主妇，每天都乐此不疲地打扫卫生，把家里搞得干干净净，让人赏心悦目，每天都有好心情。但有一种人，非常爱干净，虽然也是天天打扫卫生，只要看到哪个地方弄脏了一点点，就迫不及待地要把它弄干净。结果收获的不是快乐，而是痛苦。

他一天到晚抱怨家里拼命打扫后还是不干净，其实已经非常干净了，但他还是觉得家里很脏。这是什么原因？其实就是心理问题，他已经变成了强迫性的洁癖症患者。

大多数人带着平常心去做事，极少数人则带着苛刻（用放大镜，鸡蛋里挑骨头的态度）去做事，结果迥然相异。

通俗点说，不管做什么事，比如打扫家里卫生，如果你"沉迷"其中，执着于此，就会在清扫过程中，感到难过。也就是说，清扫一旦过度，上升到心理层面，就变味了，原本属于客观的问题就会变成主观问题。

凡事都有个原则，有个度，一旦超越了"度"的原则，性质就变了——事与愿违，适得其反。

俗话说：水至清则无鱼，人至察则无徒。如果自律用错了方向，或者过于自律，对自己太严格了，或者对朋友太苛刻了，都会适得其反。自律或讲原则要看什么事，而且还要把握一个度。

其实抑郁症患者都是一些自律性很强的人，可为什么自律容易变成抑郁症呢？而且往往会走向问题的反面——放任自由呢？

我们看到不少自律的人，最后蜕变为无原则地放纵自己。比如从前很爱干净的人突然一下变得邋里邋遢，以前很拼命的人突然变得一蹶不振，以前从不玩手机的人突然变成手机迷。

物极必反。自律性强的人自我攻击或自我压制比常人更狠、更拼、更残忍。忍得越久，复仇的冲动或欲望更强烈。

黄河东去，天经地义，没什么大不了的事。为了不让黄河泛滥成灾，如果从正面把它堵得滴水不漏，久而久之，必然导致黄河崩溃，而且一泻千里，更加肆无忌惮地往下流，更加泛滥成灾。如果当初什么都不管，黄河最多只能是天灾，现在却因为人为地堵截，导致人为灾难。

本来年轻人玩玩手机游戏很正常，没有什么大不了的（如黄河东去，浩浩荡荡），如果采取不当教育和管理（如从正面堵截黄河），断然阻止孩子玩手机（当然也有一部分很自律的孩子，自觉抵制玩手机），久而久之，势必导致孩子想玩手机的欲望空前高涨，势不可当，最后不得不决堤了，崩溃了，一泻千里，泛滥成灾，不可收拾了。

本来这个时候，玩手机可以成为一种降低焦虑的模式（因为他们白天不肯面对现实，白天只有睡觉，而晚上玩手机，或者胡思乱想），但是却被家长一次次断然否决，让孩子处于更加焦虑之中……

孩子无节制地玩手机背后的原因就是过于自律。如果不自律，随心由性，问题还不会那么糟糕。就是因为父母或学校人为地介入，才导致问题走向反面。

更可怕的是，崩溃后没多久，他又会重拾信心，又会继续堵截，从不反省自己的方向错了，不知道黄河东去乃天道。不知道人要糊涂一点，不能太讲究了。因为孩子不知道自然规律，总是认为凭自己的主观意志完全可以战胜一切阻力，因此他会不懈地努力，拼命控制，拼命去堵，结果必然是更大的灾难。

很多事情不是靠努力控制或自律才能成功的，要因人而异，因地制宜。当人的主观意志（或自律）和自然规律发生冲突时，不是去改变自然规律，而是要改变自己的主观愿望。

过度的自律就是堵自然规律。当堵的结果一次一次崩溃后，一次一次总结失败的教训，认为还是自己的力量不够，还是自己的方法不够先进，还是对自己下手不够狠，所以他更拼、更狠、更有劲地强逼着自己去堵，最后惨不忍睹，患上抑郁症也就不足为怪。

第三节　抑郁症是器质性原因吗？

不少患者，包括许多专业研究者，认为抑郁症属于生理性疾病。原因主要是抑郁症患者大多有各种各样的躯体化，而躯体化显然属于生理问题，所以他们有足够理由相信治疗抑郁症，就是要消除躯体化症状。

抑郁症发作时大都有胸闷气短，呼吸急促，甚至窒息的体验，有人因此认为，这肯定是呼吸系统出了问题。患者在抑郁前也常常会觉得心脏跳动过快，心悸心慌，很多人就认为是心脏出了问题，才导致抑郁症。有些患者因为抑郁时饮食没有胃口，会感到头痛和胃痛，于是认为头部和肠胃有问题。

我们知道，恐惧会导致神经系统，尤其是植物神经系统功能发生紊乱，其症状表现为心跳加快、呼吸急促、胸闷心慌、头晕等。其实这些生理反应只是组织器官的功能性紊乱，不是器质性病变。一旦脱离了恐惧的对象和环境，这些组织器官的功能都能很快恢复正常。

事实上，如果不是面对某些特定的场景，抑郁症患者的心理或生理状态都很正常。譬如课堂上老师要提问，当老师的目光落在抑郁症患者身上，他就会感到紧张不安、四肢发抖、呼吸急促、心跳加快，甚至眼睛发直等，当老师的目光移到别处，这些生理反应立即消失。

由此可见，这些器官一点问题都没有，只不过受心理支配而发生暂时的紊乱罢了。有些患者不相信，就去医院做全面检查，结果发现，自己的身体无恙。

如果真的是生理原因，为何许多抑郁症能不治自愈？如果真是什么生理缺陷，患者的身体状态就不会因环境的改变而改变。更重要的是，到目前为止，医学也找不出抑郁症属于器质性疾病的证据。

任何心理变化都会带来生理变化。如女孩见到帅气的小伙会脸红，心跳加快。究竟心理导致生理，还是生理导致心理？事情总得有个源头和末尾，不能本末倒置。

其实，抑郁症所谓的生理异常，只不过是心理异常的伴随现象而已，或者因为恐惧等心理因素导致神经系统发生功能性紊乱。

巴普洛夫是个伟大的科学家，同时开创了行为心理学派。在巴普洛夫的小狗进食实验中，小狗闻到肉流口水，是生理反应；小狗听到铃声流口水，也是生理反应。前者是动物先天具有的生理反应，后者是通过后天学习建立的生理反应。既然是学习获得的生理反应，能通过药物治好吗？

见到异性脸红、心跳加快，是人的本能。小孩听到鬼故事，吓得脸色发白，全身发抖等生理反应是后天学习来的，也就是功能性的。

这个生理异常能通过药物治好吗？哑巴说不出话，是器质性的；结巴说不出话，是功能性的。

众所周知，器质性问题属于医学范畴，功能性问题属于非医学范畴。

既然躯体化不是先天性或器质性病变，就像小狗听到铃声流口水，这种生理反应能通过药物治好吗？当然，医生可以通过药物控制小狗不流口水，比如做手术或药物迷惑小狗的神经，让小狗的眼睛看不见，感觉神经产生迟钝。

躯体化是通过条件反射建立起来的，自然应该通过建立新的条件反射来消退，药物在此过程中只起辅助作用。但是有人却把抑郁症标榜为生理性疾病，尤其某些精神病科的医生更笃定。于是药物抗郁变得更加合情合理，抑郁症患者一辈子只能用药。

第四节　对抑郁的恐惧由什么决定？

按照物质决定意识的原理，没有抑郁就不存在对抑郁的恐惧。因此不少人就认为：对抑郁的恐惧是由抑郁症状决定的。

秋水理论认为抑郁症状虽然是构成抑郁恐惧心理的基础，但恐惧心理往往是由认知态度决定的。

以上两个观点实际上代表了抑郁症的治疗方向，也是学术界争论不休的焦点。下面我们根据张景晖老师的理论进行阐述。

抑郁症患者都有怕抑郁、对某些特定场景感到害怕的心理。我们知道，人的各部器官都受心理因素的制约和支配，因而对抑郁的恐惧心理就会导致各部器官出现与之相匹配的生理应急反应。这种生理反应通常会以某种躯体化表现出来。

抑郁症患者不仅有恐惧心理，还伴有痛苦的心情，思想上消极悲观，情绪上苦恼。每个患者都有"不要再抑郁"的强烈愿望，也有彻底治好抑郁的迫切要求。

时刻提心吊胆，怕再发生抑郁，每当接触特定的场景时第一个跳出来的不是我要干什么，而是我不能抑郁，怎样才能不抑郁，费尽心机地耍弄各种小技巧，努力地去防止抑郁，逃避害怕的场景。

本来做事不需要特别的留意和努力，可是抑郁症患者一想起自己的抑郁时，就会紧张不安起来，越是不自然地努力回避抑郁，结果越加深对抑郁的敏感和执着。这种对抑郁的恐惧、痛苦、焦虑的心情，对抑郁的高度关注，爱面子、敏感、自卑、精神创伤（曾经因为抑郁，让自己难堪的经历），对这种心理因素的对抗等，复杂交织的心理活动，就是促发抑郁的心理因素。

患者对抑郁的恐惧不是单纯的恐惧，而是预期性恐惧，抑郁的发作常常是由于病人确信自己不能不抑郁的心理状态，他们怀着极端不安的心情，等待着抑郁的发作，而恰恰是这种心情引起了抑郁的发作，这种恐惧心理在一定的条件下，容易以病理性条件反射的形式固定下来，并随着"重要"时刻的临近而加强。

不安的预料，加上"不要怕"的努力对抗，也就是强烈控制恐惧和焦虑的心理，更大的恐惧就会在这种对抗中翻腾起来。

正常人虽然也常会抑郁，但他们却没有这种怕的心理因素，这就是正常人和抑郁症患者之间的主要不同之处。

为什么抑郁症患者会产生这种恐惧心理呢？我们知道，意识是客观存在于大脑里的反应，客观存在的事物总是要在大脑里反映出来，试想人类若从来不发生抑郁，辞典里就不会有"抑郁"这个词，我们也不会知道什么是抑郁，怕抑郁的恐惧心理就无从产生。但是，人们说话难免会有一些抑郁，这个日常生活中出现的抑郁，就是构成抑郁的恐惧心理的基础。

若出生以来从不抑郁的人（当然不可能，这样的人是不存在的），决不可能产生怕抑郁的恐惧心理，所以我们认为抑郁的恐惧心理是抑郁经验的积累，即在不断地出现抑郁的过程中发生和发展起来的。

为什么正常人有了抑郁却没有产生恐惧心理，偏偏抑郁症患者们有了抑郁以后就产生恐惧心理呢?

内因——对抑郁的错误认知才是它的真正原因。客观存在于大脑的反应,决不像照平面镜那样,而是"哈哈镜"式的各式各样。同一个事物作用于不同的人可以引起不同的态度和情绪反应,拿看足球比赛这件事来说吧,对谁而言这个足球比赛都是一样的,而不同的人,对这个客观事实就会产生不同的反应,有的一会儿兴高采烈,拍手喝彩,一会儿叹声惋惜;有的冷静观摩运动员的球技;有的一会儿一看表,盼望球赛赶快结束。听交响乐也是这样,有的陶醉于艺术享受之中,有的却听得枯燥无味。碰到不顺心的事,有些人怨天忧人地烦恼起来,而有些人却泰然地认为:"不如意事常八九。"有的人能任劳任怨,有的人受点委屈就会患得患失,大喊大叫起来。生病以后,人们对疾病的态度也不尽一样,有的焦虑不安,忧虑重重,而有的人却有"既来之,则安之"的心态。

抑郁情绪虽然人皆有之,但由于对待抑郁的态度不同,所以就会产生不同的心情和后果,正常人虽也不时地发生抑郁,他们却能以正确的态度对待它,对它表现非常淡漠,不放在心上,一过了之,不久也就忘掉了,没有为此背上沉重的思想包袱,不产生恐惧心理,这种心理健康的人是不大容易患上抑郁症的。

综上所述,抑郁的恐惧心理不是由抑郁决定的,而是由对抑郁的错误态度决定的。因而不难找到抑郁症治疗的正确方向:消除抑郁的恐惧心理不能依赖抑郁症状的减少或消失,而只能依赖改变对抑郁的错误态度,并带着恐惧去面对现实生活。

第五节　抑郁症患者究竟怕什么?

大部分抑郁症患者以为害怕抑郁就是害怕丢面子,因而害怕别人异样的眼光,害怕自己的前途受到影响……这种观点看起来很有道理,其实是不对的。

假如一个人对发生抑郁无所谓，对抑郁的污名化也感到无所谓，当然就无所谓恐惧。没有恐惧心理还叫抑郁症吗？

在机关上班，担心抑郁影响自己的形象和前途，工作中自然就会害怕抑郁。假如患者敢于舍弃这份工作，敢于放下面子，大大方方地允许抑郁的发生，自然就解除了心理对抗。没有了心理纠缠，心里立即放松，抑郁反而变少了。但有几个人能做到呢？有几个人敢于丢掉铁饭碗？有几个人敢在自己敬畏的人或者很在乎的人面前大大方方地表现和承认自己的抑郁症？除非经历了一场生死较量，才会大彻大悟。连死亡都不怕，还害怕在人面前抑郁吗？

怕抑郁究竟是怕什么？每个人面临社交场面都会紧张害怕：一是场面紧张，二是担心后果的发生，即怯场心理。抑郁症同样也有这种心理。只不过第二种"担心后果"多了一份担心：害怕发生抑郁后会丢人现眼，影响形象和前程，这其实是人之常情，属于正常心理。

在重大场合，正常人产生怯场心理后会怎么办？正常人也会本能地暗示自己不要怕，鼓励自己勇敢一点，结果当然不能如愿，害怕反而增加。这时候正常人就会知难而退，等待时机。如果继续采取"不要怕"的对抗心理，必然带来怕上加怕的更强烈的恐惧心理。

战胜不了敌人，就会产生畏惧心理；征服不了恐惧感，就会对它产生深深的恐惧。所以怕的对象发生了转变，由单纯的怯场心理转化为对"怯场心理"无法战胜而感到恐惧，即害怕"恐惧意识"。

此时，患者由对外部恐惧转变为对内心世界的恐惧。强大的恐惧，必然导致神经系统发生紊乱。遇到这种情况，正常人不会大惊小怪，不会反复评价，更不会纠缠不休，即使难以做到不去评价，不去回头想，也无碍。生活中能遇到几回这样重大的场面？即使一两次失败的体验，也不大可能产生创伤性心理阴影。只有少数人，他们总不甘心自己的偶尔失败，耿耿于怀，对发生了的抑郁情景前思后想，反复评价，纠缠不休。

遇到社交场合想表达自己却因为趋避冲突，不得不退避。努力的结果总是事与愿违，让其感到非常愤怒，他们决不甘心失败，一次又一次发起冲锋，但无一例外地失败。尤其是失败后的评价和纠缠，使恐惧心理变得更加强大，恐惧的对象也从外部转移到内部，最后他们只能在家窝着，别无选择。客观的世界看得见，甚至摸得着，而主观世界捉摸不定，令人无所适从，因此，抑郁症患者的恐惧感是歇斯底里、难以言状的。

由于失败的经历太多，发生之后会懊恼、焦虑、自责、反复评价、纠缠不休，最后折腾成了创伤性心理阴影，这就是形成抑郁症的心理基础。从此以后，只要在相似的场景下，就会触景生情。唤醒失败和痛苦抑郁的记忆。

抑郁症的心理主要是"怕"字当头，顾虑重重。他们千怕万怕，就怕出现"抑郁"，怕别人耻笑，怕别人一旦知道自己是个抑郁症患者后会瞧不起自己。因此谈"郁"色变，每遇到人，尤其是熟人，躲之唯恐不及。如此惧怕，拒绝人际交流，又怎能体会到人生的喜悦呢？

如此下去，没有成功的经验，只有失败的记忆。不良记忆的积累越多，心理上的负担就越重，抑郁的症状也就越重。性格的弱点也因此变得越顽固，越走不出个人的小天地，如此形成恶性循环。要终止这一恶性循环，克服心理障碍，还必须投身到社交实践中去，有意识地培养对各种社会环境的适应能力。

前面我们知道，由于抑郁的恐惧程度和抑郁症状轻重往往不成正比，因而降低恐惧的正确途径不是消灭症状，而是正确认识抑郁，转变对抑郁的态度。

恐惧是在学习中获得的。患者之所以害怕抑郁，是因为在生活中亲身体验到抑郁的可怕性，是其失败经验的积累。事实上，抑郁给患者带来的伤痛是巨大的，尤其与抑郁屡战屡败的惨痛记忆历历在目。客观上尽管如此，但必须理解，抑郁症患者对抑郁的恐惧，很大程度上源于对抑郁的不当认知。换句话说，对抑郁的恐惧，往往不是实际上的伤害，而取决于态度。

恐惧也在对抗中加剧。当怕发生抑郁的情感和不要怕抑郁的理性暗示相遇时，就会在大脑中发生对抗冲突，结果不是减缓了抑郁，而是加重了抑郁。如果患者当初能带着怕抑郁的单纯心理去面对生活，即不与之对抗，就不会成为现在的抑郁症患者。不幸的是，出现怕抑郁的心理之后，患者总是自作聪明地进行一番折腾和挣扎，认为只要通过努力，完全可以消除恐惧和紧张，摆脱困境。却不知，正是因为自己的努力，才导致心里越发紧张；正是因为行为和心理上的努力对抗和折腾，导致了正常的恐惧心理恶化成"怕上加怕"的复杂性恐惧和复杂性心理。

事实上，抑郁症患者的恐惧的实质，是对抑郁害怕的恐惧，不仅仅只是怕抑郁这么简单。单纯地怕抑郁，只是过去的经验和记忆，对怕的怕才是最可怕的，因为它会不断堵截抑郁情绪，并由此掀起更大的恐惧和情感波澜，让人望而却步，望洋兴叹。人体各部器官都受心理因素的支配，因而恐惧必然会引起相应的生理反应，尤其因对抗恐惧而导致的复杂性恐惧，更会引起激烈的躯体化症状。

世界上没有消除恐惧的办法，只有面对恐惧，才会逐渐适应恐惧。等不害怕后，再去面对，是永远克服不了恐惧之心的。只有到怕抑郁的场合中去面对，才能真正淡化对抑郁的恐惧。

第六节　"坏人"不会抑郁?

不少网友说：得抑郁症的都是好人，坏人是不会得的。身边也常有人说：如果我变坏点，心里就不会这么痛苦。我甚至也认为：好人易患抑郁症，那些损人利己的坏人反倒不易得抑郁症。

坏人为何不太会患抑郁症？因为坏人做了坏事，不会自责，不怕遭报应，心安理得。如此"坦然"的人，怎么会得抑郁症？"坏人"受了委屈，就会暴跳如雷，把愤怒的子弹射向别人。这样的人心里怎么会受伤害？

为什么好人容易患抑郁症？因为好人受了委屈，不敢发怒，他们害怕引起不良社会后果，总是把伤心留给自己，把不平压在心里。可他们也是人啊！那颗受伤的心，也会一次次向外发起攻击，也想把愤怒的子弹射向别人，可一次次又被自己的理性拦截，扼杀于摇篮之中。

这些被拦截的愤怒情绪怎么办？会乖乖地听话，自己消散吗？表面上他们服服帖帖，暗地里波涛汹涌。就如三峡大坝的水，看起来风平浪静，却隐含着巨大势能，时刻都想冲破大坝。好人用理性拦截了负能量，可想而知其承受的冲击力有多大！

远古时代，尧手下的大臣鲧被派去治理洪水，鲧以为，兵来将挡，水来土掩，想用土来挡住洪水。于是他用土筑坝的方法挡住滔滔黄河，没想到的是，好不容易筑起来的堤坝被滚滚而下的大水冲毁了，下游的百姓被洪水淹得更惨了，鲧治水以失败告终。鲧的错误就在于企图用人力堵死天力。

黄河之水天上来，人力怎么能堵得过天力？土坝怎么能抵挡住由高到低流逝的黄河呢？真是螳臂当车，不自量力。

感情似水。如果人的理性总是聚焦于潜意识，比如抑郁症者总是想：我这样做会带来什么后果？我该怎么办？我怎么未雨绸缪，防患于未然？万一发生了我担心的事，又该怎么办？我怎么才能把损失降到最小的程度？我怎么才能不想这些？我怎么才能不伤心，不难过？如此耿耿于怀，怎么能不患抑郁症呢？如此用人力去堵截天力怎么能得逞？理性之力怎么能堵住来自潜意识的巨大负性能量呢？这是逆天而行！

当愤怒的能量达到一定阈值，理性就无能为力，情绪必然失控，甚至崩溃！这正是：不在沉默中爆发，就在沉默中灭亡。

有人说：我不是堵，我是想摆脱负面情绪。要知道，关注自己的负性能量，就是堵；与情感冲动对峙也是堵；各种所谓积极暗示或者自我打气（不要怕，不要想）其实都是堵，都是心理对抗。

可能有人会问：既然如此，那我干脆做个坏人吧，抑郁症不就好了吗？我们再谈谈什么是好人，什么是坏人。

通常我们说一个人是好人还是坏人，主要看一个人的善恶。比如贼匪，就是通常意义上的坏人，而那些遵纪守法的"善良"者就被认为是好人。患抑郁症的往往就是后者。

要知道，此好人非彼好人。真正的好人常常会替别人着想，而不光替自己考虑。举个例子，同样停车，有的人停放在规定的泊位，有的人则乱停乱放。我们就认为前者是守法的好人，后者是不守法的坏人。

其实，在守法的"好人"里面，有的只为自己考虑：我这样停车会不会被罚款？有的却常常会为别人考虑：我这样停车，会不会妨碍别人？显然，设身处地为别人考虑的守法者，才是真正的好人。

那种处处只为自己考虑，而不顾他人利益的守法者，算不上真好人，而是自私自利者。但是自私自利是动物的本性，也谈不上好或坏。那种外表看起来谦卑恭敬，遵纪守法，任劳任"怨"的人，往往被认为是"好人"。然而这种"好人"容易积"怨"成疾。因为他们患得患失，常常会因一点小事耿耿于怀，记恨在心。

患上抑郁症的"好人"，要想走出来只有两条路：

一是变成前面说的"坏人"或"恶人"，把心中的委屈和愤怒的子弹射向别人。但这条路似乎走不通。比如，你叫抑郁症患者大胆地去发泄，去骂人，似乎很难。

二是做一个有爱心、处处为别人着想、为社会奉送正能量的真好人。这才是治郁的最佳途径，也是很容易学到的。

为什么心中有爱，抑郁症才能真正走向康复？得抑郁症的人，往往都是一些心抠的人。说得好听一点，是过度追求完美；说得难听一点，其实就是心比针眼还小，容不下丁点儿杂质。

如果学会宽容，有爱心，就不会把眼前和未来不符合自己价值观的小事看在眼里，更不会耿耿于怀。也就是说，只要心中装着爱，就不会把名利看得那么重，就会明白得失有道，凡事皆有两面性，才会臣服当下，顺其自然，随缘自在。

活着都不容易，除非原则问题，放过别人就是放过自己。拥有宽容和爱心，抑郁症不好才怪呢！仅仅为了个人名利而献爱，不是真爱，只有全心全意关爱他人才是真爱。真正的好人，永远像春天一般温暖，像大海一样旷达。这样的人怎么会得抑郁症呢？

第七节　女性抑郁的人数要比男性多？

普遍认为，女性患抑郁症的人数要比男性多。这个说法似乎有一定的道理。女人不像男人，喜欢交朋结友，喝酒娱乐。女人要持家，要生育和教育孩子，还要处理好与上一代的关系。尤其农村里的女人，还要面临错综复杂的家族往来和人际关系等。

相对男性，女性心胸比较狭隘，求全欲望更强，更爱面子，性格过度内倾。而男性相对大大咧咧，不拘小节，心胸比较宽广。这使女性比男性更容易走近抑郁。

在情感方面，女人大多不喜欢隐藏。女人在家里所受的气会通过各种渠道释放出来。所谓三个女人一台戏，就是最好的宣泄方式。可以看到，在广场运动者里面，女人的人数往往占有绝对优势。

除了纯粹娱乐的一部分，大部分男人埋头赚钱去了。有时出去和朋友一起喝茶或者出席饭局，也是男人工作的一部分，而不单单只是娱乐。起早贪黑，在外面打拼的男人的数量总是占绝对优势。

男主外，女主内，是中国沿袭了几千年的传统。为了家，女人操心操肺，排除各种阻力，要面对婆家和家族难缠的人际关系，面对相夫教子中付出后的无奈，面对孕期和产后带来的各种痛苦和焦虑。

因此，我们不得不承认，在典型抑郁者中，女人占多数。但多数女人受了委屈，会以哭诉表达情绪，眼泪是女人征服世界的最好武器。

我们知道，男性面临的生存压力普遍要比女性更大，而且男人受了委屈，大多会强忍着，或者逢场作戏，微笑着死扛，因为眼泪代表懦弱，男人不相信眼泪，拒绝流泪。

　　不难理解，在职场或者在外打拼，男性患抑郁症的人数远远多于女性，而且男人得的大多都是隐性抑郁。因此，男人得微笑（或隐性）抑郁症的人数远远高于女人。

　　我们也能看到，男性患抑郁症多为事业型抑郁，女性则多发于家庭型抑郁。如果做个统计，男女抑郁的人数基本持平。

第八节　抑郁症是大脑生理紊乱所致？

　　网上有个自称某精神科的医生发表了一篇题名为《抑郁症与强迫症的区别》的所谓科普文章。文章称："抑郁症是大脑5-羟色胺和去甲肾上腺素等神经递质系统功能失调所致的心理障碍……"看到这样的结论，后面就无须再看，因为这是教科书里千篇一律的话。

　　迄今为止，科学界之所以一直不敢对抑郁症的原因和形成机理下定论，是因为目前尚未有明确的医学证据。虽然作者说的大脑生理结构发生紊乱——神经递质系统功能失调在很大程度上确实会导致抑郁，并且脑神经系统出现功能紊乱也确实是抑郁症的生理反应，但这不代表它就是抑郁症致病的根本原因。

　　自然界很多客观物质的产生或形成，并非一种原因，而是多因影响产生的结果。就拿抑郁症来说，即使抑郁症患者通过医学仪器检查出其大脑5-羟色胺和去甲肾上腺素出现紊乱，那又如何？这能说明根本问题吗？抑郁症为何会出现这样的生理紊乱？源头问题为什么不去求解，而去舍本求末？

　　任何事情都是事出有因，我们不能光凭表面现象就妄下结论，而应以科学求是的态度去不断探索，才有可能求得真正的病因。我通过多年的实践和研究认为，抑郁症的大脑功能出现的生理紊乱，仅仅只是抑郁症的一个生理症状或结果，而这个结果反过来又导致下一个心理结果。考生在考前出现恐惧、紧张心理，如心跳加快，四肢颤抖，呼吸紊乱，大脑一片空白，尿频等，也会导致害怕心理——担心影响考试发挥，但我们不能说"大脑一片空白""心跳加快""呼吸紊乱""四肢颤抖""尿频"等生理紊乱就是导致考试恐惧的原因吧？

按我的观点，要消除考试怯场心理，只需消除"大脑一片空白""心跳加快""呼吸紊乱""四肢颤抖""尿频"等生理现象，这和詹姆斯的观点"悲伤乃由哭泣而起，愤怒乃由打斗而致，恐惧乃由战栗而来，高兴乃由发笑而生"一脉相承。

"抑郁症是大脑5-羟色胺和去甲肾上腺素等神经递质系统功能失调所致的心理障碍"，恰恰颠倒了抑郁症的因果关系。

秋水理论认为，抑郁症是由严重的心理问题导致的一系列生理功能发生紊乱（如表现在大脑5-羟色胺和去甲肾上腺素等神经递质系统功能失调），反过来，生理紊乱也会给患者带来巨大的心身压力，但心理问题在先，生理紊乱在后，心理引起生理，生理反作用于心理。

事实上，抑郁症患者的生理化问题，也只是在抑郁症发作期间才能呈现。虽然抑郁症发作时的生理紊乱会妨碍躯体的正常运动，致使某些动作变得无法控制而导致某些激情行为，但我们必须要明白，生理紊乱（或躯体化）往往不是抑郁症的始发原因，而是抑郁症的结果或症状，是抑郁症发作过程中伴随的正常生理现象，它们都是受到某种诱因作用下的抑郁反射的结果。

第九节　抑郁和抑郁症的关系

现实中，抑郁和抑郁症两个概念很容易混淆，也很难分辨，两者都是因为心情不好，都很痛苦。前者是由单纯的客观事件造成，后者由害怕发生抑郁和强迫思维导致。

因为害怕黄河会给下游带来灾难，所以人们才迫不得已从正面堵截黄河，结果反而导致黄河泛滥成灾；因害怕自己会滑入深渊，而导致步步滑向深渊；因害怕胃口不好，造成肠胃毛病，反过来，肠胃毛病也会导致胃口不好。

抑郁症也是如此。因为害怕自己患抑郁而导致抑郁，因为害怕自己会因抑郁自杀而导致自己走向自杀。

其实，抑郁情绪也很痛苦，甚至也会自杀。抑郁的背后都有故事，比如生意亏本，企业负债累累而破产，工作不顺利，人际关系紧张，子女不听话不争气，自己长期生病，兄弟关系不和，父母赡养问题……这些都有可能导致抑郁和痛苦。

抑郁症的背后也有原因，比如不想在别人面前消沉，不想自己一蹶不起，不想这么窝囊地活着……所以他们一次次吹起冲锋的号角，一次次想振奋精神，重整旗鼓，但四肢似乎被胶水黏住，无法动弹，全身变得无力。这就是像沼泽、像蜘蛛网一样的抑郁症。只要你用力，就会作茧自缚，被其牢牢缠住，死死捉住。抑郁挥之不去！

就如口吃与口吃病不一样。有的口吃者，虽然句句话都会结巴，常常被人嘲笑，但人家就是不痛苦，一点儿也不生气，对口吃也置之不理。而有的口吃者就完全不同，一旦被人取笑就会痛苦不堪，他们总是千方百计想战胜口吃，但无论多么努力就是战胜不了，从而感到万分痛苦。前面的口吃者是习以为常的习惯性口吃者，后面的是伴有心理问题的口吃病患者。

有的抑郁者虽然长期抑郁着，但不会折腾自己；有的抑郁者则一天到晚都在自己跟自己干，最后硬是把自己给干掉了。

抑郁本身就是让人感到痛苦的一种情绪，但因为想早日结束这种痛苦的情绪，一心想战胜它，却又战胜不了，导致雪上加霜，在痛苦的基础上更加痛苦。

不少抑郁的孩子割碗自伤，就是想缓解抑郁带来的精神痛苦。也有很多抑郁的人，虽然活得也痛苦，但却不会割腕自伤。

为什么有的抑郁者会走极端？因为陷入抑郁症的循环里看不到希望，解脱不出来。比如生意破产了，不仅会痛苦，更多是无力、无助和无奈。一旦又陷入其中，就会感到生不如死。开始的痛苦是现实给你造成的，就好比手腕被人砍了一刀。后面的是自己造成的，好比自己用刀朝自己的心脏捅下去一般痛苦。前面的属于抑郁情绪，后面的就是抑郁症。抑郁症其实是强迫思维造成的。

有人说，治疗抑郁症一定要理解、共情。这是不对的，也是没用的。对抑郁症患者来说，再多的语言劝导也没用。人家在挣扎时，你使不上劲，帮不上忙，还说风凉话，结果会如何？因为你不理解他，所以劝导等于帮倒忙，甚至你的劝导会促使他闭上眼睛只有想死的感觉。

正确的劝导，是釜底抽薪；错误的劝导犹如火上浇油，煽风点火，加剧患者的痛苦，加速他走向死亡的边缘。

第十节　抑郁的客观性和主观性

致郁原因，可以分为客观因素和主观因素两种。

客观因素（伤害）有一过性和持续性两种。比如财产被偷，亲人离世，被领导批评等都具有一过性，而慢性病（包括躯体化），家庭不和，产前或产后压力等都具有持续性，由此引起的精神负担同样具有持续性的特点。

然而在现实中，许多具有一过性的伤害，由于个人的主观原因，最后发展成持续性的精神负担。比如领导当众批评了你，给你造成了伤害，打你脸了。本来领导的批评具有一过性的特点，因为领导不会追到家里去再骂你，更不会在你睡觉的时候继续批评你。

领导只是批评了你一次，但你却长久耿耿于怀，食不甘味，夜不能寐，并且气得自己打自己，更何况领导没有叫你不吃饭，不睡觉，领导没有叫你打自己，显然这些不是领导给你造成的，而是你自己的原因。

一过性伤害造成的抑郁比较容易干预，因为现实伤害（比如亲人离世）已经过去了，剩下的只有记忆，只要我们干预到位，来访者的主观态度就容易改变。相比之下，持续性伤害造成的抑郁干预起来就比较困难。因为客观问题（比如慢性病）一直摆在那里，我们不能叫来访者无视眼前的实际问题。

致郁原因也可以分类为社会因素、心理因素、生理因素三种。

需要理解的是，有的抑郁只由一种原因引起，有的则由两种或多种原因引起。

比如生意亏损，债务危机，受人欺压，家庭不和，居住环境差（比如周围的噪声问题），男友出轨，子女不争气，亲人离世等导致的抑郁，主要是因为社会因素。

比如同事说了你一句不中听的话让你郁郁不欢；陈同学因为上课总是控制不住地胡思乱想而感到抑郁；老张一天到晚担心自己的企业会倒闭而导致抑郁……这些主要都是心理因素致郁。

慢性疾病导致抑郁，主要是由生理因素引起。

有些抑郁，只需要找到客观原因即可消除。比如由头晕导致的抑郁，只要头晕问题解决了，抑郁也就好了；负债引起的抑郁，只要债务危机解决了，抑郁也就好了。

但有些抑郁是不能通过解决客观因素就可消除的。比如因家里不洁而引起的抑郁。家里的卫生无论你怎么清扫，即使擦洗得再干净，你还是会感到抑郁，而且随着付出得不到相应回报，会更抑郁。

为什么越擦洗越不干净？因为脏（或不如意）东西越擦越多，眼睛越擦越亮。同样，盯着别人的缺点看，越看越难过。无论别人怎么改，只要你盯着，永远不能让你满意。因为这个缺点改掉了，那个缺点又蹦出来，层出不穷。

钻到钱眼里的人，永远不可能获得真正的幸福。得了还要得，多了还想多，物质的获得永远满足不了无休止的欲望。

凡事不能强求，适可而止，知难而退，客观上不能排除，主观上就应该接受。

我们知道：客观因素+主观态度→抑郁。抑郁（包括躯体症状）+主观态度→抑郁症。尽管导致抑郁情绪的原因有千千万万，但导致抑郁症的原因就是对抑郁的抑郁。

遇到伤心事，有的人喜欢表达，有的人喜欢压抑，藏起来。这与个人的性格、生活环境和思维方式有关。抑郁了，有的人认为正常，所以接纳，并带着抑郁投入生活。有的人认为不正常，努力排斥，带着痛苦和假装的微笑去面对生活，或干脆逃避生活。

无论是抑郁还是抑郁症，在形成和发展的过程中都有个人主观态度的影子，或者说，无论哪种致郁因素都离不开个人的主观态度。可以说，抑郁症是由主观因素造成的，即由对抑郁情绪的主观态度决定的。

对抑郁有什么看法，你觉得它正常还是不正常，你是否允许它，是否接纳它，将决定你的抑郁是否会转为抑郁症。如果总是排斥抑郁情绪（包括躯体化反应），就会发展为抑郁症或加重抑郁症。反之，不管你的抑郁持续多久，心里有多痛苦，躯体化有多严重，社会功能损害到什么程度，只要你允许或接纳了抑郁，就不会发展为抑郁症。

第十一节　怎么才能走进抑郁者的内心？

很多人以为抑郁症康复者可以做抑郁症患者的榜样，患者只需向这些成功者学习，只需康复者言传身教，对抑郁症患者都有极大帮助。这个观点是错误的，有很强的误导性。

事实上，很多自愈的抑郁症患者，自己也搞不懂抑郁症是怎么回事，却在网上充当师傅，以过来人自居。各种形形色色的"大师"在网络上浮出水面，说的都是自己的专业，但内容全都是经不起推敲的虚假成分。

要走进抑郁症患者的内心，使之冰冻的心怦然心动并苏醒过来，不是曾经患过抑郁症的人，也不是学过专业技能的人，而需要同时具备以下几个条件：

一是患过抑郁症的人。就如上山问樵夫，下河问渔夫，只有患过病的人，才有感同身受的体验，否则你听不懂人家的语言。

二是从魔窟里走出来的人。生活中有很多不治自愈的抑郁症患者。虽然他们不再活在"人间地狱"，但很多是知其然，不知其所以然。或许他们能告诉你一些感性的经验认识，但无法让你获得更深层次的理性认知，更不能解开你心中的许多疑惑。虽然有的人脱离了抑郁的魔掌，却无法告知你问题的真相，因为他们自己也不知道是怎么走出来的。他们只会告诉你最后"一根稻草"，却无法告诉你前面的累积和量变过程。

也有不少抑郁症康复者，他们对抑郁症也有专业知识和领悟，但如果对人生和社会缺乏洞察能力，很难达到某种高度。

三是具有国学背景。易家的阴阳、道家的无为、释家的因果、中医的平衡、孙武的兵法战略、儒家的格物中庸、王阳明的知行合一等，都需要有一定的了解，并且能熟练运用。

四是生活中的智者。他们有丰富的人生阅历，对社会人生和自然现象有一定的洞察力，尤其具有本土文化和风俗人情的沉淀。

五是心理研究者。只有从抑郁症迷宫走出多年融入生活后，再回头对抑郁进行系统研究和提炼，才能获得更深的认识并且形成一套理论体系，这需要专业的理论知识和社会人生智慧。

六是人格高尚的人。能走入抑郁症患者的内心，必须具有强大的生命能量和灵魂的召唤力和感染力。

只有同时具备以上六个条件的人，才会真正感悟抑郁症不是单方面的情感障碍或生理问题，而是社会、心理和生理三个方面的综合性心理问题。只有走进患者的内心才能手到擒来，但同时具备这些条件或能力的人，可谓凤毛麟角。

第十二节　抑郁症究竟是什么病?

秋水理论认为，抑郁症是对抑郁的憎恶、恐惧和强迫的综合体。

正常人也会因害怕现实压力而抑郁，但正常人不会害怕抑郁，因为他们能够客观看待这个令人"讨厌的家伙"。他们知道人之所以会抑郁，就是不想把委屈讲出来，宁可藏在心里，烂在心里。他们觉得有抑郁很正常。人总得有点度量，有点隐私和涵养，而不是什么都藏不住。因而他们不会拼命打压这个合理正常的结果，更不会对这个"讨厌的家伙"耿耿于怀。一句话：他们能接受现实，尊重因果关系。

只有极少数人不服从客观规律，他们与正常人有着截然不同的对待抑郁的态度。抑郁会严重影响他们的生活、学习和工作，是前进道路上的绊脚石。他们认为，正常人不会抑郁，正常人不会像他们那样倒霉。

基于这样的认知，他们就会厌恶抑郁、排斥抑郁，对抑郁有关的一切都会耿耿于怀，于是原始的心理阴影就形成了。这意味着，以后只要遇到特定的场景，抑郁的心理阴影必然会以条件反射的形式表现出来，就像种子遇到适宜的环境、温度就会破土发芽。所以在某些场合，你就开始有了抑郁的意识和恐惧感，甚至会"毫无理由"地突发躯体化。

你认为自己太亏，你不想有这样的结果，非要把这个所谓不正常的结果打压下去。可你发现，越打压，恐惧心理越强烈，抑郁和躯体化变得越严重。你因此更加耿耿于怀，新的心理阴影就形成了，它重叠在之前的阴影之上。

怕什么，必然会注意什么。因为临场前害怕发生抑郁，担心发生不良后果，你肯定不想看到这样的后果发生，于是就会关注抑郁的动态，关注自己身上每一个细微的变化。你的注意力已完全被抑郁阴影这一强大的"磁场"吸引住了。

本来这都是正常心理，但你却认为这是懦弱的表现，你不想受其控制，极力想挣脱"磁场"的向心力。于是自我打气、自我暗示、自我鼓励，可是你所做的一切都是徒劳。无论用多大的力去抗争，都挣脱不了抑郁阴影这个强大磁场，就如孙悟空头上的紧箍咒，越想挣脱它，越是被其牢牢控制住。

你深深体验到对抑郁的万般无奈。每当抑郁预感来临时，进也难，退也难，但绝不会坐以待毙，更不会眼睁睁地看着自己被抑郁无情地伤害。于是你心里总是充满矛盾，又总是全神贯注地关注抑郁、暗示自己、鼓励自己，努力对抗、拼命挣扎。

无可奈何中，抑郁症羞羞答答地露出了狰狞的面容。虽然你极不情愿看到它，但它还是在你眼皮底下不可避免地发生了。此时的你已经身心俱惫，力不从心。因为已竭尽全力了，可你收获到的却与你付出的不成正比。这种"违反常理"的结局真让人难以接受。

本来发生了的事情已成历史，可你还是活在历史的记忆中，每天追思着逝去的时光，幻想着没有抑郁的未来，抑郁阴影也因此一次一次地重叠。用尽千方百计，都以惨败告终。你开始变得压抑、自卑、胆怯、焦虑、多疑。抑郁让你欲罢不能、欲哭无泪。为了脱离这个魔力，你可能会祈求上苍给你神力。

第十三节　抑郁之道非常道

许多郁友这样说：抑郁的道理都懂，走出抑郁只能靠自己，听人讲道理是治不好抑郁的。

我想说的是，当一个人陷入沼泽地，能靠自己努力挣扎走出来吗？治疗抑郁离得开正确的认知吗？

《礼记·大学》有个成语：格物致知。意思是探究事物原理，从而从中获得智慧，或从中感悟到某种心得。

明朝理学家王阳明就提出知行合一的观点，即认识事物的道理与在现实中运用此道理是密不可分的。

知，是指理论或道理。但"知"有正知和谬知，即真理与谬论之分，两者表面上非常相似，常人难辨真假。事实上，谬论总是寄生或混淆在真理周围，迷惑人的视线，让事实变得扑朔迷离。就像一卷毛线球的线头和末端，它们靠得很近，看起来还不到几厘米，但实际距离却相差很大。

谬论的危害不可小觑，它会利用高大的舞台，披着科学的外衣，吸引人的眼球，迷惑人的视线，旨在疯狂蔓延。它利用人们追求真理和善良的心理，伪装在真理的旁边。因此不难理解，真理的周围往往围满了谬论。因为谁都喜欢追求真理，所以谬论就会捷足先登，以假乱真，骗取众人的青睐。

谬论一旦得逞，受众就会被坑蒙，继而人财两空。即使以后与真理迎面相遇，也会擦肩而过；即使真理发出智慧的光芒，也会被你视而不见或嗤之以鼻。只有大智慧者才会"嗅到"真理的味道，始觉真理在眼前。

话说回来，如果那么多人掌握了能够让人释然的真理，抑郁症就不会成为世界性难题。抑郁的解脱之道非常系统，不是三言两语就能讲清，当然也不是长篇大论，废话连篇就可发人深省。其科学和实用性，以及传授此"道"的老师的个人文化和修养，决定了受众能否解脱的程度和比率。当年如果不是儒释道文化，也许现在已近花甲之年的我也和广大郁友一样，还在黑暗中挣扎，执迷不悟。

在抗郁的征途中，患者大都认为自己懂得抑郁的道理，但就是做不到——知易行难！我们知道，世上的病，包括身体和心理上的。身体上的病，可以用仪器检查到，通过吃药、打针等医学和物理方法治好，而且久病成良医。所以，身体上的病，医生只要开药给病人吃，病人自己无须懂得病理，就可以医好病。可心理或精神上的病，正好相反，任何仪器都检查不到有器质性病变。而且，心理或精神上的病，病的时间越久，患者的思想越偏执，错得越离谱。因为一开始病人就已走入陷阱（人生之路本来就是布满荆棘或陷阱），结果一步之错，满盘皆错，失之毫厘，谬以千里。

可悲的是，患者自己却浑然不知，总觉得自己走的是光明之路和希望大道。所以才勇往直前，屡战屡败，屡败屡战，死撞南墙不回头。

任何一个人，只要钻进了陷阱里面，就如进了深山老林，再也看不到客观真实的风景。这就是"入山不见山，出山观山景""当局者迷，旁观者清"的道理。

掉进抑郁陷阱的人，如同井底之蛙，因为一孔之见，才会夜郎自大。

许多郁友误以为抑郁之道就是自我鼓励、自我打气，但回到现实生活中，正常人根本不可能给你打气的机会，现实环境光怪陆离，很快我们就被带进去了，再怎么自我鼓励也根本控制不了。

其实，抑郁症的根治之道，不是鼓励和安慰，全部是反思和批判。

我们为什么会对百年之后的死亡不再恐惧和纠结，因为我们明白了人终有一死的科学真理。但古人知道吗？古人为什么会寻仙访道，追求长生不老？因为古人缺乏科学文化，才会愚昧执着于一己之念。

比如抑郁，只要有一天你真正明白了它的道理，就会死心塌地，放下愚昧执念。放下后，人就轻松了。当你放过抑郁后，抑郁自然也会放过你，慢慢就会离开你，还你往日的自信。

第十四节 心理问题的根是在无意识中吗？

在弗洛伊德提出潜意识结构学说以后，这个问题好像尘埃落定，基本上倾向于潜意识，也就是说，心理问题和心理障碍都出在无意识（潜意识）层。

事实真的是这样的吗？似乎所有的心理问题都指向潜意识，如人的恐惧、焦虑、愤怒、羞耻、内疚、悲欢、抑郁等，这些都是情感层面，包括许多反常行为，如自我防御，这些问题都出现在无意识层面，让人们不得不相信问题一定出在无意识层。其实这些都是假象。

在墨菲写的《潜意识的力量》这本书里，作者说得很清楚，所有无意识里的问题，其实都是从意识层里播下种子的结果（生根、发芽、开花和结果）。墨菲把意识比喻为农夫，他会播种，并且为种子创造必要的环境条件，如阳光、温度、水分和肥料等。

所有的无意识层面出现的问题，如恐惧、焦虑、愤怒、羞耻、内疚、抑郁、悲伤、痛苦、抑郁等心理现象，其实都是心理问题的心理症状。我们知道，心理问题的症状包括三个方面：心理症状、生理症状和行为异常。种子埋在潜意识里，只是暂时蛰伏，看似平静，但只要遇到适宜的条件就会蠢蠢欲动，直到破土发芽。

人的恐惧、心理创伤、生活记忆、岁月沉淀、人生经验、本能、思想观念、道德良知、个性，等等，都在无意识层面。比如恐惧的种子，平时蛰伏在无意识层，但只要遇到特定情景，它就会以三种方式呈现出来：心理层面（如恐惧心理）、生理层面（如肌肉紧张）和行为层面（下意识或有意识行为）。它们都是心理问题表现出来的三种形式或表象。

我认为，心理问题的根本并不在无意识上面，而是在意识层面。无意识层面的东西，虽然看不见、摸不着，但自己能感觉得到它的存在。比如上述的恐惧、焦虑、羞愤、创伤记忆、抑郁痛苦，我们都能感觉得到它们的存在，有时它会回放出来，让自己知道心里有问题。思想和观念问题，看不见、摸不着，自己还感觉不到，只有别人才能发现。也就是说，我们可以自我觉察到无意识层面的东西，却不能自我觉察到意识层中的东西。

知错才能改。无意识层内的"东西"可以释放，可以改变，也可以提防，因为我们知道它的存在，知道它有问题。意识层里的东西，我们不得而知，还自以为是，当然无从改造。

虽然身边的人时不时会提醒我们，帮助我们照见自己的思想问题，说我们看问题有偏见，说我们这不行那不行，但我们自己却看不见，也毫无感觉。

人都相信自己的眼睛和感觉，所以大多数人会固执己见，始终坚信自己的思想意识和思想观念。这也是为什么人的思想观念难改变的原因所在。其实，后天形成的无意识问题（比如创伤记忆、压抑已久的仇恨和抑郁情绪）都有其幕后操手。因为客观打击，往往不能单方面给人造成伤害，即使造成了伤害，也只是暂时的，创伤是否愈合，与个人的认知态度有很大关系。

一阴一阳之谓道。看似浅露在外的意识层面主阳，无意识层面主阴，但阴中显阳，阳中藏阴。比如潜伏的创伤记忆主阴，但它经常会在我们眼前像放电影一样回放（主阳）。

明确的认知态度主阳，除非旁观者指出，人根本感觉不到自己有问题，因此它又属阴。这意味着，貌似藏而不露的，其实都是浅显不可怕的；而表露在外、容易被人忽略的，其实才是真正可怕的敌人。

真正的敌人，靠伪装手段大大方方地"混在"我们身边，就在我们的意识层，而不是在无意识层。人的内心之所以伤痕累累，千疮百孔，往往都是它搞的鬼。因此思想意识层才是心理问题的罪魁祸首。

潜意识坑了我们，表意识更蒙了我们。敌人扔下烟幕弹，就是为了迷惑我们的视线，让我们找不到它的踪迹。

弗洛伊德精神分析学派，将心理问题的矛头直接指向无意识层，这是一个方向性错误，我们必须纠正过来，否则心理学的方向就完全走反了。

我们绞尽脑汁，耗尽精力去探索神秘的潜意识，只是满足了人类猎奇好胜的欲望。我们就像被敌人牵着鼻子在神秘的"山洞内"团团转，被烟幕弹混淆了视线，我们一直都把那个神秘而巨大的潜意识或无意识当作我们真正的敌人。

我们错了，真正的敌人没有找到，只是在无意识层抓了几个替死鬼，我们认为它们就是潜伏的敌人。我们错了！大错特错！那些潜伏在无意识层中的敌人并不可怕，可怕的是谁在背后操纵它！

操纵它的人，比潜伏的特务藏得更深、更可怕。其实他离我们并不远，就在我们身边，在我们自己的"队伍中"，在我们的意识层中。

弗洛伊德学派的心理学，100多年来一直追踪潜意识或无意识，传统文化一直在挖掘人的思想意识。弗洛伊德那么厉害，为什么连中国的少年儿童一学就知？毛泽东思想为什么那么厉害，连美国最厉害的军事专家至今还摸不透？

思想问题看似简单明了，但让人难以捉摸。所以当年孔子见了老子回家后，三天没有说话。孔子后来感叹说：我见到老子，觉得他的思想境界就像遨游在太虚中的龙，使我干张嘴说不出话，舌头伸出来也缩不回去，弄得我心神不定，不知道他到底是人还是神啊！

无意识貌似神秘，其实一探就明。当一个人喝醉以后，把内心见不得人的东西说出来，所以酒后吐真言。"你看，原来这个人的内心这么肮脏，今天我终于看清了他的本来面目！"

哪个人的内心不肮脏？人为什么要穿衣服？就是为了遮羞。

精神分析就把人的衣服撕开了，让赤裸裸的肉身，把所谓真实的东西或隐私展现给别人。

然而，有一样东西，在无意识状态人们根本发现不了，那就是人的思想和意识。你能通过无意识，看出他的意识吗？看到他此时此刻的意识状态吗？你看不到，你只能看到他以前的状态，只能代表他的过去，而不能代表他的现在。

所谓朝闻道，夕可死。也就是说人的无意识，它是过去的沉睡的经验或记忆。而人的意识状态，是瞬息万变的，即刻就可改变，它就是人的思维逻辑。

看一个人，不要看他心里在想什么，应该看他做了什么。因此中国古人说：论人不论心，论心世上没好人。千万不要从无意识状态去评判一个人的好坏，不然，它会把你带向错误的方向，甚至堕入黑暗的深渊。

如果仅仅是为了好奇，就像进入一个溶洞，你只能好奇地玩一玩，但千万记住，一定要及时出来，不能逗留太久，不然容易迷在里面出不来。不要沉浸在无意识的世界，就跟游戏一样，进去了以后你就会身不由己，陷入其中不可自拔。一定要想到我们的根基是在外面的客观实际，外面的世界更精彩。

必须理解的是，人的思想观念的改变，只在朝夕之间，而无意识的伤口愈合需要很长时间。古人说：放下屠刀，立地成佛。来访者的思想解放或心结一打开，外面温暖的阳光就会进入冰冻的心房。一灯可除千年暗，创伤的自愈也就从此开始。

沙盘和精神分析，就像进入一个溶洞，让人大开眼界，洞里有洞，别有洞天，令人如痴如醉，感觉里面很神秘，很科学。就像网络游戏，一旦进入孩子的内心世界后，孩子也会感觉里面太神奇了，和大人们痴迷精神分析一样。

毋庸置疑，任何一门学科，能够坚持那么久，肯定有其可取之处。但我们应该清楚，精神分析为什么会变成一个门派，甚至一门学科，有果必有其因。沙盘和精分呈现出色彩斑斓的果，除此之外，分析师能帮助来访者解决这个果吗？

通过沙盘，让来访者把自己说不清道不明，不敢讲不愿说的情感投射在沙盘上，让沙盘分析师像看镜子一样看到来访者的内心世界，似乎发现了新大陆。然而，这个"新大陆"能引领分析师去找到问题的原因吗？仅仅从这个结果本身去探究，能解决来访者的根本问题吗？

所谓的实证科学，就是从解剖的角度，把内心世界展现给你看，让你看得见，摸得着，这种客观求实扑面而来。

东方文化不是这样，讲究种因得果。前面讲到心理学家墨菲，在他的书里也引用了中国的文化"种瓜得瓜，种豆得豆"。

孟子也曾经说过：命由我造，命由我改。"农夫"种下那么多无意识的种子，这个种子在我们内心会生根，发芽，开花和结果，在这个过程中，它还会吸收需要的能量，以利于它的成长和繁衍后代。这个"种子"，我们能改吗？当然可以，意识可以改变它，虽然改起来很难。因为种子已经在潜意识的沃土中生根了，盘根错节了。

只要从现在开始，切断它的外援，不要再种下恶因，不要在潜意识的土壤中再播种了。无意识里面的东西就停止了恶化，停止了复制。就像一辆汽车，停止了加油，还能跑多远吗？从现在开始，我们的"农夫"停止了播种，不再让它复制，不让它继续蔓延和恶化。如此这般，那些在无意识层里面的"盘根错节的根须",慢慢就会枯萎,因为它已经失去了外援,就像孤岛上的敌人,不攻自破。

它还会无数次地释放负能量,因为它有根在里面,它还会发芽,还未开花和结果。就像汽车,虽然你停止了加油,但它还会跑一段路,因为车里还有剩下的油。所以说,只要从源头切断了潜意识的外援,从思想意识里面断了它的活路,断了它的养分,它就活不了多久。就像火山一样,一次一次向外喷发(症状发作),最后变成平静的死火山。

溶洞再奇妙、再神秘,也是过去遗留下来的一成不变的自然景观或痕迹,洞外的世界才是美轮美奂、变化无穷的。

第十五节　抑郁症真相:颠覆你的认知

有人说,抑郁症的症状那么多,诱发原因千奇百怪,要对因治疗实在不容易。

我并不这么认为。我不会盯着抑郁症的每一个症状的诱发原因,而是找出其背后的心理或生理诱发机制——人的生活态度和科学精神。

秋水理论认为:抑郁是对生活的抑郁,抑郁症是对抑郁的抑郁。

或者说,抑郁是由残酷的生活环境和生活态度决定的,抑郁症是在此基础上,主要由科学精神决定的。

抑郁=压力+生活态度,抑郁症=抑郁+不当的科学精神。这里所谓的科学精神,指的是管理情绪的方法。

如何对待抑郁情绪或抑郁的症状?是堵还是疏?

堵截,是鲧(大禹的父亲)采取的所谓科学方法;疏导,是大禹采取的道法自然的治水方法。历史证明,前者越堵越糟糕,表面虽然有立竿见影之效,但后患无穷;后者,效果虽不明显,却从根本上解决了问题。

黄河理论(或秋水理论)认为,抑郁的原因主要在于压力管理,抑郁症的原因在于情绪管理。只要把握这两条，没有治不好的抑郁症。没有积极向上的生活态度和实事求是的科学精神，很难走出抑郁症的怪圈。

第十六节 认知如何调控？

人的认知包括有意识认知和无意识认知，前者为方向，后者为记忆。前者瞬息万变，后者相对稳定。比如，听人说前方堵路了，我就得改变方向。这就是有意识。我听人说我的朋友是坏人，我不会轻易相信，我还会习惯性地与他接触，这就是无意识。

意识层的认知可以立即改变，无意识的认知需要时间化解。秋水理论，就是让来访者懂得心理种子的规律和因果关系。懂得种子的使命是繁衍后代，从而理解发芽、开花、结果和播种、生根是种子的全过程。只有理解它，才能驾驭它。

懂得它的脾气和规律，就不会对抗"发芽"，因为一对抗，就容易"开花"。即使开花后我也不对抗，否则，就容易结果。即使结果我也不对抗，否则又会播种。

什么是对抗？就是对着干。为何要对抗？因为不理解。为何不理解？就是不明白它的真实用意。

抑郁种子就像一个在楼下骂街的泼妇，虽然我会很难受，并且我会关注下她，但是我知道越关注泼妇，越是与之对骂，越是给她能量。

为此我就立即抽身去做别的事，比如出门跳广场舞。

如果你不出门，说明你在和她对峙。她看着你没有离开，就会越骂越起劲，此时唯一正确的做法就是离开，把她晾在一边，她就会自觉没趣地离开。这就叫一个巴掌拍不响。

抑郁发作的前中后三个重要阶段，我们都要理解，都不能让自己过于关注，不能蛮干，不能耿耿于怀，唯一要做的就是转移注意力，做自己该做的事情去，这才是正确的认知态度。

第十七节　怎么才能不紧张？

抑郁症患者来到陌生的地方，总是会感到莫名的恐惧和紧张。其实这是十分正常的。因为心里缺乏正能量，因为自己身心很虚弱，自然就会"弱不禁风"，对客观环境恐惧和敏感。如何消除这种敏感或恐惧心理呢？

战场的指战员不是生来就是不怕打仗的料，而是经过千锤百炼，接受炮火洗礼后成长起来的。患者总是看到别人从容镇定，不紧张，以为别人就是铁打的身子，殊不知别人是见多识广，久经沙场，多见不怪，才遇事不慌、沉着冷静。患者误认为只有不紧张的人，才是正常人。实际上没有紧张感的人是不存在的，除非白痴或者精神病人。

以前你也和正常人一样，没有躯体化，由于偶然出现生理异常或躯体反应而引起了你的关注和介意，导致曾经发生躯体反应的感受和发生躯体反应的时间、地点、环境、对象等都变成了你的不良记忆。以后再出现这样或相似的感受，再回到这些似曾相识的场景中，你就会出现紧张心理，生怕重蹈覆辙。本来这是人类自我保护的正常生理现象，而你不愿意接受之，总是打压之而又不能消灭之，反而引起更大的恐惧和紧张，从而不得不引起更为严重的躯体反应。这可不得了，你为此耿耿于怀，纠结不休，最终形成心理阴影（生根）。

在特定的场合下就会恐惧紧张（发芽），本来这是不良记忆在条件刺激的作用下的合理化结果，可是你却否定、排斥、打压它，致使你的神经系统和相关肌肉组织出现收缩性痉挛，从而导致局部器官或组织出现紊乱或疼痛等躯体反应（开花）。按理这是你对抗合理化结果理应受到的惩罚，但你又不接受之，极力排斥、打压之，最后不得不发生恶性行为

（结果）。

本来这还是合理化的结果，而你仍然不接受之，极力排斥、打压之，沉浸在当时情景的回忆之中，不断回味、骚动、演练、讨论、总结发生过的那一幕，设想着可能会有损于自己形象和前途的可怕后果。为了降低焦虑，使可怕后果降低到最低程度，你又会像热锅上的蚂蚁，千方百计地找人证明自己的抑郁症是偶然的，掩盖事实真相……

如此这般纠结、耿耿于怀，必然加深对抑郁的记忆，加重心理阴影（重新播种）。心理创伤的加深，必然会让你更加焦虑，更加害怕和逃避可能会发生抑郁的社交场景。本来这又是合理化的结果，而你还是不接受之，极力排斥、打压之，如此这般必然会制造新的不良结果……

抑郁症患者不仅不能容忍任何环境下发生抑郁，同时还要求在任何情况下都能保持平静的心情。这是非常错误的观念，也是非常有害的。

第十七节　如何理解书中的"理解"？

书中很多地方有"理解"这个词汇，有些人恐怕容易产生误解。本书里的"理解"是抑郁治愈的关键。

见到熟悉的人反而更害怕发生抑郁，抑郁预感更严重，我们要理解；没有预兆时出现抑郁和躯体化，也是心理问题所致，我们要理解；越努力排除抑郁，抑郁越严重，我们要理解；越盯着躯体化，越会躯体化，我们要理解；越有准备地出场，抑郁越严重，反而没有做任何准备的出场，无意识地面对，往往不抑郁，我们要理解；在熟悉的环境中总抑郁，而变换新环境往往不抑郁，这点我们要理解；抑郁总是时好时坏，常常是早上重晚上轻，春夏轻秋冬重，似乎呈周期性和季节性的变化，这个我们要理解；平时不抑郁，到了关键时刻就会抑郁，我们要理解。

抑郁的症状大多是条件反射和高度关注共同产生的结果，不同的环境和心境，不同天气和季节下的表现都是不同的，这个我们要理解；当我们必须要面对的时候，一般不会抑郁；当我们可面对也可不面对，抑郁越厉害，这点我们要理解；任何时候发生抑郁也是没有办法的事，我们要理解；被人嘲笑和歧视也是没有办法的事情，我们要理解；伤心难过，不断自责，是没有办法的事，我们也要理解；抑郁会影响工作、学习和生活，让我们感到很大的压力，一定要理解。

抑郁发作中，高度注意自己，转移不了注意力，这个也要理解；发生抑郁，总是会想：别人嘲笑或歧视我们的眼神，无法转移注意力，这也是没有办法的事，我们更要理解；抑郁是记忆，越是纠缠它，越是评价和总结它，抑郁越牢固，对抑郁越敏感，我们更要理解。

接受和理解抑郁后，抑郁并不会立即理解我们，不会马上停止对我们进攻，不会马上就不抑郁，这点也请务必理解；没有康复之前，抑郁情绪还会像火山一样不停喷发，只有当它的能量全部喷发完毕，才会变成沉静的死火山，这点要理解；必须理解：难过和理解是不同的。理解自己为什么会变成现在这样，理解抑郁，是治疗抑郁的最高境界。

第十八节　森田怎么治不好抑郁？

森田说的顺其自然，指出了事物发展的规律，对陷入心理困境中的人有一定的积极意义。但对某些人来说，比如强迫症和抑郁症患者，效果就不大。

有心理困扰的人，往往都是一些智商较高的人群。他们不仅要知其然，更要知其所以然。明白顺其自然容易，难在为什么要顺其自然。

远古的黄河就像一只桀骜不驯的猛兽，让人们畏之如虎。由于黄河越治越糟糕，连当时的治水能臣——鲧，都望"河"兴叹，无能为力。鲧的儿子大禹，继承了父亲的遗志，决心要驯服黄河。

大禹以父为镜，以史为鉴，把鲧治水失败的历史教训作为反面教材，知道用堵截黄河的办法不行，不能再犯同样的错误。当时有人提议采用"放任自流"的办法，但大禹没有采纳，因为他是一个不轻易相信别人而十分固执的人。

大禹沿着黄河徒步勘察，采访河工，摸清水情，经过不懈的努力，大禹最后决定采用疏而不堵的方法治理黄河。该方法虽然看起来非常简单，但面对波涛汹涌的黄河，叫人放下不管，需要一定的认知高度。

事实上，在恶劣的大自然面前，没有人甘愿坐以待毙，都想有一番作为。不难理解，为什么患者一直在用力用心地抗郁。

森田告诉人们要顺其自然，放下对抗，但作为一个斗红了眼的抑郁症患者，你叫他放下不理，谈何容易！

毋庸置疑，森田疗法对普通人的心理问题能起到积极安抚的作用。很多东西不是你想改变就能改变的。你应该先接受下来，再寻求改变，即使不能改变，依然要接受现实，这才是正确的人生态度。

然而对一些喜欢穷根究理、刨根问底，不到黄河不死心的抑郁症患者，森田疗法就显得无能为力。因为抑郁症患者最反感的就是跟他讲道理（比如劝其放下对抗，接纳症状，顺其自然），因为你讲的道理他早就尝试过，而且全都失败了。

只有采用反逻辑的逆向思维，把这种思维方式呈现在患者面前，让其目瞪口呆，不得不心服口服，不得不回头。其实，抑郁症患者都有自己的一套理论体系，对现实和自然形成了稳定的认知模式，不攻破其认知系统，永远走不进他们的内心。

显然森田疗法难以胜任。因为森田只是对抑郁的症状之间的交互作用做出了科学解释，但森田没有对抑郁症深层次的社会心理原因（比如人的思想问题）做出解释，恰恰这是抑郁症患者的病根所在。

抑郁症患者不光对病症本身给其带来的伤害愤怒和不解，也包括对自己，对家庭，对社会，乃至对整个世界的愤怒和不解。比如：为什么我这么尽心尽力抗郁，我的抑郁症却久治不愈，反而越来越严重？为什么我这么倒霉，我的命这么差？为什么我出生在这样一个不幸的家庭？如果不是原生家庭给我带来的伤害，我的性格怎么会这么懦弱，脆弱到连社会都无法适应？如果不是原生家庭的坑害，我怎么会抑郁？为什么别人过得那么好，我却过得那么差？为什么世界这么现实，这么不公平？为什么老天不长眼，老是折磨我这个勤奋努力的人？

这些怨天尤人的情绪，显然不是森田疗法可以解决的。患者必须要以生活为镜，以人为镜，反观自己，自我觉察，自我批判，进行思想疗愈，发出灵魂的拷问，最终才可能顿悟。

然而，抑郁症患者的认知已经陷入了自我封闭、极其偏执的状态，就如井底之蛙，不可能看到开阔的天空和客观真实的世界。他们坐井观天，却自以为是。对这种异常偏执者，应该用一种更偏执的非常规手法——矫枉过正的批判疗法（而不是讲大道理），让其举手投降，放弃执着。

"佛"即是领悟，成"佛"就是看破人世间。所谓成佛之人，就是要明白事物的道理，缕清事情的因果关系，看透事实的真相，熟悉人生规律。因此古人说，看破才能回头是岸，看破才能放下，放下才能随缘自在，返璞归真，回归自然。

第二篇　治疗与康复

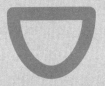

本篇我将要详细讲解抑郁症治疗与康复的方法。

治疗疾病无非就是采用药物疗法和非药物疗法两大类。药物疗法我们都很熟悉，属于医学领域；非药物疗法主要包括心理疗法和物理疗法两种，物理疗法又包括人工物理疗法和自然物理疗法。

本书着重讲解秋水理论中的认知心理疗法，中间也会穿插一些物理疗法（如运动疗法）和自然物理疗法。

第十三章　　治疗方向

抑郁症是一种身心疾病，只要找到合适的疗法，便可治愈。

先来看看古人是如何治抑郁症的，供我们借鉴。

1.激怒疗法。据《吕氏春秋》记载，齐闵王曾患忧郁症，太子遣人请来名医文挚为父王治病。文挚与太子约好时间，故意三次失约，使得齐闵王怒火越烧越旺。而文挚到后不仅没有愧疚之意，还摆出一副倨傲的样子，礼也不行，鞋也不脱，直接跑到齐闵王的床铺上来给他看病，并用粗鄙之语激怒齐王。

之前齐闵王就已经对他有看法了，再加上这家伙如此目中无人，齐闵王气得已经是怒发冲冠。此时，齐闵王实在忍不住了，便开始对文挚破口大骂，就这样，一怒一骂，齐王心头的郁闷一泄而空，不久抑郁症便好了。

2.逗笑疗法。清代有一位巡按患有抑郁症，终日闷闷不乐，治疗多次却难见成效，病情反而一天天恶化。经人举荐，一位老者前往诊治。老者望闻问切后，故意对巡按大人说："你得的是月经不调症，调养调养就好了。"

巡按听了捧腹大笑，觉得此人极不靠谱、糊里糊涂，甚至连男女都分不清。自后，每想起此事，仍不禁暗自发笑，久而久之，抑郁症竟不治自愈。

3.音乐疗法。欧阳修因为被奸人所害，忧国忧民，患上"幽忧之疾"，虽多方求医，却不见好转。为了排遣苦闷，他在闲暇之余跟随好友孙道滋学琴。只要操琴，便万事离心、烦恼尽除，不知不觉间，抑郁症竟然痊愈了。

4.诗歌疗法。唐代诗人杜甫的好友之妻得了抑郁症，杜甫闻知后，对好友说："读我的诗可以治尊夫人之病，只要让她每天反复诵读'夜阑更秉烛，相对如梦寐'即可。"朋友之妻遵嘱反复诵读，病情果然大有好转。

南宋诗人陆游曾在《山村经行因施药》一诗中，叙述了他用诗为一位久未痊愈的"头风病"老者治愈疾病的过程，陆游胸有成竹地说："这种病根本不需要求医问药，多读几遍我的诗自然就好了。"

清末名臣李鸿章在给哥哥李瀚章的家书中提到诵读诗文对于身体的保健作用，"体气多病，得名人文集，静心读之，亦足以养病"。

秋水理论把人看作一个整体，秉承中医身心一体、标本兼治的治疗方向。抑郁症的治疗采用"急治标，缓治本"的原则。三分靠药物，七分靠心理疏导，其他方式可以作为辅助性治疗。

药物治疗属于对症治疗，是通过改善生理指标和稳定抑郁情绪来治标；而心理咨询是对因治疗，着重解决导致生理紊乱的源头病因，即采用心理治本疗法。

在标本治疗方式的选择上，患者需要明确自己的需求和方向。

由于抑郁症者的身心都受到抑郁情绪的冲击和破坏，因此抑郁症的处理必须走以下两条康复之路：

一是修复躯体上的损伤，以止疼和疏通为原则，先用中西药物激活快乐情绪，在此基础上可采用中医调理躯体不适。

二是采用心理干预，改造并修复心理创伤。心病心药医，即用正确的认知疗法帮助患者解开抑郁的情结；辅助于多种混合型心理行为疗法，如倾诉、音乐、正念、脱敏、运动、舞蹈、书画、诗歌和自然疗法等释放抑郁情绪。

不同类型和不同程度的抑郁症，在治疗上会有区别。例如轻度和中度抑郁症，往往侧重于认知疗法和自然疗法，而重度抑郁症更侧重于药物治疗。本书只研究抑郁症的心理干预或修复。

抑郁症心理问题的客观原因在于抑郁种子（即抑郁阴影），主观原因在于患者的错误认知。因此抑郁症的心理治疗的目标是改变患者的思想认知，消除或淡化抑郁阴影。

抑郁症的心理治疗的基本原则是：阻增去存。先停止心理阴影的复制，不让抑郁继续"播种"，再将潜意识内的污垢全部清零。

具体点说，就是通过建立正确认知，停止抑郁恶化，再以正确认知为指导，在生活实践中逐渐获得康复。

前面我们已经讲过，抑郁阴影或种子是由"八大压力"和错误认知共同制造的，缺一不可。要停止制造心理阴影，就必须改变"八大压力"和错误认知或者其中之一。

现实中面临的各种压力，我们无法预估，非自己所能掌控，但我们完全可以掌控自己的思想和认知。因此抑郁症的心理治疗关键在于改变认知系统，其次是淡化心理阴影。

第十四章　认知重构

条件刺激对人的作用取决于患者对其意义的认知和态度。我们指的认知属于意识层面，它不仅能防止不良信息对潜意识的入侵和伤害，并能有效地阻止潜意识因受伤再次形成创伤阴影。所以，认知是保护潜意识不受伤害的安全屏障。如果失去了这道防线，一旦出现伤害性刺激，哪怕是偶然出现的轻微刺激，也容易引起内心的骚动而导致抑郁阴影。

由此可见，建立和巩固认知防线是心理或精神创伤康复治疗的核心。把认知防线比喻为"防火墙和杀毒卫士"毫不为过。

怎样才能建立正确认知？首先要改变以往的思维方式，其次要重新建立一套正确的认知体系。

第一节　改变思维方式

要改变思维方式，就应站在大众化角度看待你的问题，这就是逆向思维。通俗点说，拿面镜子照照自己。也就是把正常人当面镜子反照自己，你就会发现自己存在哪些问题。譬如，许多正常人也会遭受挫折，甚至还有遭受人生不幸的人，但他们却能笑口常开，一直往前冲，而你却因为往事愁眉不展，痛苦穿心，萎靡不振。同样受伤，截然不同的两种态度，一照便知。

第二节　重建认知体系

只有重建正确认知，才能有的放矢，不再盲人摸象。正确认识挫折乃人生之常事，所谓家家都有一本难念的经；要认识常态抑郁是如何发展为病态性抑郁的；要理顺伤害性刺激、认知态度、创伤阴影三者间的关系；要深刻理解精神创伤的"生根、发芽、开花、结果、播种"五个环节的因果关系；要充分认识精神创伤的原理和本质，尤其是它的发展和变化机制，掌握它的规律和脾气。只有如此，才能真正驾驭精神创伤问题，才能找到一条适合自己的有效的康复途径。

一般来说，对事物有什么样的认知，就有什么样的思想态度，而思想态度又决定了人的行为方式，行为再提升为情感。譬如男女产生了初步的印象，开始有了好感，接着同意接触。通过频繁接触，耳鬓厮磨，就会产生感情，因此，认识是基础。只有改变对抑郁的错误认知，进而改变对它的错误态度，才能治好抑郁症。

抑郁症者喜欢自作多情，总认为别人也会像他一样关注自己的问题。其实，世界上只有一个人最关心他，就是他自己。每个抑郁症者都喜欢抱怨或自责，认为自己的失败和所有的不如意都是因为抑郁，别人的责怪，也是因为自己有抑郁。他们总是抱怨别人对自己不理解，总认为自己有能力，就是被抑郁这只拦路虎影响了才能的发挥和人生前途，所以暗下决心，一定要克服抑郁，"等我不再抑郁了，一切都会变好"。

自以为是的自我安慰。其实，正常人根本不把这当成一回事。

抑郁症患者小刘在对社会调查中谈到自己的感悟说："我惊奇地发现正常人也会常常出现抑郁情绪，但是他们对待抑郁的态度和我们截然相反。他们视为人之常情，视为自然规律，不去关心，不去评价，这让我感到很大的心灵震撼。当我问他们抑郁出现时怎么办？他们说无所谓的，谁没有抑郁的时候，谁没有烦恼的事呢？看来他们确实没有因为抑郁问题进行自我折腾，不会因为这个来折磨自己的内心。如此看来，我们这些人总是在自己短浅的视野内看自己，根据自己的眼光来看待外界对自己的看法，真的没有我们想象得那样重要，我们太自恋了，太看重抑郁了！

我以前在机关工作了多年，有几年没有评上先进人物，就怪自己胆小怕事，怪自己口吃，怪自己自卑，我以为都是它们造成的。现在回忆起来，我工作中确实有许多地方做得不够，领导的批评其实是很中肯的。

我常常幻想，等我的口吃好了以后，人家会对我刮目相看；等我的口吃和抑郁好了，我将是一个妙语生花、幽默风趣的人，我一定要用自己的能力，去打败那些曾经讥笑、挖苦我的人；等我的抑郁好了以后，我将博得领导和同事们的好评和尊敬……不得不提醒下，当你的抑郁症好了，你的生活不会有多大的改变，因为一个人总的能力是平衡的。在你受抑郁困扰期间，你吃苦耐劳，一旦没有抑郁的烦恼，你在这方面的优势恐怕就要丧失。

总而言之，要从抑郁症的迷雾中走出来，必须改变以前固有的认知，重新审视抑郁的一切，建立全新的认知体系。

第三节　正确评价自己

许多人明白只有顺其自然，放下心理包袱，抑郁症才有望获得康复。但是大多数宣称放下了的患者，其实并没有真正放下。

什么才是真正的放下？一定要对你的问题看个清清楚楚，真真切切，了无遗憾，了无牵挂，才可以放下。绝不是含恨放下，而是发自内心地放下。只有了解抑郁，才能理解抑郁，你才能发自内心地接纳和放下抑郁。

一定要对抑郁有个客观公正的评价，是不是抑郁真的把你害得这么苦，让你的境况如此糟糕？如果真是这样，为何那些比你经受更大挫折、更为抑郁的人，反而能活得好好的，而你却有这么多怨恨，一蹶不振？

虽然不少人心里曾经也遭受挫折，但他们能变压力为动力，埋头苦干，成就了梦想。虽然他们也被现实整得很惨，却谈笑风生，始终保持着乐观心态，这种人在现实生活中比比皆是。我们一定要到生活中去找到这样的人，并且发现他们没有怨天尤人而是带着苦恼、带着抑郁去生活、去工作，就会对自己的问题重新进行评价：原来导致我这么苦恼，这么抑郁，这么颓废，不是因为曾经受过的伤害，更不是因为抑郁本身，而是我对待它们的态度。

原来在"伤害性打击"与"我的抑郁"之间，在"我的抑郁"与"我的抑郁症"之间，都存在一个中介因素，也就是理性思维或思想认知在起调控作用。

有个患者说："老师说的放下，我也有深刻体验。这么多年屡战屡败的经验告诉我，抑郁实在太强大了，我不能以卵击石，不能再与抑郁对抗了。"

这种态度也不对！光知道抑郁太强大了，打不过它，就向它缴械投降。可是，你还是对抑郁望而生畏，还是怀恨在心，还是时刻都想干掉它。为了降低自己对抑郁（包括致郁的伤害性刺激）的仇恨，你必须看清它。怎么看？正确地评价它，重新审视它，清算下抑郁究竟给你带来了多大伤害。

如果真是它的罪过，当然要算在它头上，如果不是它的过，怎么能算在它头上呢？可是，不管是不是它的错，你都把工作、学习、生活中的一切失败都算在它头上，岂不是冤枉了抑郁？

心里装着一些仇恨，其实未必是坏事，它可能是助你成功的动力源。你可以把身上满载的负能量转化成正能量。只要你达到一定的高度，这个转化只要你轻轻一点，转变下思维方式，换个角度去看问题就行。

不要一味地去恨过去，恨那些给你带来伤害的人和事，不要总是逃避！如果总是避而不谈自己的过去，逼着自己转移注意，或者闻风而逃，这些逃避会使你的心理问题久久不散。

当你发现，一定要发现，那个被你认为的所谓"仇人冤家"（抑郁和致郁的客观因素），原来根本不是你的敌人，是你冤枉了它，你就会放过它。既然它不是我的敌人，不好意思，我找错了对手，我当然没有理由去恨它，自然就不会再跟它对着干，就会发自内心放过它，发自内心地释放对它的仇恨和恐惧。

既然如此，就应找到真正的敌人。当你发现原来这个敌人不是别人，而是你自己的主观思想，你会做何感想？如果你真正看到这些，就会对自己的错误思想深挖狠批，就会发自内心的反省，不再怨天尤人，不再破罐破摔，就会义无反顾地回归正常人的生活。

综上所述，问题的关键是怎样才能看清真相，而看清不是那么简单，要改变僵化了的思想，这将是一项十分艰巨而又复杂的灵魂工程。这恐怕是秋水理论的亮点。

孟子曾说："福有我求，命由我造。"人类虽然有许多无可奈何的天命，比如出身富贵贫贱，不是由我能选择的，但自我降生以后，我的成长过程完全可以有第二次选择。我完全可以通过后天的学习，通过努力进取去改变自己的前途和命运。这或许就是古人说安身立命的意思。

过去被扭曲的认知不可怕，因为它只代表你的过去，现在你可以建立全新的思维方式，你将看到不同的自己、不同的社会和一个崭新的世界。中华民族几千年的文化博大精深，蕴含着深刻的拯救人类灵魂的思想和智慧。只要你从中汲取营养，从思想上改造自己，就能塑造一个全新的你！

思想是人的灵魂。教育为重，思想为本。一个人患了错误不可怕，知错能改就好。我们的古人也说：浪子回头金不换，放下屠刀立地成佛。任何时候改过都不算晚，知耻而后勇。

第四节　修复错误认知

修复业已错位的认知，使之回归到患病前的状态。为了把"火眼金睛"一样的认知恢复到凡人肉眼的认知状态，除了建立正确认知外，还需进行脱敏训练。

我们就洁癖症来举例说明。为了降低对灰尘不洁的过敏，最好的办法就是顺其自然：不理它，即不排除灰尘。虽然开始感觉很难受，但难受就难受，久了自然就会司空见惯、习以为常，最终形成惰性。实在痛苦难忍，可以转移注意力，去做自己应该做的事情。如听音乐、健身、品茶、健身运动等。

转移注意，不是叫你逃避问题，而是接纳缺陷（如灰尘）存在的合理性。要明白一个自然规律：是人住的房间，必然就有灰尘钻进来，因为空气中都有尘埃，尘埃是无孔不入的。久而久之，一些在常人看来也会心烦的事，而你却视而不见、充耳不闻，甚至在常人眼里堆积如山的烦恼事，你依然见而不烦，听而不厌。这个方法和你以前见到灰尘就迫不及待地排除刚好相反，虽然痛苦，但效果最好。

其次，采用排除后不去纠结的办法。平常心是道，和常人一样以平常心待之。发现烦恼的事情，能消灭就消灭。消灭不了，或者没有时间和精力去消灭，就搁置在一边暂不管它，顺其自然，做自己该做的事情去。有机会再"秋后算账"，事后，也不掺杂心理因素进去，这是大多数人的做法。

第五节　充实提高自己

抑郁症患者大多把大好的时光消耗在那些永远无法消除的创伤记忆上，就如室内的灰尘，你就是穷尽毕生精力去排除，都不能满足你的要求。所以，患者必须转移注意力，把精力投放到工作、学习、生活中，让自己忙碌起来，不再空虚、无聊。从战略上，而不是战术上，转移注意力，做自己该做的事。多听一些经典音乐，多看一些好书，多做一些善事，多献一份爱心，不断陶冶情操。凡事不要太精明，太挑刺。大事聪明些，小事糊涂些，简单而充实地生活。

20世纪80年代前的人很少患心理疾病，是因为那时候人们生活简单、充实，思想单纯，没有精力和时间去胡思乱想。

只有让自己忙碌起来，把注意转移到别的事情上去，才能与灰尘和谐相处，灰尘的可怕性也自然而然逐渐回落到原来的位置。这个位置就是正常人所看到的真实的情景。

不难理解，从"托起"到"回落"，经历了认知转变和条件反射消退的过程，其中认知是内因，条件反射是外因。抑郁症康复不也如此吗？

第十五章　强迫处理

第一节　切断郁前折腾

郁前折腾，是因为抑郁症患者担心发生抑郁而采取降低焦虑的本能反应。切断郁前折腾是减少压抑、阻止负能量增长必不可少的手段，也是防止抑郁症状加剧的有效途径。

怎样切断郁前折腾？任何焦虑的形成绝非空穴来风，都有其客观存在，但最终决定焦虑的往往不是客观存在本身，而是人对它的关注和认知，这里的认知包括联想、记忆、预测、判断等。

切断郁前折腾主要有三条途径：一是消除焦虑的客观存在（即焦虑源）；二是如果实在消除不了，只有对客观存在重新进行认知、评估和判断；三是如果再不行的话，只有转移注意力。

一、消除客观存在

从焦虑的源头下手，根除或者暂时消除之。如果爱车停放在院外，晚上担心被盗而辗转难眠，这时消除焦虑的办法就是把车开进院子，把门锁好。如果总是怀疑得了不治之症，焦虑不安，最直接的办法是上医院检查病症，打消疑虑。如果还有几天就要参加重要的交际活动，担心自己可能会出丑而焦虑不安，于是临时抱佛脚，日夜练功夫，并且琢磨出一些遮丑的办法。

如果做不到消除焦虑源，即无法杜绝出现郁前折腾，但也要尽力减少折腾。

二、对伤害的评估

对焦虑源重新评估。小刘曾被一个穿黄色衣服的人袭击致伤过。事情过了很久，她不大可能遭遇同样的袭击，但小刘每见到穿黄衣服的人仍然害怕而躲避。之所以会害怕，并非穿黄衣服的人有什么可怕，而是小刘对它所产生的联想（即对伤痛的回忆）的认知。

小刘要想消除对穿黄衣服人的恐惧，一是消除世上所有穿黄色衣服的人，这不可能；二是重新认知，包括思想认知和实践认知。

患者之所以害怕现实环境，是因为担心被人瞧不起。如果有种方法能让患者不抑郁且具有可行性，患者自然就会放心下来。问题是除了服药还有别的方法吗？靠药物消除抑郁隐患（焦虑源）的方法，虽可以暂时降低焦虑，但没有长久之效，因为这些方法离不开"逃避"的本质，会让抑郁久治不愈。

抑郁症患者真能把抑郁彻底消灭吗？不现实。人人或多或少都会有些抑郁情绪（包括躯体化）。而如果只是消除一点点抑郁症状，甚至让抑郁症状变得非常少，似乎也没有恐惧可言，但这仅仅只是天真的想法。因为抑郁症患者绝不满足抑郁症状的减少，而是少了还想要少，他们期待的不是抑郁的减少，而是"永远都不要抑郁"这一永远无法实现的目标。

1.降低期望。对事物的评价越高，害怕失败的心理就越强。因此，改变抑郁就要改变评价。

2.明确因果。患者总是羡慕那些阳光的人，却不知大多数人内心有许多难言之隐。因果关系不以人的意志为转移。面临抑郁场景，恐惧焦虑、紧张不安、心慌意乱等都是难免的、合理的。况且，这些因素并不是导致抑郁的主因，根本原因是患者对它们的错误认知而产生的对抗态度，正是这种对抗态度把郁前单纯的心理推波助澜变成复杂激烈的心理波动，后者一出现，患者不得不抑郁。

3.服从因果。既然郁前恐惧紧张和心理波动是合理的，正常的，就应该接纳之，就连"不要想，我要想些高兴的事情""我不要紧张，不要害怕"等消极的心理暗示也是正常的，也应接纳。当情感冲动时，允许之，不做无谓牺牲。在顺应的同时，既要给它一条安全发泄的通道，又不让它放任自流。换句话说，虽然不能从正面压制情感，但可以从侧面疏导情感，做自己该做的事情，防止情感泛滥成灾，酿成不良行为后果。

三、及时转移注意

转移注意力，可以暂时避免焦虑情绪的蔓延。人害怕什么，就会注意什么。接着，显意识就会干预潜意识，压制害怕，但又压制不住，导致更大的恐惧和焦虑。我们知道，习惯动作是靠潜意识自动控制完成，无须显意识参与。如果转移注意力，即显意识不去干预潜意识，改做别的事情，即可恢复动作的自动化。

1.意念转移法。这是一种分心术，即用打岔的办法来分心。譬如失眠时神经高度兴奋，思想集中。想想这个，想想那个，让自己的思想无法集中到想某一件事情上，从而有助于睡眠。

2.暗示转移法。你的思想意识具有独立的思维和判断能力，如果他犯了错误，你可以用批判的语气去与他对话，用正确的认知去开导他，使之不再干傻事（如正面堵截），以疏导消极的情绪。比如你可以从侧面问自己："你怕他，难道不是事实吗？你害怕紧张不是正常的情绪活动吗？你这么损人，不是更证明自己就是一个弱者吗？你这么急切地想消除它（情绪波动），不正说明你的心胸狭隘吗？"作为回应，你的意识可能会说："不！我不愿当弱者！""既然不当弱者，为何你那么浮躁？这不是贼喊捉贼吗？"

如此对话，也许你的心理波动很快就会平静下来。如果这样暗示收效不佳，你也可以这样自我暗示：存在就是合理的。所以我要接纳（宽容）此人、此情、此景的存在。

3.思维转移法。甲乙各自完成一个任务都失败了。甲生怕被责罚，推卸责任，寻找客观原因搪塞了过去，虽然逃过了暂时的惩罚，却由于做贼心虚，导致长久的忐忑不安，这是顺向思维。乙虽然也怕被责罚，但明白长痛不如短痛的道理，承认自己的过失，获得了内心长久的坦然，这是逆向思维。

4.行为转移法。郁前折腾是患者的思想专心致志对付情感冲动的结果，或者说是思想过于关注内心波动造成的。也就是空闲无聊，无所事事。所以充实起来，是打破空虚无聊的不二之选，也是消除郁前折腾的有力武器。

行为动作可以打破思想的集中，粉碎郁前的思想折腾。你虽然无法控制害怕抑郁的冲动，也不能控制自己不去关注抑郁，不去在意抑郁，但你完全可以做到控制自己的行为，使之不去折腾。人的行为有主动和被动之分。

你可以采取某些转移注意力的手段，如哼小曲、咳嗽、清嗓子、手舞足蹈等，去阻断自己的思想折腾。譬如，夜晚独自经过一片坟山，非常害怕。这时，你越暗示自己不要怕，越害怕。如果此时唱歌，或者高呼口号、雄赳赳、气昂昂地大踏步奔走，就不会害怕了。

如果恐惧过大，实在转移不了对抑郁的注意，可以静观其变，等待时机。

5.感觉转移法。如果你的感官发现新鲜的客观刺激，也可以转移注意力。譬如，你到了领导办公室发现一张领导的字画，故意赞美起来，引起领导的好感，会立即打破郁前折腾。再如，听音乐、唱歌、跳舞、玩手机、含口香糖、咬紧牙关、用手掐自己的肉、挠痒等刺激，都可以减轻郁前折腾。

6.恐惧转移法。当一种恐惧大于另一种恐惧，注意力就会从低级恐惧向高级恐惧转移。譬如，当你站在讲台上，感觉很紧张，你不妨来个"金鸡独立"，把一只脚稍微吊起来，让自己身子失去平衡。你害怕跌倒，所以你的注意力也随之朝向下肢是否平稳，而不是关注抑郁。

如果领导命令你当面给某人打电话，你恐怕会毫不犹豫地拨打平常不敢打的电话，显然对拒绝打电话的后果的恐惧远大于对抑郁的恐惧。因为你害怕被领导责骂，因而你的注意力会从抑郁转移到领导的命令上来。再譬如公交车开到半途，司机晕过去了，眼看就要车毁人亡，平时不敢开车但会开车的你，又会怎样呢？

7.释放转移法。积压了大量的负面情绪，不能再压抑它了，而应通过合适的渠道予以释放，使身心得到充分的放松。这是化解焦虑情绪的最直接有效的方法之一。譬如，还有几天就要考试，感觉很紧张，你可以宣泄一番，释放不良情绪。

8.疲劳转移法。疲劳可以使人无法集中精力想问题、关注某个问题。抑郁症患者都有这样的体验：在疲劳的时候不大会抑郁，所以患者有时为了掩饰或逃避抑郁故意装作无精打采、很疲倦的样子。这样即使出现抑郁，别人也会以为他是疲劳所致。

疲劳转移法包括体力上的疲劳和心理上的疲劳。空虚无聊和精力过剩是一对孪生兄弟，它们都是抑郁症的好朋友。如果让学习、工作和生活忙碌起来，郁前折腾自然会得到缓解。

9.药物转移法。通过抗抑郁的药物可以暂时稳定情绪，转移注意力。

第二节　叫停郁中对抗

郁中对抗，是指在特定场景因为强烈的躯体反应导致行为受阻，而采取正面斗争的形式。水涨船高，郁中对抗非但没有减缓抑郁，反而加剧了抑郁和它的躯体化。对抗和抑郁成正比增加，形成强迫之势：越对抗，越抑郁；越抑郁，越容易对抗。要走出抑郁，必须打破这一强迫意识。

一、迂回战术

前面我们已经知道，正面突破只会加剧抑郁和躯体化，正确的出路就是转移对它的注意。换句话说，面对躯体化，切勿从正面硬拼，应采取迂回战术。患者可以做一些伴随动作，比如深呼吸、伸展四肢、拍拍四肢的关节处等。有时候，咳嗽一声也能打破僵局，让你摆脱困境。

二、关注迁移

我们知道，抑郁发作是条件反射的结果。郁中可以通过改变条件刺激来切断预期反应，避免抑郁的恶化。可添加一些痛觉、触觉、味觉、嗅觉、视觉、听觉、动作等感觉刺激取代条件刺激，即在躯体化之前加顶"帽子"，让注意发生前移，转移到对"帽子"的关注上。

比如患者准备去学校读书（郁前），产生抑郁预感，随即被预感吸引，与之对抗，导致预感加剧。当他快进学校大门的时候（郁中），躯体化越来越明显，越来越引起他的关注。为避免躯体化的恶化，他打开随身携带的手机听音乐，优美激情的音乐吸引了他的注意，躯体化渐渐地减弱。除了音乐，嘴里含块口香糖，吃点零食，跟同学打招呼，快步走进教室，甚至可以掐下身上的肉，或大喊几声，还可以采取"金鸡独立"等方法转移注意力。

三、注意几点

1.如果郁前折腾非常厉害，大脑就会一片空白，此时，你可能什么也不知道了，唯有退避或原地不动，等候救助。

2.患者总是担心遇到躯体化时什么也做不了。其实，只要切断了郁前折腾，这种担心就是多余的。

3.要解决郁中对抗，就不要直奔主题，要慢慢地向目标靠拢。

4.躯体化的规律：躯体化的程度与你要参加活动内容的重要性成反比，与战胜它的欲望或关注它的程度成正比。比如，有个高二女生，因为学校有个紧急通知，要她立即前往学校填表。本来这些天她的抑郁在发作中，只要一到学校门口，肚子就疼，就要去医院止痛，家长不得不帮她请了几天的假。但今天学校紧急通知，事关个人前途大事，她被这件大事吸引了，就没有关注抑郁问题。当她去了学校，填完表回家，家长看到她无事一般，就问："今天去学校没有闹肚子疼？"她想想后回答道："没有啊。"

第三节 停止郁后纠缠

毫无疑问，郁后纠缠会加深抑郁记忆，强化抑郁反射，落下心理阴影，因此被称为"播种"。要想抑郁症康复，必须停止郁后纠缠，而解除郁后纠缠，又必须采取防打并举、标本兼治的原则：一方面要防止出现新的郁后纠结，另一方面要解开已形成的郁后纠结。

我们知道，郁后纠结都有其客观存在，如发生抑郁，怕被人看不起，逃避抑郁等，甚至还包括郁后纠结本身。当然最终决定郁后纠结的往往不是客观存在本身，而是对它的关注和认知。

一、客观刺激

只有少发生抑郁，少逃避抑郁，才是减少心理纠结的客观物质基础。患者能去面对现实（比如参加某个活动，去读书、工作等）就去，不能勉强，更不要抱着想证明自己不抑郁的目的四处出击。不抑郁了，顺顺利利，心情自然好了。但患者总想趁热打铁，乘胜追击，这里试试，那里碰碰，无事找事。

然而，马走千里也有失蹄的时候。一旦碰壁了，出现抑郁了，仿佛晴天霹雳，好心情又立即跌入低谷，自信也没了，抑郁加深了。如果在每次活动中，做到适可而止，见好即收，不仅收获喜悦，更带来一份自信。如果能多坚持就坚持，遇到躯体反应强烈，实在难以坚持，就迂回绕过，千万不要逞强。如果无法迂回，可以选择离开现场，以保护自己。即使发生了抑郁，即使逃避了，也要尽力减少纠结。

1.不要回味。回味就是反刍，思前想后，反复咀嚼，把发生过的场景像放电影一样在大脑里回放几遍，沉浸在当时的情景回忆之中，从而导致抑郁伤痛的记忆加深。

2.不要骚动。发生了抑郁，不必引起内心的骚动。怎么发生了抑郁？怎么又逃避了？怪自己毅力不够坚强，心里久久不能平静，甚至吃不下饭，睡不好觉。任何时候发生抑郁都不是你愿意的，因此都要原谅自己，不要搞得自己心烦气躁。

3.不要批判。这里的"批判"，是指发生抑郁后，患者会进行一番自责式的批判，怪自己不争气，怪父母，怪身边的人，怪自己的命不好，怪自己是一个废物等，但就是不怪自己的主观思想。

有的患者可能要问，既然"不批判"，为什么书里不少地方充满了批判的话语，还要求我们进行自我批判呢？其实这并不矛盾。前面的"要批判"是对自己的错误思想进行批判，而这里的"不批判"，就是叫你在出现抑郁后不要去批判自己。也就是说，我们需要批判的是错误思想，而不是抑郁症状。

需要注意的是，发生了抑郁，难免会出现骚动、反刍和自责，但你要做的，就是尽量不给自己时间去回味过去、自责和骚动，可以通过各种转移注意的方式去切断它们。

4.不要讨论。不管抑郁怎么样，都不要讨论。更不要与人交流抑郁的学习心得、方法，没完没了地讨论和念叨抑郁。抑郁是一种记忆的过程。抑郁的康复需要一段淡化遗忘的过程，才能把心理阴影这个"活火山"变成"死火山"。到那时候，不管怎么谈论抑郁，都无关紧要。

5.切勿总结。不管抑郁发生了还是没有发生，抑郁多了或者少了，进步了还是退步了，今天为何会抑郁，为何不抑郁，都毫无意义，都不要总结，不要评价。总结回顾和评价，无疑会加深抑郁记忆的过程。

许多患者有写日记的习惯，喜欢把被抑郁折磨的心情和抗郁的经历记录下来，认为这样可以有助于自己总结经验和教训，却不知这样反而会强化抑郁的记忆，阻挠康复的进程，应立即停下来。

二、正确认知

患者总是希望能控制自己不要发生抑郁，而希望总是落空，行为往往失控。抑郁发生了，逃避发生了，他们又不愿意接受这个现实，而无休止地自我纠缠。本来发生了不愉快的事，适度的自责和纠结也是难免的，可是他们却不愿意看到这个合理的结果，因而对出现的"自责和纠结"进行百般对抗，并且没完没了地纠结，这就是强迫和反强迫。

怎样才算正确认知？降低期望。要消除郁后纠结，必须改变认知，降低期望。拥有一颗平常心：抑郁少了，高兴归高兴，但不得意忘形；抑郁多了，难过归难过，但我能接纳；抑郁发作了，郁闷归郁闷，但我不会反复纠缠。如果我尽力了，还是阻止不了郁后纠结，我也认了。

1.明确因果。有因必有果。如果发生了抑郁，或者逃避了，甚至发生了郁后纠结等，患者肯定会感到难过、自责、焦虑、恐惧、不安，这些都是人之常情。况且，发生了抑郁，或者逃避了抑郁，甚至郁后纠结本身也没有什么大不了，因为它们都不是导致心理阴影的主因（最多只是外因而已），根本原因是患者对它们的错误认知而产生的对抗态度，正是这种对抗态度把郁后单纯的心理波动推波助澜，变成复杂的、激烈的心理波动，导致心理阴影更上一层楼。

2.正面接纳。既然发生了抑郁，导致心理纠结或心理波动是合理的、正常的，就应该接纳之。

3.侧面疏导。如果尽力了，抑郁还是发生了，即抑郁种子结了"恶果"，要及时从侧面去疏导情绪，避免再次"播种"而形成新的创伤性阴影。发生了的就是合理的，发生了就是历史。既然是历史就无法更改，何故后悔不已呢？因此，发生了的就要接受现实，顺其自然，为所当为，做自己该做的事情。

发生了抑郁，出现严重躯体化，伤心总是难免的，千万不能因抑郁丢人而不吃不喝，不工作。总之，一切发生了的事情都要原谅。否则，必将导致新的创伤阴影。

虽然心理波动和情感冲动压制不了，但行为可以控制。所以，郁后的心理波动都要允许，特别是晚上睡觉的时候更应允许。即使想起抑郁而睡不了，也要接受这个现实。你只要控制自己的行为，譬如吃饭、上班、交友等不被耽搁就可以。

三、疏导发泄

释放负面情感的最好办法，就是倾诉自己的情绪。倾诉就是发泄，完毕后，必然放松。

需要注意的是，千万不要与同病相怜的患者倾诉。否则，当你在倾诉自己负面情感的同时，别人也会把积压已久的负面情感倾倒给你，半斤对八两，导致你的负能量增加。

四、转移注意

如果尽力了还是纠结，也是难免和正常的，不要穷追猛打，应及时转移注意力。具体可参考"郁前折腾"一节中的转移注意力的方法。

第十六章　阴影淡化

第一节　基本概述

抑郁阴影是指潜伏在内心深处的抑郁情绪，抑郁阴影一日不除，病态抑郁一日存在。

抑郁阴影是在"八大压力"和错误认知的作用下形成和加深的，它涵盖了各种抑郁情结，主要包括因愤怒和恐惧导致的负面情感。前者是因愤怒或欲望被压抑而导致的怨恨、亢奋、苦恼、无奈、烦躁、反抗等情结，因为聚集了大量的负能量，所以它蓄势待发；后者是因恐惧被掩饰而导致的焦虑、自卑、多疑、自闭等情结，因为失去了许多正能量，所以它亟待补养。

淡化抑郁阴影，必须化解愤怒和恐惧两大情结。

从能量的角度上观察，愤怒和恐惧的实质是一致的，都是积蓄了负能量。身心健康的人，体内的正负能量的比例是平衡的。愤怒情结是因为被迫接受负能量，导致负能量大量沉积，而恐惧情结是因为体内正能量的大量丢失，导致正能量匮乏，负能量相对上升。

不难理解，抑郁阴影是隐藏在潜意识层中的巨大负能量磁场，对思想和行为具有巨大影响力。难怪，抑郁症患者为之日不能食，夜不能寐，纠缠不休，痛苦不堪。因此，要淡化抑郁阴影，就要发泄负能量，补充正能量，使体内能量达到平衡。

俗话说，"失之易，得之难。"相对来说，发泄负能量比获得正能量要容易得多。

第二节　怨恨化解

怨恨的情结，是指被理智压抑到潜意识层的、得不到发泄的怒火而形成的怨气，它是积压已久的负性能量。这股潜伏的能量，一旦遇到条件刺激就会蠢蠢欲动，横冲直撞，让人不得安宁。受其影响，患者大都心火旺盛，烦躁不安，易冲动，易亢奋，惹是生非，寻求发泄。被现实打击形成的愤怒情绪，如果没有及时疏导、发泄，就会形成心理情结。

正如一位患者诉说："我因为抑郁，被人视为废人，又不好意思告诉别人，内心忍了太多的东西，这必然导致压抑心理。"

事实上，抑郁症患者受到伤害后，不敢表达出来，就会"受气"。由于爱面子，不愿意跟正常人倾诉，以至于连自己的亲人都无法理解其痛苦和想法。压抑太久，积怨太深，久而久之就会形成抑郁情绪。没有压力，就没有动力。积压已久的负性情感，携带着巨大的负能量，如果合理运用，可以转化为实现人生理想的巨大动力。反之，则会把整个人生拖入万劫不复之地。具体化解步骤如下。

一、打开心结

1.用换位思考解开心结，疏通情绪通道。

2.尊重因果关系。都是因为自己不懂抑郁症原理和因果关系，违反了自然规律，才导致事与愿违的结果。怪不得别人，一切都是自己的无知造成的。

3.存在即合理。抑郁发生了，后果呈现了，就无法再回到不发生的状态，事已至此，再后悔，再纠结，也无法挽回。心里难免痛苦、纠结，但想归想，行动归行动。理解原谅自己，继续往前走！

二、释放能量

当你发生了抑郁，当你的尊严被践踏，欲望没得到满足，内心就会积压大量的负能量。所以打开心结后，应当及时发泄负能量，只有发泄才会获得轻松。

1.广交朋友。多交朋友，与人为善，会使你的心理保持健康。有些事和家人说有顾虑，同朋友说，则可敞开心扉。特别是与有思想的朋友交往，大有裨益。

"听君一席话，胜读十年书。"朋友的良言一句，可能会开拓你的思路，令你茅塞顿开。广交朋友，能化解你的寂寞，充实你的生活，使你快速适应各种生存环境。每个人都有一颗孤独的心，人人都渴望得到温暖，多交一个朋友就多一份阳光和温暖。

2.真情倾诉。向正常人倾诉因抑郁而压抑的隐情。当你陷入痛苦纠结、疑虑不解、压力很大时，不妨向好友倾诉，多听听好友的劝告；当你遇到挫折，心灰意冷时，向好友求助，他们会帮你加油打气，促你奋起。

3.陶冶情操。多听些舒缓的、宁静的、陶冶心灵的音乐，特别是经典的，共鸣的，冲击潜意识的音乐。不要听低级庸俗的音乐。

4.整体转移。抑郁是一种记忆，关注抑郁，意味着强化记忆，增强抑郁的敏感度。所以要从战略上转移注意力，把目光朝向大千世界。无聊是抑郁症的好朋友，充实自己才是它的天敌。因此，要培养自己的业余爱好，有规律地工作和生活，在忙碌中淡化抑郁，忘却烦恼。

第三节　恐惧淡化

曾经发生过抑郁或因害怕抑郁逃避现实，继而耿耿于怀，就会形成恐惧情结，建立抑郁反射。以后只要遇到熟悉的场景就会害怕，并产生预期反应和逃避抑郁的行为反应。

患者每次遇到恐惧之后，要么会因蛮干而抑郁，要么会因逃避而自责，结果都会导致正能量的流失。正能量一旦大量流失，必然会因底气不足导致对外承受力下降，经不起一点挫折，遇事心虚气短、胆怯自卑、失去自信。这类患者以隐性抑郁者居多，他们向往突破（撕破伪装，暴露自己），却又不敢突破自己。

相反，那些退避在家、一看就知道抑郁的人（显性或微笑抑郁者），他们至少敢于暴露自己的问题，敢于表达自己的情绪，敢于告诉家人："我抑郁了！"可是，隐性抑郁者却不敢表达自己的真实内心。为了维护自尊，他们选择伪装，把心中的负能量严严实实包裹了起来，生怕泄露了。

不在沉默中爆发，就在沉默中灭亡。由于正负能量严重失衡，负能量的比例太高，隐性抑郁者对环境（条件刺激）非常敏感，行事十分小心，自我保护意识极强，也极其危害性。具体淡化措施如下：

一、打开心结

我的著作《情绪心理学》系统阐述了抑郁恐惧形成的前因后果，并指出了消除恐惧的途径，为你解开对恐惧的疑惑。本书不再赘述，读者可以参考拙著。

二、挤出能量

如果排泄出体内的负能量，正能量的比例自然上升。老子说："将欲取之，必先予之。"要把潜藏的负能量引出来，可用负能量做诱饵。这就是欲擒故纵、以毒攻毒的道理。

1.大胆面对。在哪儿跌倒，就从哪儿爬起来。只有到熟悉的环境中去，才能释放负能量，从而把丢失的正能量补回来。所谓熟悉的环境，即是指抑郁的条件刺激。患者要大胆接受条件刺激，以及由其导致的条件反射，让抑郁情绪从潜意识层中大量释放出来。如果反其道而行之，避开条件刺激，逃避熟悉环境，抑郁阴影不仅不能淡化，反而会加重。

抑郁症患者也有体验，只要不出现恐惧源，就没有恐惧的各种反应。没有恐惧紧张，一般就不会出现躯体化反应。因此，他们会错误地认为，只要不紧张，不抑郁，不出现躯体化，抑郁的心理问题（这里指心理阴影）慢慢就会好起来，因此他们变着法子逃避抑郁。有的借故逃离各种害怕的场景，如躲避工作、交友、上学、聚会、会议、汇报，等等。这样虽然暂时躲过了各种恐惧场景，却导致长久的恐惧和不安。

患者还有体验，只要换个生活或工作环境，即躲避条件刺激，就不会发生抑郁反射。可跑了和尚跑不了庙，只要回到熟悉的环境，抑郁又会"杀回老家"。结果又必然会引起内心自责和纠缠，造成极大的心理压力，并强化抑郁阴影。

2.聪明迂回。面对条件刺激，恐惧和紧张会源源不断地涌现，但"怕归怕，做归做"。面对恐惧，并不是叫你拼命消灭恐惧，而是能做就做，做不了，就用点方法迂回。如果实在迂回不了，避重就轻，以减少抑郁或避免伤害自尊为原则。因为你的目的不是为了与抑郁较真，而是把自己的事做好。

假如恐惧感涌现后，你用理性去压制它，必然消耗同等的正能量，并且使原来的恐惧感成倍增长。故而，压抑情感将导致负能量增加，正能量丧失。要排泄负能量，就必须带着恐惧和紧张去面对抑郁的场景，因为每一次成功都能获得一份自信。

3.具体实施。遇到抑郁场景，先让抑郁反射发生，即允许"发芽、开花"，但不允许"结果"。或者说，先接受条件刺激，让抑郁预感、抑郁意识、轻微躯体化症状涌现，之后立即转移对抑郁场景的注意力，迂回绕过它，或者走为上计。

每一次预感的出现，都意味着抑郁阴影中的恐惧被条件刺激"挤了"出去，即负能量被释放了一次。只要不出现抑郁恶果，恐惧的情结就减少了一部分负能量。换句话说，每一次抑郁预感出现后，如果没有发生"恶果"，或者即使有了"恶果"，但没有郁后纠结，你就获得了正能量，你就增添了一份自信。长此以往，你就不再害怕条件刺激，就像小狗，每次响铃都吃不到肉，渐渐地就对铃声失去了兴趣。

现实生活是挤出负能量的最佳场所，所以抑郁康复必须回归现实，而不是逃避现实。

三、摄取正能量

要补充正能量，最直接的办法就是从现实生活和自然界中摄取。

1.开心文艺。通过欣赏好的文艺作品，如鼓舞人心、积极奋进、健康向上的经典影音、文学、艺术、戏剧、表演、广场舞等精神食粮，打开心扉，获取正能量。

2.广交朋友。结交一些乐观进取、善解人意、正能量强大的好朋友。万物负阴而抱阳。人的本能都喜欢靠近正能量，如向日葵，只有面向太阳才能生长；树林里的青藤，要想生存下来，只有缠上大树才能争取一丝阳光和雨露。请带上一双忠实的耳朵、一张微笑的脸、一颗真诚的心、一双热情的手，你就会交到许许多多的好朋友，就会获得强大的正能量。

3.奋发向上。努力进取，获得成功。要摆好自己的位置，把工作做好，把家庭安顿好，争取事业、家庭双丰收。

4.户外活动。多参加户外阳光健康的活动，如游泳、跑步、打球、散步、郊游、广场舞，等等。平时多亲近大自然，高山流水、鸟语花香、阳光明媚、辽阔大海、草原、夜空等等，不仅能让烦躁的心安静下来，还能使自己的心胸开阔，虚心包容。

5.树立理想。有了人生信仰，你就会明白，为谁而活，怎样去活。你就会定下心来，人生就有了主心骨，你就会明明白白地做人，踏踏实实地做事，就会坚忍不拔，勇猛精进。

6.奉献仁爱。"赠人玫瑰，手留余香。"当你无私地把东西给予他人的同时，快乐感染了你我他。

你可能也曾有过这样的体验：当你做了一件很小的好事，如让被抓的野生动物回归大自然，牵盲人过街，扶老人行走，拾起草坪上的废纸或烟头，给人微笑，等等，你都会觉得自己有股爱心在荡漾。你的潜意识似乎在说，你是好样的！感觉自己一下子变得高大起来，胸膛挺了起来。做了一点善事，就会得到奖赏，感觉好开心，心胸豁达起来；做了一点坏事，同样也会受到惩罚，觉得心有不安、惭愧起来。只有理直才气壮。只有自己认为有道理，你才有信心去说服别人。如果连自己都觉得毫无道理，觉得自己龌龊，连自己都看不起自己，哪有底气去面对他人，又谈何实力去征服世界？

"人在做，天在看。"这个"天"其实就是你的良心——你的潜意识。潜意识是你全天候的朋友，它是一台摄录你日常生活的记录仪。不管你做了什么事，不管大事小事，它都会忠实地原原本本地记录下来。你做过的坏事、好事，能瞒过别人，却瞒不过自己的良心。因为它是一只无处不在、想躲躲不过的"天眼"。你的天眼总是默默地守候在你的身边，世界上没有任何人能比它更关心、更了解你。你做了好事，它会为你鼓掌喝彩，让你挺起来；你若是做了坏事，对不起！它会毫不留情地谴责你，看不起你，使你抬不起头来。

因此，古人才说"举头三尺有神明""若要人不知，除非己莫为""为人不做亏心事，不怕半夜鬼敲门"。世上没有鬼神，全在人心；真心、假心，全靠人的良心！你的"天眼"保存了大量的信息，包括你以前犯下的错、受过的伤，它们可能成为影响你一生的记忆，或许成为你为人处世的警钟和人生道路上的指南针，或许成为你的良师益友，或许变成你身边最可怕的敌人。

与抑郁纠结这么久，受伤最深的不是别人，而是你的潜意识。所以你需要修复自己受伤的心，需要弥补失去的正能量。而这一切，其实很简单：只要正大光明之心涌现，只要你拥有一颗仁爱之心，只要你做人做事问心无愧，那些可怕的记忆就不能左右你，恐惧的阴霾自会散去，你的形象自会高大，你的头也能抬起来了，你的腰板也会挺起来了，破碎的心渐渐地得到了修补。

第十七章　康复误区

第一节　抑郁症为何久治不愈?

许多来访者说：走出抑郁怎么这么难？其中的原因是多方面的，有主观原因，也有客观原因。

主观上，抑郁症患者大都自以为是，固执己见，结果聪明反被聪明误。事实上，一旦堕入了抑郁的陷阱，犹如作茧自缚，一切挣扎都是徒劳。客观上，抑郁症离我们或远或近，置身其内犹如闯入一座扑朔迷离的魔宫，怎么找也找不到出口。

每个抑郁症患者都尝试了各种方法，结果都以失败告终（生活中虽有不少抑郁康复者，但也不是用什么抗郁之法好的，而是从源头上采用攻心之术，不治自愈）。患者为此悲观失望，无可奈何，抑郁症也因此被称为古今中外的难题。

难道抑郁症真的没有办法克服吗？当然有！任何疾病都能找到解决的途径。颠覆传统，采取逆向思维模式（反逻辑）的秋水理论已成为越来越多人的共识，使越来越多的抑郁症患者摆脱了心理痛苦，走上了自我康复的轨道。

第二节 药物治抑郁，靠谱吗？

大部分抑郁症患者坚信自己是生理上的疾病，而不认为自己有心理问题，所以不愿意接受心理治疗，情愿住进医院接受药物治疗。

假如抑郁症是生理疾病，当然必须依靠药物来治疗。虽然开始用药不大习惯，但只要使用久了，慢慢就会成为自己的习惯。关键是服药后人的各项心理和生理指标都改善了，抑郁症似乎也会朝着良性方向发展，所以患者有理由相信：只要持之以恒地科学用药，日久天长，抑郁症就会完全康复。

但药物不可能治愈抑郁症，只能控制和稳定抑郁情绪，调理生理功能，从而达到"假性"康复。有个求治了多年的患者写道：

> 自己当年也曾使用药物抗郁，我的抑郁才"由重转轻"。"你的精神状态好多了！""脸上有笑容了！"每当我听到这些赞赏的话，我并不开心，反而哭笑不得。我每天使用药物稳定情绪，装模作样地工作和生活，周旋于社交场合，表面上快乐了，但我心里只有苦涩和恐惧。我能依靠药物这条"假腿"走完我的人生旅程吗？我能把这条"假腿"变为自己的真"腿"吗？我能戴着假面具生活一辈子吗？这一系列问题缠绕着我，让我心烦意乱。以前抑郁发作时，我会万分痛苦，现在用药物虽然不抑郁，但我仍然痛苦，并且陷入了迷茫。我知道，药物作为抗郁的一种手段是必要的，但用多了也不灵，只有不停地换药。当我得到了有效的心理疏导后，我慢慢地开始放弃了药物，真正走向了康复。

事实上，不光是药物，任何抗郁的方法，包括各种暗示疗法、无抽搐电休克治疗、暴露法、放松法等都不能打开人的心结，因为心病只有心药医。抑郁症是错误认知引起的心病，而这块心病外在表现就是抑郁情绪和它的躯体化。也就是说，暴露或者没有暴露出来的抑郁问题只是抑郁症的症状而已。药物是针对抑郁的症状（如情绪低落、躯体化）调理的一种对症疗法，充其量也只能是暂时抑制症状的一种手段而已。

药物疗法或者电击疗法，怎能医治人的思想认知问题呢？

做贼心虚导致的身体颤抖，只能假装镇静自如，内心的坑坑洼洼，即使采用精美的包装，用再好的药物掩饰也只能是暂时的，终究是竹篮打水——一场空。就如房屋因基础不牢引起墙体的裂缝，即使用再多的涂料去粉饰也只能暂时光鲜，久了，残破的本相照样暴露无遗。求人不如求己，与其用外来方法掩盖抑郁症状，不如自己改变内心。花钱粉饰裂缝，不如把基础夯实，这才是根本之道。因此药物治疗抑郁症，不是长久之计。然而，不管什么疗法，在抑郁症治疗的初期作为一种手段是必要的，但在抑郁症康复期，就必须摒弃，否则会阻碍抑郁症的康复。

现在仍然有不少患者死死抓住药物这根救命稻草不放手，他们幻想着这条"假肢"会变成他们的"真腿"。

第三节　换个环境会好吗？

一名患有抑郁的年轻人，去了很远的地方打工，心想在人生地不熟的地方，即使遇到难堪也没有人认识他，当然也没人瞧不起他。感觉到了世外桃源，轻松自然，无忧无虑。但不久以后，抑郁依旧，感觉比从前还要艰难和痛苦。他想回乡，又怕没脸再见江东父老。他感到茫然，为什么刚去外边一点都不抑郁，可后来一切又变回到从前呢？

他开始只是希望借助改变生活环境来改善或治好自己的抑郁，在外面打工的初期阶段，感觉很开心，很少出现抑郁。可好景不长，一个小小的打击，一下就把他打回从前。他找了当地一家心理救助机构，不但没有效果，心理负担反而加重了。

年底回家过年，他意外发现自己一点都不抑郁。他以为自己的抑郁症奇迹般地好了。然而，一场欢喜一场空。正当他踌躇满志的时候，一个小小的诱因，又把他打回了从前。"抑郁反复了，又发作了！"他痛心疾首。

没有心理阴影或抑郁种子，就不存在抑郁意识；有了种子，只需诱因具足，就会破土发芽。但无论在哪一种工作和生活环境中，都有一定的压力，都会碰到不尽人意，甚至伤心的事。如果这种伤感情绪得不到及时发泄，久而久之照样会抑郁。只要对待抑郁的认知有问题，或者对待压力和情绪的认知和态度不改变，遇到打击后，照样会形成抑郁阴影或抑郁种子。

环境虽然变了，但错误认知没有改变，病态心理没有改变，抑郁的记忆或种子没有变，还会检查自己的身心变化，还会监控和搜索抑郁的迹象。而任何身心反应都经不起高分辨率的检查，一旦有什么疑点，你立刻又会高度敏感和关注。结果抑郁又来了。

为什么许多抑郁症患者会出现"不抑郁的蜜月效应"？除了药物的作用外，很多是因为转移了注意力的缘故，就是把对熟悉的环境关注，转移到相对生疏的一种环境上来。变换生活环境，意味着引起抑郁的条件刺激发生了变化，由熟悉的场景转移到陌生的场景。所以刚出外打工，过去建立起来的抑郁反射因为条件刺激发生了改变，就不会导致抑郁反射。而在家乡就不同，触景生情，诱发抑郁反射的条件刺激比比皆是，所以抑郁反射相对活跃。

如果长期在外地工作生活环境下，老家建立的抑郁反射就会进入暂时"冬眠"。如果这时突然回乡，置身于熟悉的环境中，过去建立的抑郁也会像冬眠的蛇一样慢慢地苏醒。这就存在一个不抑郁缓冲的过程。

综上所述，变换环境虽然出现"不抑郁的蜜月效应"，并不意味着抑郁症的内核发生了转变。只要对待抑郁的错误态度未变，抑郁阴影或抑郁种子也丝毫未变。

第四节　让自己乐观起来

职场上很多患抑郁症的人，他们逢场作戏，脸上总是挂着灿烂的笑容，以为这样可以给人带来阳光，也可以给自己增加热度。

这种假装，就如丑媳妇戴着假面具见公婆，虽然没有被发现，但瞒得过今日，瞒不过明日，过后容易引起自责和纠结：总觉得自己不诚实，不敢表达自己，恨自己胆子小，不敢暴露，活得很憋屈。每次逢场作戏时心里更加发虚，生怕伪装被揭穿，生怕露出真面目。一旦面具撕下了来，原形毕露后，其痛苦可想而知。

抑郁症分几种：

第一种：在外面受了委屈，不敢反抗，只能压抑自己。但又不想伪装，选择逃避，躲到家里折磨父母。

第二种：在外面受了委屈，或遇到压力排解不了，很难过，但又怕被别人发现，还要假装没事。

第三种：客观环境不允许，装不下去，不得不暴露自己。也就是说，被命运残酷地撕开了伪装，把最不想袒露的隐私暴露给了公众，可想而知，这是一种生不如死的痛苦。

有个知名咨询师帮人做了很多家庭调解。在外界看来阳光开朗，可是家庭问题一塌糊涂，女儿双向抑郁了，老公出轨了，闹得满城风雨，如今想装都装不了，想假也假不起来了。

抑郁症人有三种类型：一是逃避型；二是假装型；三是想装但装不了的抑郁型。

第一种是让家人痛苦的显性抑郁（或典型抑郁），第二种是自己痛苦的隐性抑郁，第三种是撕破了伪装，如同被人扒光了衣服的抑郁，这种抑郁更加痛苦。

假装乐观地去面对生活，却如丑媳妇带着假面具去见公婆。虽然也"面对"了，但这种面对的代价比逃避还要痛苦一千倍！

有一点必须肯定，假装乐观，面对生活，给别人带来开心，从某种意义上来说，这种假装面对和逃避在家还是有一定区别的。比如最近有个公司职员跟我咨询：

来访者：我觉得最近越来越有点情绪不能自控，道理都懂，就是拿不起，放不下，难为自己而已。

咨询师：心理学不是讲大道理，而是展示看不见的被人忽略的小道理。

来访者：知道心理学贵在解惑。有些时候心里苦，不想诉说，明明想哭，偏偏要笑着，苦啊。

咨询师：这是表演和伪装导致的。

来访者：人都有两面甚至好几面，以前再烦，在外面，特别在顾客面前，我都会表现得很好，可最近我发现我做不到了。想哭，没有眼泪，装笑，又笑不出来。不知道自己该如何去面对？

假如丑媳妇见公婆，不想戴面具，但又怕自己受不了，怎么办？

先去见公婆再说，等公婆盯着你脸看，再用手或什么东西遮挡下丑脸。这样做虽然也用了方法伪装，但这是面对后不得已而为之，是一种见机行事的做法。虽然也是逃，也逃得伟大逃得光荣。假如患者不想逃避在家，也不想伪装自己，更不想把自己的真实暴露在公众视线之中，有没有别的路可走办？

有！采用"大胆面对，聪明迂回"的战术。

第五节　忙起来，就没时间抑郁了？

看到身边的抑郁症者萎靡不振，不愿动，一些好心人就会劝患者："你只要忙起来，就没时间抑郁了。"

这话听起来很有道理，但抑郁症患者却不会认同。因为他们一点都不闲，相反，他们的计划满满的，只是因为陷入了精神内耗（或心理对抗）才变得没有力气爬起来做事。

运动，忙碌，交友，饮酒等，的确可以达到散心和忘忧，但在夜深人静时，相同的问题还会油然而起，让你无法招架，夜里无眠。

"不要让自己闲着，无聊就会想无聊的事……"这些道理，我们早就知道，也是这样做的，但我们努力却适得其反。

我们的大脑没有一天不在穷思竭虑，我们的身体没有一日不在拼命挣扎，可是我们就像一只苍蝇，被一张无形的蛛网粘住了，全身无力，无法动弹。

患者说：我只想躺下休息，难道有错吗？

我们知道，身子累了，躺下休息就可以。如果心累了，躺下休息，反而为"内耗"提供温床。

对抑郁症患者来说，最好的休息就是参加稍微剧烈点的运动，如羽毛球、游泳、跑步、舞蹈等，当然同频共振的音乐、倾诉性聊天也是不错的选择。

抑郁症患者就像一只误闯进房子里的小鸟，开始是快乐的，后来因为死也飞不出去，反而一次次被看不见的玻璃折伤翅膀，备感忧伤，变成愤怒和抑郁的小鸟。

尽管小鸟也是凭着经验和本能，朝着光亮的窗户飞过去，以为那就是希望之光，就如正常人叫我们忙起来，不要让自己闲着，无聊就会想无聊的事……这些道理，我们都懂，也是这样做的，但我们的努力和结局却适得其反。如此，患者还要朝着自以为正确的方式继续冲刺吗？

须知眼睛会骗人，因为看不到隐性的阻力，除非戴上心灵的眼镜。抑郁症者的大脑没有一天不在穷思竭虑，不在拼命挣扎，想冲破这个隐性的铜墙铁壁。我们就像一只被蛛网粘住了的苍蝇，无法动弹，任何挣扎都是作践自己。

为什么老天要折磨一个勤劳勇敢、积极向上的人？

请上天给我一双慧眼吧！这是2008年之前，当我被抑郁这张大网牢牢困住的时候，我一次次向苍天发出的叩问。

一本传统故事书擦亮了我的眼睛，让我看清了这张笼罩我身心的隐形大网，我这才豁然开悟。

原来我一直都被世俗偏见和所谓的道理带偏了节奏，就像陷入黑咕隆咚的山洞，找不到出口，我们都以为只要手里有个火把，就能找到洞口，就能活着出去，结果火把掩盖了洞口的光。幸好我听过一个类似"灯下黑"的故事，才让我活着走了出去。

如何在迷宫中找到出口？千万不要被眼前的诱惑或想当然的结果带乱了自己的节奏。此时任何急躁都无济于事，反而会让你失去方寸。一次次发疯似的左冲右突，都是在做无用功，而且还会消耗宝贵的能量，让自己提前倒下。这时候一定要冷静下来，给自己一点稍安勿躁的时间，也许蓦然回首的那一刹，你会隐约发现远处一丝生命的微光。

抑郁症患因为执着于自我的世界，以至于看不到事实的真相。这就是苏轼写的"不识庐山真面目，只缘身在此山中"。

朝着相反的方向去思考，不要总沿着自认为合理的方向去想。只有逆向思维，不是想当然，才能走出抑郁。

世人遇到烦恼之事，无非有两种处理方式：一是当下能解决就解决，暂时解决不了，先留着，继续投入生活，有机会再干掉它；二是非要当下就干掉它，不想拖延，结果反被烦恼牢牢缠住。

第一种人肯定是正常人，第二种人可能会变成抑郁症患者。其实，第二种人就是作茧自缚，自己把自己牢牢地困死。

因此，秋水理论发现，抑郁症就是对抑郁的抑郁。

只有逆向思维，才能真正走出抑郁。

不解决如鲠在喉的思想认识问题，任何疗法都起不了真正的作用，最多暂时有效。不是想当然，也不是让自己忙起来，只有在正确思维的引导下，才能找到光明，才能重新站立起来！

第六节　治好抑郁一定要暴露自己吗？

在很多人的心里，抑郁症被污名化：精神病、潜在暴力狂……

一旦被贴上精神疾病的标签，就会影响学业、工作、交友，以及将来组建家庭，而且不管自己承不承认，介不介意都会受到影响。比如现在很多学校在对学生进行筛查，一经发现有抑郁倾向就会面临被劝退的危险，这对许多孩子和家庭来说无疑是灾难。

还有许多企业单位，也在用人问题上进行严格过滤，一旦发现心理有问题，就可能被辞退，这种做法对本来就痛苦的"抑郁"者来说无异雪上加霜。

为了不被他人歧视，为了保持基本生活需求的稳定，为了不给身边的人带来压力，绝大部分抑郁者也只能缄默其口，严严实实地伪装或者躲起来。因此很多抑郁的青少年都选择躲在家里，但大部分成年人，尤其有一定知名度的抑郁者，会把极度的悲伤藏在欢乐的背后。

有人说，一灯能除千年暗。如果让抑郁的心灵赤裸裸地暴露在光天化日之下，阴暗潮湿的心一下子见到了光明，阴霾被阳光驱散，积压已久的抑郁情绪能得到极大释放。是啊，扯下遮羞布，突破病耻感，看起来有利于抑郁症的治疗。

如果抑郁症患者把压抑已久的情绪宣泄了，或者把自己患病的真实情况告诉了别人，撕开"伪装"，扯下遮羞布，让掩埋很久的隐秘暴露在外，无疑对抑郁症的治疗会有帮助。

暴风雨后的宁静，几年、十几年，甚至几十年一直被掩盖的抑郁情结像冰块一样彻底地暴露在阳光下。冰冻的心融化了，思想枷锁彻底解放了，内心豁然开朗了。虽然会有一阵钻心的疼痛，想想自己以前藏着掖着，每天提心吊胆，苦苦折腾和挣扎，干脆一次性暴露，再也不用伪装了，岂不是更痛快！

有人担心在强大的社会压力下，患者还能生存吗？你又没做亏心事，相比之下，抑郁症算什么呢？更何况短暂的剧痛是为了长久的开心幸福，何乐而不为呢？上面的突破计划，看起来合乎心理治疗的逻辑，其实不然。突破要符合现实。所谓的现实，是指不伤害自尊，也就是说突破是有底线的，不是盲目地蛮干。

譬如，拆弹专家需要突破的是尚未爆炸的炸弹，而不是正在爆炸的炸弹；司机需要突破的是敢于驾驶，而不是突破敢于制造交通事故；电工需要突破的是敢于操作电器，而不是突破敢于被电死；抑郁症患者需要突破的是敢于面对现实，敢于面对抑郁，而不是突破敢于发生抑郁，敢于暴露自己的隐情和丑态。

即使电视播放了你有抑郁症的隐情，但你依然不敢暴露抑郁的实情，最多承认自己有抑郁症（这跟一个人承认自己会放屁但不会暴露自己放屁的道理是一样的），反而更加忌讳、逃避、掩盖你的抑郁；即使大家都看到你抑郁发作的困窘视频，但人皆有之的爱美天性，也会让你掩盖抑郁。只要你认为精神病（因为医生说抑郁症就是精神病）是丑的，是与公众审美标准格格不入的，你就会觉得抑郁低人一等，因为人人都有随大流的心理和行为倾向。

"少见多怪，多见不怪"乃社会现象。大家都能正常生活，开开心心上班，只有少数人行为怪异，痛苦万分，自然成了众人关注、取笑或歧视的对象。如果大多数人是这样，就另当别论。即使你曝光了，即使大家都知道你有抑郁症，只要你是一个有头有脸，有七情六欲，做人有尊严的人，你就懂得遮丑和保护自己的隐私。难道"精神病"和"潜在暴力狂"的别称，不算丢人现眼吗？

许多研究者和媒体宣称，抑郁者患者只要突破病耻感，抑郁症就好了一大半。

胡说！只要人不怕死，没有什么不敢做的；只要人不要脸，岂会在乎抑郁？可世上有几人不要自己的脸面？真正的突破，是带着抑郁的恐惧心理去生活。真正的解脱不是敢于暴露抑郁，对抑郁不在乎，而是发生抑郁后不再责怪自己，不再思前想后，不再评价讨论，不再纠缠不休，尽量让自己不安的情绪平静下来。

第七节　放过自己

　　我母亲在世的时候，为了缓和关系，我一次次讨好家人，假装对别人非常好，"包容"他们的种种"不是"，但这样做，真的难为自己，我每天忍气吞声，心在滴血。

　　母亲去世后，我突然明白，我之所以忍受他们，说明我无法接受他们，我的心胸狭隘，缺乏宽容的心。我以为如此讨好家人，她们肯定会等价回报，但事实上不是这样。我更加不安，总以为他们不知好歹。现在想来，我的心思全被人家看穿了，怪不得别人不以为然，无动于衷。

　　其实你的真心假心，别人一眼就能看出来，只是我自己不知道罢了。我虽然选择放过别人，但不是出于我的本意，因为我不能放过自己。我的内心很想发怒，却被我一次次压抑。我总是劝自己放过别人，而代价是以自己的躯体做防御，伤害的还是我自己。怪不得我的情绪低落，精神不振，身体软绵无力。

　　也许有人会问：越王勾践被吴王夫差残酷地折磨，依然百般献媚讨好吴王，而吴王为何却没有看透越王的虚情假意？

　　勾践讨好吴王后，过后不会因自己卑微讨好夫差而自责，因为他是发自内心想讨好吴王，这样才能取得夫差的信任，放他回国。所以越王心甘情愿这样做，不会压抑自己的内心。果真，勾践的真心诚意最终赢得了吴王的信任，没有杀他，还让他回国继续做越王。

　　然而，讨好家人，我只会自责，更加难过，因为这不是我的本意，我只是想换取他们的友好态度。而且每次讨好后，我都会伤心难过，恨自己的命怎么这么苦？如果多几个兄弟，自己就不至于这么委曲求全……所以我心不甘，情不愿，压抑自己的内心，假装示好，当然结果也适得其反，反而让家人更加恼怒。

　　当你要选择放过别人之前，一定要先放过自己。不管自己有什么错，首先接纳存在的一切。比如来自内心的不好想法、愤怒的冲动，我们都必须允许、宽容和放过，而不是遏制或排斥，否则问题会更严重。就如从正面堵截黄河一样，容易导致洪水泛滥，酿成灾难。

同样，来自外界的伤害，比如受到别人的藐视、嘲讽或打击，或曾经犯下的错，我们也要放过和原谅自己，因为发生了的就是历史，历史是不能倒流的，痛苦是难免的，存在就是合理的。只有学会先爱自己，放过自己，才有实力爱别人，放过别人。如果连自己都不爱，连自己都不能宽容，还谈什么大度地去宽容别人？即使你逼着自己宽容别人，结果也会适得其反。只有接纳、放过自己，内心才会真正坦然和自在，别人也会真正放过你。

只有先修好自己，放过自己，才能改变世界。只有先学好本事，你才有能力去帮助别人。只有学会爱自己，才有资格爱别人。你连自己都不爱了，自己都没能力了，怎么有资格去爱别人？即使你表现出了爱，也是言不由衷，不是发自内心的，而是看不惯别人，想改变别人，生怕别人给你带来麻烦。

第八节　如何理解允许抑郁？

"允许抑郁"是一个沉重而又必须面对的话题。"允许抑郁"就是接纳抑郁症，即对现状的坦然接受。回想起来，我的康复也是允许了抑郁，才走上了自我康复的轨道。

患者和正常人只有一步之隔，就是是否允许自己有抑郁。如果跨过这一鸿沟，抑郁症的心理疙瘩一下就会解开。抑郁症不过是一件外衣，勇敢地甩脱这件披了很久的"外套"，做一个"有抑郁症状的正常人"！

叫你大大方方地暴露抑郁问题，恐怕需要万分的勇气，倘若叫你事后允许抑郁，应该轻而易举吧？只要没有心理纠缠，我愿意做一个带着抑郁症状最多的正常人！想到这，我突然恍然大悟！纠结了那么长的时间，不就是不愿接受这个客观现实吗？可是在事实面前，谁又能躲得过呢？

我终于从整体上彻底放弃了抗郁的念头，坦然接受自己有抑郁的现状，完全投入生活中去。所谓"坦然接受抑郁"，实际上就是无条件地允许抑郁。从局部来说，与抑郁的斗争还是难免的，对抗抑郁，纠结抑郁也时有发生，这个过程符合"事物总是在矛盾中迂回前进"的发展规律。

正常人允许抑郁，敢于面对，敢于藐视抑郁，是因为他们确信自己能驾驭抑郁。虽然正常人有时也会察觉自己有抑郁，可是他们从没有"不要抑郁"的愿望和努力，没有担心抑郁的心理负担，没有临场的紧张和犹豫，言行举止自然而轻松。也就是说，正常人郁前藐视抑郁，郁后接纳抑郁。

抑郁症患者总是担心发生抑郁后会给自己和家人造成各种各样的损失，幻想着这种顾虑有朝一日能够消除，幻想着只要完全允许由抑郁造成的物质损失，对抑郁的恐惧感就会消失……患者真能舍弃名利吗？

只要敢于面对（不是戴着假面具），证明你已经允许了抑郁，这就是战略上藐视抑郁。但是，藐视抑郁绝不意味着任由抑郁症发生，而是在具体操作中尽量避免抑郁的发生！这就是在战术上重视抑郁。

只要尽力了，即使发生了抑郁也无妨。这就是郁后一律允许抑郁。这好比，司机只要敢于上车，就藐视了交通事故的小概率事件。但驾驶过程中，司机决不能马虎，而应重视交通安全。如果万一发生了交通事故，不接受也要接受。这才是患者必须采取的正确态度。

所以，允许抑郁的真正含义是：郁前允许各种预期心理，郁中阻止恶性抑郁的发生，郁后接受发生了的一切。这好比，既要允许滔滔黄河东逝水，但也决不允许黄河泛滥成灾。如果不幸发生了灾难，只能接受现实。

第九节　他的抑郁康复了吗?

网上有个题主写道:

> 2015年,我被查出重度抑郁症。通过服药和咨询后,我的抑郁症彻底康复了。感觉生活是丰富且有色彩的,欲望也全部回来了,能吃能喝,而且也会有完美的性生活,记忆力完全恢复,开始能够接纳自己的不足,开始允许自己有攻击性,生理状态有明显变化。

我想问:靠药物维持,没有出现抑郁症状,这算彻底康复?抑郁症真正的康复,是思想彻底解放,心结已开,真正走出来了,并且淤堵的负情绪完全得到释放。

网上见过不少自称"康复了几年"后又复发的。我们来谈谈什么是"复发"。

众所周知,失眠者在服用安眠药后,睡眠很快能恢复正常,许多人开始误判自己的失眠好了,康复了。然而亲身体验告诉自己,这只是一种靠药物维持的假性康复现象。一旦停药,失眠反复,症状依旧,而且比服药前更加严重。

还有一种,失眠经过药物和攻心双管齐下的治疗后,能正确认识失眠,并完全接受失眠的事实,在渐进停药后,睡眠渐渐恢复正常,即使以后偶尔还会失眠,也不会纠结(因为自己知道这是理所当然的,是人皆有之的),这才是真正的康复。

我们再来看看抑郁。抑郁是人皆有之的一种低落的情绪反应或心境。抑郁症则是一种心理、生理上和行为上同时出现异常的病,这种病很糟糕,因为它"伤着皮,连着筋"。

有人说,抑郁只是心灵感冒,这句话有对也有错。对的是,抑郁情绪的确就像感冒一样。生活中每个人对环境的免疫力都不同,免疫差的容易感冒。同样，在生活中受了打击，所有的人都会难过一阵子。有的慢慢会想开，有的可能从此一蹶不振，颓废抑郁起来。也就是说，负面情绪长久得不到发泄，就会淤堵为抑郁情绪。有了抑郁情绪，就像患了感冒一样，让人难受。但如果得了抑郁症，就不像感冒那么简单。

抑郁情绪和抑郁症是两个相似却本质完全不同的概念。我在互联网接触过成千上万的抑郁症患者，他们的感受我清楚，很多人自己搞不清状况，时不时有人宣告"我的抑郁症康复了"。

我问他：你是怎么证明自己好了呢？对方回答：我没有症状了，神清气爽，好久没有出现抑症症状，原先的抑郁症状全部恢复正常，这还不算彻底康复了吗？

我再问：你现在服药了吗？对方沉默不语。

在药物控制下，抑郁症就像妖魔被装进潘多拉盒子不能乱动，一旦盒子被打开了呢？何况迟早它会打开！因为任何药物服用时间久了都有耐药性——失效了。科学治疗，应该是三管齐下：药物控制、心理干预和社会支持，三者缺一不可。从题主的情形来看，很有可能就属于假性康复——靠药物维持的所谓"康复"。

抑郁康复者，也和正常人一样，每天挂着笑容，当然每天阴沉着脸，都不是正常的。一进一退乃人生。真正的康复，首先必须是思想解放了，心结打开了，并且在停药（而不是服药）几年后，抑郁症的典型症状全无，这才可能是抑郁症康复者。

虽然有时候也会有些不开心，情绪低落，甚至还会出现一些生理反应，这只是康复途中必要的程序，这跟复发是两码事。虽然都呈现症状，但复发是无休止地周期性呈现症状，康复途中呈现的症状是有限度的——呈现多了，以后就不会再呈现了，就如火山喷发能量，喷发多了，就会变成没有能量的死火山。

更重要的就是，在身心状态好的时候认为自己的抑郁症康复，并不真实，也毫无意义。要在自己身心状态不好的时候，能够理解和接纳自己，并且让自己的心情很快平静下来，这才是无价之宝。

第十节 从健美冠军自杀想到的

2022年1月20号，圈内朋友爆料，著名健身模特和教练、曾经多次夺得国家冠军的朱某默，因抑郁症而去世，年仅35岁。许多网友都在朱某默的微博上表示哀悼，为她的死而惋惜。

朱某默生前坦言曾患有抑郁症，并不断服用抗郁的药物。

从网上流传的视频可以看出，朱某默看上去很开朗，说话也很多，脸上总是挂着甜美的微笑。

"都说抑郁症很痛苦，不好治，可是我好了，我康复了，所以我想把我的经历分享给更多人，让更多患者走出抑郁。"

然而她的一番坦言，只是在她"抗郁成功"后公布的，而不是在病症发作期间。这是否有自我炒作的嫌疑，或者一厢情愿地认为药物就可以治好抑郁？"我"就是最好的证明！

其实，在朋友圈，尤其在知乎平台，越来越多的所谓抑郁症康复者，他们现身说法，鼓励大家吃药抗郁，要勇敢地面对现实……

令人费解的是，时隔两年，朱某默这位"抗郁"明星，一度被公众认定为抑郁症康复者，最后还是因为抑郁症急急忙忙地离开了不想苟活的世界，让人不禁感叹抑郁症的残酷与恐怖。

抑郁症真的残酷可怕吗？网上和现实生活中，不是经常看到抑郁症患者康复者吗？我们也可以看到，一些自称抑郁症康复者最终也像朱某默一样选择了告别。真是让人匪夷所思。

从事多年抑郁症研究的心理专家朱美云在他的文章中写道：中国现在有太多像朱某默这样的患者，他们到处分享自己被治愈的经验（主要就是要坚持长期服药），甚至成立了一些组织，到处鼓励抑郁症患者要勇于面对，有的甚至成了网红，有的甚至成了"抑郁症治疗专家"。可不幸的是，这些网红、"抗郁"专家的抑郁症并没治好，有的还越来越严重。

2007年，中国的一位非常著名的抑郁症患者在一次国际性的心理治疗大会上讲他是怎么被治愈的。可他现在还在服药治疗！他们一次次被治愈，却一直长期服药，可最终就是这样的结果！朱某默只是其中的一位。

所以朱某默的抗郁治疗，是中国抑郁症治疗的一个缩影。

对外界的装，对自己的狠和拼，是抑郁症患者最大的特点，也是把自己逼进死亡的最危险、最狠的手段。

央视在2021年连续播放了多集《我们如何对抗抑郁》节目，仍然在为抑郁症治疗"寻找精准医学之路"。

人们禁不住想问央视究竟是给公众正面的引导，还是负面的误导？从抗郁明星朱某默一度宣告自己的抑郁症康复，却仍然在服药，最后走向自杀，无疑给医学和央视打了一记响亮的耳光。

既然抑郁症宣告被治愈，为何还是要选择自杀？医学界始终不肯承认：药物和电休克治疗等医学治疗手段根本治不好抑郁症，只能控制抑郁症状和情绪。

虽然我们承认药物可以挽救抑郁症患者的生命，但必须承认：药物不能治好抑郁症，因为药物不能从根本上解决抑郁症的源头问题。

抑郁症很大程度上是心理原因导致的生理问题，躯体化反作用于心理。不从心理源头上去疏导，而是从表象下手，这只能算是症状性治疗，而不是对因治疗。

众所周知，西医只是针对人的疾病进行治疗；中医则针对生病的人进行治疗。一个是对症，一个是对因，孰轻孰重，不言而喻。

然而，中国主流的抗郁之法竟然放弃国学之根本，照搬西方医学模式，让数以万计的抑郁症患者陷入治标不治本的恶性循环中。我们应该尽快废除现行向西医一边倒的"抗郁"之策，恢复"国学思想+心理学+医学抗郁"之策，东西方文化和中西医共同扛起治郁的重任。

第十一节 再论药物能治愈抑郁症

某日与某心理专家在微信群交流，他的观点让我感到惊讶。之所以写出来给予反驳，是因为这个观点其实代表了绝大多数医学人的观点，对患者的误导极大。抑郁症尤其是严重的精神病，服药是必须的，可以暂时控制病情，防止极端行为发生。但这些药物不能治愈抑郁症或精神病，如果有人鼓吹药物可以治愈抑郁症（不需要用药物维持），这是极不负责的行为。

某医学专家说：心病还要心药医，心药就是治心的药物，尤其中药。唯物主义认为，物质决定意识，改变疏通精神病患者的神经经络内的物质障碍，可以重振患者的精神状态，因此用疏通神经经络的中药，可以从根本上治愈精神病。就像一个城市的下水道堵住了，到处是污水，城市的精神面貌肯定是不好的。当一个人神经经络堵住了，情绪垃圾疏导不出来，精神面貌也肯定好不了，因此用药物疏通神经经络，对治愈精神病是有效的。

"只要把人的情绪疏通了，人就快乐了，抑郁症就好了。"这个观点我不敢苟同。众所周知，接受过药物治疗的抑郁症患者，开始大都感觉神志恢复，气血畅通，但为何离开了药物，抑郁症就会照旧发作呢？

要知道人的精神问题大都是因为受到打击而导致的，因此很多患者不敢面对现实（即使有些人迫于生计，假装笑着面对，也是强忍，消耗生命能量），因为现实令人抓狂，让其想起从前伤心的画面。也就是说，他自己不想醒来，不敢睁开眼睛直面现实，宁可选择遗忘或沉默，从而切断记忆和联想。

就像家庭用电，如果超负荷，开关就会自动断电，从而避免火灾发生。如果强行把电接上，容易导致短路引起火灾。同理，如果老是揭开抑郁症患者的伤口，后果会很严重。

一味地用药物拓通病人淤堵的情绪，激活其快乐的因子，使其忘记伤痛，精神抖擞，看似快乐正常，但人总会醒来，终归要面对现实，最后结果会如何呢？

唐代李后主，因为国破家亡，留下了千古名句："故国不堪回首月明中……"人虽活着，心却死了，情何以堪？何以解忧？唯有杜康。让自己喝个一醉方休。

为什么有人逃到深山老林修行？因为不想面对现实，现实太痛苦，太扎心了。

情绪治疗应该顺其自然，该痛苦就得痛苦，该高兴就得高兴。那些抗抑郁的快乐兴奋剂、安眠药能解决根本问题吗？这种治疗无异逃避现实。

你说中药可以治心，这个甚是荒谬。我记得有个著名的精神病学专家在央视也把"心病心药医"解读为心理疾病必须用治心的药物——诸如抗抑郁或抗焦虑的精神病药治疗。

我接过一个案例，女士的老公把他们共同打拼挣来的钱卷走，带着小三远走高飞，来访者气不打一处来，吃什么药也不管用。除非把她一下麻倒，不省人事，否则睁开眼她就会痛心疾首。想到自己辛辛苦苦挣来的血汗钱被老公拿去养小三，如果药物管用，我可以转介给你。

事实上，抑郁症，该用药就用药，比如头晕，肚子疼，就得用药缓解痛苦。如果起因为社会矛盾，就得解决矛盾问题，比如渣男把钱卷走，女人就要用法律捍卫自己的权益。如果属于心理问题，就要采取心理干预。凡事不能一刀切，只有多管齐下，才有望标本兼治。

其实，女士的"心病"很简单，只要把渣男和小三逮住，将他们绳之以法，女士就解气了，心病就好了。

抑郁症的原因很复杂，我们既要从结果下手，更要从源头去分析和梳理。能解决源头（心头之患）就解决，不能解决，尽量解决它所致的后果。这就是佛经说的断恶修善。

尽量做好自己的心理辅导，如果还是不行，对方非得要出口气，非要把钱弄回家，非得将渣男绳之以法，就另当别论。

因为这不是心理咨询师所能解决的，而是法律问题。女士说自己每天都萎靡不振，每天都有情绪化，你说通过吃药能够让她振作起来，像正常人一样面对现实吗？药物可以起到打开心锁的作用吗？

药物它只能帮助患者控制情绪，心理疏导则帮助患者科学管理情绪。前者是堵，后者解铃还须系铃人，从哪里跌倒就从哪里爬起来。

你说城市的下水道不堵了，物质条件好了，人们的精神生活就会提高档次。虽然物质决定意识，但物质的绝对化行不通，唯心论的绝对也不行。

提高城市的精神文明素质层次，不仅仅靠物质的改善，而必须通过精神文明建设的普及，软硬兼施，双管齐下，才能收到更大的成效。

比如吸烟，现在我们的生活好了，懂得爱惜身体，重视保养，把烟戒了，但很多有钱人却照样吸烟甚至吸毒。

按照你的逻辑，只要物质建设上去了，人的精神面貌就好了；只要有钱了，人就幸福，有钱的人应该比没什么钱的人要活得更幸福。可现实中不是这样。我们发现，以前过穷日子的时候夜不闭户，人们互相串门，欢声笑语，如今过上了好日子，家家却出门一把锁，人与人之间多了一道道的虚伪、冷漠和防御。

毫无疑问，没有钱，肯定不能幸福。穷得天天饿着肚子，还能开心幸福吗？但有钱不一定就会开心，就像有的国家虽然比别人穷，但幸福指数不一定会比别人低。

人的幸福有两种：一个是物质上的，一个是精神上的。有钱人虽然吃得好，穿得好，玩得好，但精神层面不一定快乐，甚至往往比普通人更痛苦。比如有钱人晚上想得多，容易失眠，而普通人尤其是从事高强度的劳动者睡得更香甜。

有钱人生怕别人偷他的钱，抢他的钱，生怕别人谋害他，生怕自己会生病，会死掉，一天到晚担心害怕。而没有什么钱的人，吃饱了喝足了，什么都不想，生活简单，日出而作，日落而息，饿了就吃，困了就睡。你说哪种人更幸福呢？

光盯住表面的果，不去切断背后的因，能治本吗？就像割韭菜，不连根拔起来，就会越割越疯长。

中医的理念是痛则不通，通则不痛，这里包括两层意思：一是要疏通身体的经络，让气血贯通，淤堵之痛就会缓解；另一层意思是，凡事都要想通，否则人就会痛苦。只有心甘情愿，而不是心不甘，情不愿，活得才会开心。

虽然我不学中医，但跟中医有过接触。我经常倾听我的忘年之交——中医世家张宏昌老先生讲述的中医观点。

中医讲究辩证论治，辩证在前，治疗在后。你只是讲了中医对病症本身的治疗，没有谈到中医的对因治疗——对生病的人，即人的思想进行治疗，恰恰是对"因"的辩证论，才是中医的灵魂，也是中西医最根本的不同。

事实上，中医治病，不光对症下药，更会探寻患者背后是怎么做的。

比如胃疼，西医着重从症状下手，中医对症下药的同时，着重从饮食和生活方式下手，防止病从口入，嘱咐患者注意饮食和生活方式，切断发病的源头机制，是中医治疗的理念。

至于你说的下水道问题，确实跟人体气血运行一样，一旦出现堵塞，就要清理。比如通过经络穴位针灸疗法，疏通气血。但你忽略了一个关键的东西，光从淤堵这个症状下手，忽略其背后的原因。

为何老是堵塞？是不是下水道的设计不科学，或者有人不讲文明，把垃圾倒入其中？要从原因下手。清理淤堵，确实可以立竿见影，让下水道畅通，但根本问题得不到解决——不久后又会出现同样的问题。

比如下水道口径太小了，污水倒灌，有人乱倒垃圾……怎么办？该清理的清理，该重新规划的就得规划，该做文明倡议的就得去做。

通俗地说，治理表面现象远远不够，还需找到病因。

如果有人诽谤你偷了他家的东西，让你背黑锅，怎么办？你感觉到压力很大，情绪压抑，天天喝酒，每天针灸吃药，大喊大叫地宣泄情绪，旅游或郊外散心，这些自我安慰的快乐法、宣泄法，的确可以让你暂时忘忧，但能解决根本问题吗？

　　心病心药医，一定要打开心结，从源头上找到问题的钥匙，用开心的语言，比如提供证据，澄清事实，消除别人对你的怀疑。

　　总之，要从源头上，从因果关系下手，而不是仅仅处理它的果。

　　医学不同于心理学。医学是客观的，是一种科学，而心理学不是科学，它是主观心理和思想结构层面的一门学科。

　　希望越大，付出越多，痛苦、恐惧也将成倍地增长。这一切都是因为治标不治本。

第十二节　心理干预的"标靶"

　　抑郁症的心理干预，并不是帮助患者解决后顾之忧，比如债务危机引起的抑郁，我们不是帮他还债；因工作平庸而抑郁，我们不是帮他提高胜任工作的能力；慢病抑郁，我们不是帮他治愈疾病；失亲抑郁，我们不是帮他解决亲人死而复生；因失恋陷于自杀危机，并非帮助他（她）找回爱情……

　　我们主要解决的是安抚人心，帮他们解决致郁的心理困扰问题，尤其是看问题的思维方式。抑郁症的心理干预治疗，不是解决抑郁症状，而是解决症状背后的因：为何揪着症状不放？或者说，我们不是消除导致心理伤害的客观原因，我们只是帮助来访者消除因客观原因后形成抑郁的中介因素——从中推波助澜的个人主观因素。比如因破产而抑郁的来访者，咨询师可以从两个认知层次帮助来访者。

　　一是帮助来访者消除因破产而耿耿于怀。比如"我"怎么会破产呢？"我"怎么这么倒霉呢？如果当初"我"不去投资那个项目就不会损失那么惨，如果当初"我"……如果不去消除这个主观态度，破产后就会很快并且高强度地形成抑郁情绪。

　　二是帮助来访者消除因抑郁而耿耿于怀。比如"我"为何会抑郁？

"我"怎么这么没用，一点压力都扛不住？如果不消除这个主观态度，来访者就会展开下一步的行动，这让他滑向抑郁症的深渊。接着与这种抑郁情绪进行对抗，导致抑郁加剧，使抑郁由常态心理走向病态心理，由单纯心理走向复杂心理。有了病态心理后，抑郁者才算是抑郁症患者。

当然，在心理治疗获得成功后，抑郁者虽然不再会因发生抑郁而耿耿于怀，但病态性抑郁还会在一定时期内长期存在，因为抑郁阴影需要时间去淡化。

治疗抑郁症，不是治疗抑郁情绪包括它带来的生理紊乱，而是治疗怕抑郁纠缠的心理，改变对抗抑郁的错误认识和态度。

第十三节　跳出"抗郁"的思维

有个女孩一天到晚怀疑自己有病，其实她是因为过度关注引起的"病"。因为成绩迟迟上不去，感觉压力很大。她很想读书，却害怕去读书，因为学校和教室让她感到窒息一般的痛苦。

人的本能都是趋利避害。为了躲避痛苦，她需要一个说服自己和父母的理由。那天她发现自己颈椎有些痛，一下让她找到了合适的理由。当她的注意力朝向颈椎后，那个部分果然"不负众望"，痛得越来越厉害。

父母不得不带她去医院检查，大夫说她的颈椎好像有些突出。这下好了，她开始借题发挥，心安理得地坐在家里养病，不用去读书了。为了治病，父母陪着她南征北战，到全国各大医院看。查来查去，治来治去，有良心的医生告诉她，她的颈椎问题更多是因为高度关注引起的一种神经症。当然大部分医生不会这样说，因为医生大都只是凭仪器检查，发现颈椎确实有点问题。

其实不管谁的颈椎，碰到精确的仪器，多多少少都会有些突出或扭曲，但这点问题不至于导致她头晕，不至于辍学。

然而，"见风就是雨"的某些人，因为急需为自己找个理由，因为害怕上学，害怕工作，就只能找客观理由。她一直以此为由，必须把所谓的问题彻底治好，再去读书。她的初衷看起来是好的，问题是她的病能彻底治好吗？我们能把一除以二，再除以二，再除下去，能把它除为零吗？不管你多么费心，多么竭尽全力，哪怕你永远一辈子去做这件事，你都不可能把它除尽！你的人生就全部消耗在这个途中。

现实中，我听过不少这样的人，他们未老先衰，把青春热情，把生命全部奉献给了"查病和治病"，最后带着病痛，带着愧对家人的心走完了人生旅途。就是一念之差，把所有的生活秩序都打乱了。

人的努力不一定成正比地获得回报。就像失眠，不管你多么努力地未雨绸缪，你还是一夜无眠。反之，你什么也不做，不管结果如何，不管睡着睡不着，尽管脱衣上床躺下，不久你自然就会睡着。

在某些问题上，要破除"世上无难事，只怕有心人"的观念。对客观的东西，比如路上有个障碍物，不去排除它，它就会成为绊脚石。攀登科学高峰，需要努力，世上无难事，只怕肯登攀。然而，对主观的东西，比如口吃症、强迫症、抑郁症、焦虑症、失眠症、疑病症等，你越去消除表面症状，如消除口吃、强迫、抑郁、焦虑、失眠，你越会被它牢牢捉住，陷于其中不可自拔。这就是作茧自缚。

当一个人全力以赴，倾尽所有，去追求某个东西，却一无所获，就会怨天尤人，怪老天爷不公平，恨老天怎么会折磨一个勤奋好学、积极向上、努力求索的人，同时也怪自己活得倒霉。但从不反省自己的思想、思维、观念有问题。

他不知道，人的眼睛有时候会骗自己，甚至会把自己害惨。就像困在屋子里的小鸟，它从明亮的窗口飞出去，结果重重撞在透明的玻璃上。小鸟不知道眼前希望的通道，那个光明的窗口，竟然是死亡的陷阱。因为眼睛告诉它：窗外的蓝天白云，曾经熟悉的环境，它的同类和伙伴们正在那自由飞翔。于是毫不犹豫，鼓足勇气，再次发出冲击，一次次撞击着那堵透明的玻璃墙。但屡战屡败，屡败屡战，死撞南墙不回头。

从一只快乐的小鸟变成愤怒的小鸟，再变成抑郁的小鸟，最后，身心俱裂，这就是小鸟的悲哀！假如小鸟改变自己的观念，换一种思路，从其他的途径，比如闲置的空调洞口，当初它不就是从那里钻进来的吗？再钻出去，问题不就解决了吗？

亲爱的读者，能明白我的思维吗？从哪进来，就从原路返回，这就是逆向思维，这就是秋水理论。

正常人遇到烦恼，能干掉就干掉，干不掉就带着烦恼去生活，在生活中，慢慢淡化烦恼。少数人遇到烦恼，非得"赶尽杀绝"，否则决不收兵，所有的工作和生活都要让步，全部为之停摆。

在排除烦恼的过程中，大把的光阴浪费，又会使他们感到非常后悔，痛心疾首，有苦难言，在永远没有尽头的黑暗中苟延残喘。这种结局，不出问题才怪。

困于屋子里的小鸟，不是它不用力，相反它用了吃奶的力，可就是出不去。此时此刻，不要跟它讲什么大道理——勇敢、坚强、负重、拼搏、意志、方法，甚至劝说它放下和认命等，你讲的这些道理"他"全知道。事实上，无论"他"用什么方法，下多大的力，都无济于事，除了屡战屡败，头破血流，一无所获。

都说世上无难事，只怕肯登攀，可是他用心、用情、用力，做的全部是无用功，这实在让人想不通。抑郁症患者，就像被困于屋子里的小鸟，开始进来的时候带着好奇和开心，现在却变成了愤怒和抑郁。

问题出在哪里？并不是他不用力，也不是方法不先进，而是他的思维出了问题。

是否可以稍做停息，冷静思考一番，是不是方向和思维出了问题？你要知道，眼睛会欺骗人。虽然外面的世界就在眼前，甚至触手可及，但可望而不可即。你是不是一直都活在虚拟而又真实的世界？外面的小鸟，我的同类就在我眼前飞来飞去，怎么不真实？其实，你和正常人活在两重天，隔着一堵无形而又无法穿越的玻璃墙。只有大智慧者，才会独辟蹊径，舍去眼前的希望之光，闭上眼睛，寻找藏于黑暗的缝隙或洞口。虽然光芒微弱，却是生命的唯一通道。

找到生命之光的人被称为领悟者。抑郁症患者一定要用逆向思维，而不是人人都知道的努力冲向光明，事实上这个光亮的窗户——透明的玻璃墙，就是死亡陷阱。

看懂了上面，你就知道了自己（如同困于屋子里的小鸟）和抑郁症的解脱（即脱离困境，进入外面自由的天空）还有多大的距离。这个距离就是认知上的距离，不是触手可及的一层玻璃，而是倒回去，哪里进来就从哪里出去。

第十四节　不治自愈的秘密

我不否认有些患者使用一些方法"缓解"了抑郁。其实他们是站在心理的高度，藐视了抑郁。因为抑郁症是病态性心理的反映，只要心态平稳了，抑郁症自然会缓解。

正确的态度是：思想上放下抑郁，行动上小心抑郁。站在心理的高度已经不把抑郁当回事，即病态性心理得到转变，患者没有把抑郁视同老虎，视为影响自己的绊脚石。发生了抑郁会感到有些难堪，但不会万分痛苦，只是有些遗憾而已，他们把"抗郁"比喻为"胜似闲庭信步"，这是何等崇高的乐观主义心态！

试问抑郁症患者能有几人达到如此心态？哪个郁友不是抱着胆战心惊的心态去严阵以待与抑郁血战到底？

怎样才能具备这种心理高度？我认为有两条途径。

1.当岁月在你脸上刻下一道道伤痕，当你为生活烦恼所劳累，当你折腾来折腾去，当你和抑郁斗了一轮又一轮，当抑郁越斗越厉害，而你越来越悲观，当你斗不过抑郁而感到心灰意冷、万分疲惫的时候，当你对抑郁敬而远之、望"郁"兴叹的时候，当你对战胜抑郁彻底失望的时候，当你认识到抑郁不再是你唯一要克服的烦恼的时候，当你仅仅把"抗郁"当作一点小事或者一场游戏来完成的时候，你就能达到这种战略心态。我们把这种心理高度或者思想境界比喻为"泰山之巅"（意味着放下蛮干，懂得策略和迂回；放下执着，懂得平常心面对：能消除抑郁最好，消灭不了也无所谓），但这条路不知要消耗多少宝贵的青春年华。

2.接受正统理论的指导，使之潜移默化地接受思想改造。当患者深刻认识了抑郁和抑郁症的本质之后，当患者对过去的态度有了深刻的反省、无情的批判的时候，当患者不再对抑郁做出过高评价的时候，一句话，接受正确理论指导，抑郁症患者才能缩短到达战略高度的时间。当患者拥有这个高度时候，抑郁的病态心理才能从根本上得到了缓解，病态抑郁也就好了一大半。

我们把到达"泰山之巅"的抑郁症患者称为痊愈者。实际上，"泰山之巅"是每个获得真正痊愈的患者都必须经过的关卡，通过了这一道关卡，就进入了抑郁症自我康复的正确轨道。

我们说，到达了"泰山之巅"，离希望的彼岸仅几步之遥，但并不意味着你的病态抑郁就已消失。你的病态心理和病态抑郁有待于淡化。如何淡化病态性抑郁？不用任何方法的方法才是最好的方法。任何订立"打倒抑郁"为目标的计划和措施都是缺乏自信的表现，最终必将以失败而告终。患者既要做到藐视对手，又要充分尊重对手。只有立于心理的战略高度，藐视抑郁而又重视抑郁，才能立于不败之地。

"不用方法"是叫我们不要被方法所拘束。用方法的目的是，遇到什么就解决什么。一切顺其自然，顺从感情的自然。我想做什么就去做什么，我需要什么就求什么。不希望发生抑郁，但抑郁发生了，我也不害怕，会坦然面对。这一切是因为我深刻地理解抑郁症康复原理，顺应抑郁症的规律去行事。我带着一颗平常心去运用各种方法，最后抑郁症康复路上的障碍一个一个被排除。

亲爱的郁友，你们运用各种方法的目的又是什么呢？是战胜抑郁！你们做梦都想着如何对付抑郁，怎样消灭抑郁，都在惊叹抑郁的强大，都在担心抑郁随时发作。我警告你，你不是在抗郁，而是被抑郁吓破了胆。你借助某些方法企图阻挡抑郁，其实是在激活和强化抑郁意识，加重抑郁阴影，致使病态性抑郁久治不愈。

如何达到藐视抑郁？必须充分认识抑郁，认清抑郁症的本质，摸清抑郁症的发展规律，并且带着恐惧去体验生活，才能做到心中有数、胸有成竹，才能真正地藐视抑郁。只靠一味地蛮干，靠自我鼓气加油，靠别人的激励是战胜不了抑郁症这个强大的敌人的。

任何对付抑郁的方法，一开始都有效，用久了就不灵了！但是任何方法在开始都有其存在的必要，直至"泰山之巅"后，一切都要顺其自然，方法自动废弃，包括秋水疗法本身。这好比发射卫星的三级火箭，一级一级地自动脱落，待到达预定轨道后，运载火箭全部脱离。

总之，在郁前、郁中、郁后要从战术上转移注意力，在生活中要从战略上转移注意力，把全部精力投入工作、学习、生活中。

事实上，不管生理疾病，还是心理疾病，患者只有管理好情绪，化解焦虑，或者转移注意力——不再把注意力关注自己的症状上，人体的免疫力自然就会一心一意地对付外敌——躯体化症状，躯体化问题自然也就淡化，直到消失。

第十五节　抑郁症的思维导图

下面我们简单地把抑郁症的形成、发展、恶化，再到痊愈和康复，列出一个简单直观的架构顺序。

伤害事件+认知和性格→不想表达→压抑自己→抑郁情绪→心境低落、厌世和躯体化→想振作起来→不允许自己有抑郁（包括躯体化）→排斥抑郁→适得其反，作茧自缚→陷入抑郁恶性循环中不可自拔→社会功能受损→抑郁症→……

下一步，就看其采取哪种思维方式。

①自我保护的本能，想自我修复，因而退避在家，拒绝吃药，为了隔离他人的干扰，黑白颠倒，"喜欢玩"手机（一是查询病情，二是降低焦虑）。

②采用逆向思维，相信勇敢面对，才能战胜抑郁；更不想被人发现或看轻，因此强颜欢笑，假装无事一样面对生活和工作，但偷偷地吃药，少数患者会接受心理干预。

③迂回战术。战略上藐视敌人，战术上重视敌人；投入生活，大胆面对，聪明迂回。

第①种方式，看起来颓废，容易给家人带来压力，但对患者利好。"沉睡"一定时间后，会自己走出家门，迎接生活。

第②种方式，看起来积极阳光，实则把自己往死里逼，加速走向灭亡。

第③种方式，非常正确，是抑郁症康复的必经之路。

第十六节　心理疏导治不好抑郁症？

网上有人说：抑郁症不是心理能疏导开的，也不是买本书能疏导开的。再就是自己是什么原因抑郁的，假如是疾病造成的，只有当病好了，抑郁自然也就好了。

我觉得，题主说对了一小部分，却以偏概全。

如果是疾病引起的抑郁问题，比如严重颈椎疾病引起的头昏久治不愈，也容易导致抑郁。反过来，抑郁也会加剧头昏等躯体问题，这是事实。但如果是亲人离世引起的抑郁，靠长期吃药能从根本上解决问题吗？如果是家庭关系、人际关系等社会化问题引起的抑郁，能靠吃药化解吗？

某些客观问题，比如持续已久的家庭矛盾，容易引起抑郁。而持续的抑郁也容易诱发某些躯体化问题，如腰痛、腹痛、胃痛、头痛等。

这些躯体化症状虽然没有器质性病变，但由于久治不愈，也会催生新的抑郁，并且强化原先的家庭矛盾。即：持续的家庭矛盾①……→抑郁①……→躯体化症状①……→抑郁②……→躯体化症状②和持续的家庭矛盾②……→抑郁③……→躯体化症状③和持续的家庭矛盾③……→……

不难看出，在这个恶性循环中，因产生果，果也能成为引起下一级病链的因。因果关系是相互的，即：因→果→因→果→……层出不穷。

不仅只有最初的因，更包括后续源源不断的果所形成的因。也就是说，因包括各种浅因和较深层次的因。

治病不仅要治因，也要遏制果，否则，果的泛滥，容易形成新的因。比如颈椎问题，我知道了病因（总是低头看手机或写作），我也解决了病因（不再低头看手机或写作），但颈椎引起的头昏这个果还在啊，这让我感到很痛苦。

为了解决头昏这个果，我有两种选择：一是服药控制头昏的症状；二是打羽毛球或游泳。

显然，第一种只是从症状本身下手，这是一种救急办法，但不是长久之计。第二种是从引起症状的原因下手，这是长久之计。正是因为我这样去做了（坚持了半年的打羽毛球和游泳），我的颈椎问题解决了，再也没有头昏。但问题彻底解决了吗？当然没有。如果我继续低头写作或看手机，并且缺少有效的锻炼（比如游泳、打球），我的颈椎问题可能还会复发。

怎么办？因为我知道原因，所以我在写作或看手机的时候，总会把手机或电脑放在与眼睛水平（甚至仰望）的位置。

假如我光知道病因，而不去实施（我知道打球或游泳有好处，但不去实践），我的问题还是不能解决。因此，任何疾病的治疗都必须理论和实践相结合。

只要能切断抑郁的根本原因——起因问题，比如解决了最初的家庭矛盾①，就等于从源头上解决了一部分根本问题。但后面已经滋生的系列次生问题，比如躯体化症状、被强化的家庭矛盾等，也要清零。比如可以通过转移注意力，严重的可以通过药物控制神经等手段，调理生理和情绪问题。

躯体化症状毕竟只是人体功能出现紊乱，而非器质性疾病，不是像胃炎、肝炎、肾炎、颈椎突出这样真正的生理性疾病，因此不是靠吃药或手术就能治愈的。

只要患者从源头上和末尾上解决了客观和主观问题，标本兼治，假以时日，后面的抑郁和躯体化问题都会土崩瓦解。

你说"抑郁症心理疏导没用"，你可能不太懂心理和情绪的规律，不太懂心理与生理的关系（心理或情绪问题会诱发生理问题，生理问题反过来也会强化心理或情绪问题）。

如果你只是一名抑郁症患者，你可能有以下几种原因。

你可能曾经寻求过心理疏导，但没有效果，因此才会抵触心理疏导。

第二，认为自己没有心理问题。这个可以理解，因为心理疾病（尤其是精神病）患者，很多不认为自己心理有问题。

比如某些人，坚信水中的那个月亮是真的。他们沉浸于自我感觉和自我判断，把一些无中生有的事（比如听到某人在骂他，看到有人对他吐口水，故意嘲笑他，有意针对他，感觉有人想害他等）当成真的，因而做出水中捞月的荒唐之举。

我身边有一个人，因为怀疑有人在饮用水中投毒，他一夜之间把小区里的几个压水井全部用混凝土堵死（因为地下河是相通的）。你说这种"固执己见"的人，会相信自己的判断是错的吗？

不大会。因为他从未怀疑过自己的看法有问题，这种人怎么愿意接受心理疏导呢？

第三，即使你认为自己心理有问题，也不认为是主观原因造成的，而把它归咎为客观原因，认为只要把客观问题解决了，你的心病自然就好了，因此你也不会接受任何心理疏导。

根据以上分析，你的抑郁症必须寻求心理疏导。因为心病必须心药医，解铃还须系铃人。

心理疏导，不是心理安慰或心理暗示，而是作为一面照妖镜，照出你真正的自我或"肮脏"的灵魂。虽然没有人愿意相信它是真的，但当你发现真实的自我后，你才不得不相信，才会大彻大悟。

第十七节　让抑郁症患者运动很难吗？

网友说：一直被周围的人要求多运动，可是我真的很累，身体很不舒服，多次沟通也没有用。说多运动就好起来了，我也尝试过骑行跑步，坚持下去了，但复发后，就再也没好起来，因此连出门都不想。越被逼着越有恐惧感。我感觉继续运动下去身体也顶不住啊，一点也没有好起来的征兆。

孩子在寒冷的冰雪里累趴了，不想再动，只想歇歇，想睡睡，结果会如何呢？如果有大人在身边，一定会把孩子叫醒，不然就会冻毙于风雪中。你可以歇息，但千万不能睡过去，否则有可能一睡不醒。

一定要明白，当身子累了，只要坐下来休息，很快就能养精蓄锐，恢复元气。心若是累了，如果坐下来，身体一停下来，大脑就容易胡思乱想，尤其意识之间就会对话和博弈（即精神内耗），导致心更累。

就像肥胖的人，不喜欢运动，这容易造成脂肪沉积，体重增加，而体重过大，动起来更难，更不想动，如此恶性循环……只有让自己站起来，动起来，才有可能切断胡思乱想，有望从抑郁的陷阱中爬出来。一定要有这个思维。

再重复一遍：心累的时候，感觉人要倒下，一定要站起来，千万不能躺下，到外面走走，看看外面的阳光，看看郊外的景色。一定要有这个智慧。

当你越难过的时候，越不能躺在家里，一定要到学校去，到生活中去，从哪里跌倒就从那里爬起来，站起来。如果你在学校宿舍被同学们孤立，你就到宿舍去，多听多做。

一定要有这种思维：将心比心，不管别人怎么对我，我都要用心做好自己，而不是抱怨，不是等待。只有如此，别人才有可能真正对我笑，对我好。

千万不要有这种思维：只有别人先对我好，对我笑，我才对别人好，对别人笑。

你以前也尝试过用运动的方式，让自己没有时间来抑郁，但这个思维是错的。因为你的目的是战胜抑郁，消灭抑郁，结果反而导致抑郁愈挫愈勇，而你越斗越累，越恐惧。

请记住：只要你想消灭或减少抑郁的方法，虽然暂时可能有效，但最终都是无效或失败的。

治疗抑郁不能抗郁，必须允许有抑郁。治疗抑郁，就如治理黄河，不能从正面去堵截（逆天道），而应从侧面去疏导（安人心）。

中国古代的大禹治水，就是如此：疏而不堵，道法自然，浑然天成。

第十八节　抑郁症患者宁可硬扛也不去医院

太多的抑郁症患者拖成重症才会在家人的要求甚至强行下就医，为什么？

这里面主要有几个原因。

第一，抑郁症患者开始都不认为自己有问题。

这个问题，既包括生理出现问题，也包括心理出现问题。虽然在其身上已经呈现心理和生理问题，但他们仍然选择忽略。主要是由于他们认为异常的心理和生理反应都是自己心情或情绪不好造成的，他们的愤怒或者关注点都在怎样从现实的烦恼中解脱出来。比如生意亏本导致的抑郁问题（包括一些心理和生理的异常反应，比如郁郁寡欢，情绪低落，夜不能寐，食不甘味等），他们认为这都是合理的，都是因为自己生意亏了本造成的，因而他们都是日思夜想如何扳本，扭亏为盈，当然也包括对未来的恐惧和焦虑。

面对这种抑郁症患者，身边的人就会劝导他们去看医生，可是他们却不认为自己有病，因此拒绝就医。

第二，抑郁症患者即使后来知道自己有问题，也要死扛。由于频繁出现躯体化（比如持久性的失眠，厌食，头晕腹痛，腰酸背痛，心慌气短，全身乏力等），抑郁症患者也感觉自己生理有问题了，需要调适，但因为病耻感或担心别人发现（比如担心被单位、学校发现会有被劝退的风险；被家人发现，担心引起家人的焦虑，等等），他们宁愿选择忍耐，死扛。这个时候他们会把大量时间用到网上寻找治疗躯体化的良方，或者偷偷买药吃。

第三，抑郁症患者一直不认为自己有问题而死扛。不少患者虽然没有躯体化，但情绪却持续低落，没有工作激情或学习动力，也没有明显能引起他现在问题的直接诱因。比如，不想去工作，每天躺在家里，郁郁寡欢。自己也找不到问题的原因，既不是领导批评了他，也不是人际关系出现严重障碍，但就是没有激情，没有动力，每天无精打采，萎靡不振。

家人看到这种情况，就会劝说他就医或找心理老师，但他选择死扛。虽然旁边人都会觉得他的心理或思想有问题，但其本人始终不觉得，反而会认为别人有问题，是这个社会出现了问题。他希望社会环境改良，否则自己的问题就好不了。因此，怪自己命不好，怨天尤人，把希望寄托在外部，从未想到过自己的思想和认知需要改变。

第四，虽然也有患者选择了看心理医生或做心理咨询，但结果却令其失望。因为医生或咨询师讲出的道理都是患者自己早已尝试过了的，所以他会认为医生或咨询师的能力低下。加上他们认为药物有副作用或终生依赖性，因此拒绝看医生。

不得不指出，虽然开始有的患者可能冲着心理医生或咨询师的权威性去接受诊疗或咨询，但对方却按照书上教的"共情、积极关注"或揭开对方伤疤，但又解决不了实际问题（比如触碰其偏执已久的思想认知或灵魂深处的东西），所以就不想再看医生或找咨询师。

分析以上四种情况，我们可以知道：

第一种情况引起的抑郁问题，主要是客观实际问题，这不是医生或咨询师能解决的。如果情绪波动非常厉害，频频出现极端想法，需要用药物调适，切勿死扛。

第二种，要分清急缓，标本兼治。急的时候，比如心里添堵厉害，身体极度不适，出现严重心慌、心悸、惊恐，躯体化，一定去医院接受药物治疗，调适情绪和生理紊乱。当病情缓解，情绪稳定下来后，一定要寻求正确的心理疏导，但一定要以改变三观的传统文化为主打的心理疏导，而不是西方现代心理学。

第三和第四种，只要患者不出现伤害他人或自伤的行为，可以不去医院，但患者一定要寻求正确的心理疏导，选择以改变三观的传统文化为主打的心理疏导。

第十八章 问与答

第一节 关于认知

问：为什么我认识不到自己的缺点？

答：不光是你看不到自己思想上的缺点，世上的人都看不到自己的缺点。就像脸上的污垢，谁都看不到，除非照镜子。所以才有"当局者迷，旁观者清"的说法。

问：我之前有重度抑郁症，最近一直耳鸣，然后有幻听，偶尔会出现幻觉，看到一些影子或者很抽象的东西，我总是感觉有人在看我，这是为什么？

答：人没有正能量，心就是虚的，就会草木皆兵。世上没有鬼，心里有鬼，才会见到鬼。抑郁症者心里的"鬼"就是心魔，就是抑郁阴影或抑郁种子。

问：为什么在春天更容易抑郁？按照常理，春天到了，被压抑的情绪开始由冰封状态转为活跃状态，可是抑郁症为何反而会加重呢？

答：春天是情绪频繁波动的高发期。正如成语"蠢蠢欲动"，表示熬过了漫长的冬天，大地回春，万物复苏，生机勃勃，冬眠的虫子开始活跃。大自然昭示，春天不但是播种的季节，同时也是各种疾病，如狂犬病、慢性病、传染病和各种心理或精神疾病的高发季节。

抑郁症有抑郁和躁狂之分。一般来说，单向抑郁大多在秋冬季节发作，而躁狂型抑郁症容易在春天发作。因为在春天，种子蠢蠢欲动。抑郁症患者蛰伏在内心的抑郁种子或记忆也因为春天"适宜的环境"而被唤醒。

问： 走出抑郁后，就再也没有躯体化了吗？

答： 已经走出来的郁友还会在一定时期内存在抑郁情绪和躯体化，它们不会凭空而亡，伴随着抑郁阴影的始终。抑郁阴影不是靠认知疗法就能解决的，只有带着正确的认知投入生活，才能逐渐淡化直至消失，但消失的过程不是一朝一夕。郁友应该具有充分的心理准备，不要因此而害怕和纠结。

问： 正常人有抑郁，但不会患抑郁症，是不是他们的觉悟很高？

答： 当然不是。正常人之所以为正常人，是因为他们认为偶尔出现的抑郁或持续心境低落都是正常的，活着的生命都会摊上这事，每个活着的生命都不容易，何况有思维的人？生活的烦恼能排除就尽量排除，能改变命运就尽自己最大努力去改变，否则就带着烦恼，带着遗憾去生活，他们就是抱着这样一种人生态度和平常心去生活。

问： 抑郁症患者欲哭无泪是什么状态？

答： 当一个人能哭，能诉，能骂，说明他还有底气。如果一个人伤心欲绝，欲哭无泪，连哭的力气都没有，说明其正能量已经丧失殆尽，这很危险，需要警惕。

问： 有人说抑郁症是脑神经递质发生了问题，对吗？

答： 这是倒因为果的观点。所谓"脑神经递质发生问题"，只是生理紊乱现象而已，它是情绪管理失控的一个结果，而不是原因，更不是导致抑郁症的原因。

问： 刚看了一篇文章，好可怕，说大脑缺乏营养会抑郁，我就是进不了食，是不是可能会死于营养不良？

答： 建议你少看那些所谓权威性的文章，当年我就是看了类似的文章，才导致严重疾病，好端端的一个人吓得无病呻吟，导致免疫力下降，感染上疾病。

要知道，学术和现实是两码事。一些学者为了彰显自己的学术技艺和师门正统，从国外专门弄些吸眼球的文章，只求标榜自己，不怕把人吓死。所以故人说：大道不灭，大盗不止。建议你不要接触负能量强的文章或言论。只要不有病乱投医，你的抑郁问题就会朝着康复方向前进。

问： 正常人能控制抑郁，所以就不会在意抑郁，不会那么痛苦，而我是不是因为无法控制抑郁才会痛苦，才会在乎抑郁？

答： 你刚好颠倒了因果关系。因为正常人认为自己的抑郁是合理的、正常的，因而不介意，抑郁也就作不了怪，能被轻松驾驭，因而不害怕，因此还是正常人。抑郁症患者却认为有抑郁是不正常的、另类的，因此才会介意和排斥，抑郁才会作怪，导致抑郁难以驾驭，才会害怕抑郁，才会发展为抑郁症。正常人抑郁了，却能出去活动；而你不能，因为你怕！你怕抑郁，怕引起躯体化，怕引起不良后果。你越想出去，越出不了。

正常人一旦抑郁了，只是不愿意出门，即使出门，也是无精打采，但他们最后还是会硬着头皮出去。可是你却不行，完全被"卡"死，退缩在家里。正常人大多是因为现实压力而抑郁，而你是因抑郁而抑郁。虽然两者的抑郁情绪没有什么差异，但产生的原因却截然不同。同样的抑郁，为什么你和常态抑郁者如此不同，你需要反省和批判自己对待抑郁的态度，需要学习正常人对待抑郁的态度。

问： 我有抑郁症，原生家庭还一直伤害我，我该怎么办？

答： 其实，原生家庭的伤害只是造成抑郁的外因，真正的元凶是人的认知问题。首先，你不善于疏泄，不善于管理自己的情绪，这是认知问题。其次，烦恼人皆有之。大部分人带着烦恼生活，在生活中逐渐化解或淡化烦恼。而你却必须消除烦恼后才愿意投入工作和生活，结果反而被烦恼牢牢捆住。换句话说，正常人是对现实（客观存在）感到烦恼，而你是对烦恼（主观态度）感到烦恼。这就是抑郁症的内核。

不要一味地责怪原生家庭问题。活着的每个人都不容易，有天灾人祸，有各种意想不到的生活烦恼。是否得病，取决于你的态度。

问： 为什么我总是对一些发生了的事情耿耿于怀？我也想放下，但就是无法放下。

答： 让你耿耿于怀，就是让你难以释怀，无法放下，说明你一直想求解。要让自己放下，不再想着发生了的事，让自己释怀，最好的办法就是带着烦恼去生活。当你全身心投入生活后，很快就会发现更能吸引你注意的事情，原先烦恼的事情就被你放下了。

问： 自杀的人都不怕死吗？

答： 看到一些抑郁症者自杀的消息，人们认为他们都是一些不怕死的人。其实，抑郁症者更怕死！正因如此，稍有一点异象，他们就惊慌失措，生怕得了不治之症而恐惧不安。

被抑郁捉住的人，就如陷入沼泽一样，挣扎只会加速下沉。因为经历了无法破解的死循环，他们会越来越痛苦，觉得活得没有意义，不如以死解脱。死虽痛苦，但死只有一瞬间，而活着却是永恒的折磨。尤其看不到任何希望，一次次自救和寻求帮助后都失败了，最终对人生产生绝望。

不难理解患者为什么求死心切，因为生不如死。因为害怕，所以迫不及待地想出去，因为钻进了死胡同，所以感到绝望。陷入绝望就不会挣扎，反而勇敢无惧，大无畏地走向死亡，视死如归，哪怕粉身碎骨也不畏惧。

问： 为什么劝说抑郁症患者要为家人想想，反而会加速他们的自杀？

答： 因为他们太有责任心，太顾及家人了，所以才活得太累，才迫不及待地挣脱束缚，而结果却是作茧自缚，像一只被蛛网牢牢缠住的苍蝇，任何挣扎都没有用！活着的分分秒秒都如油锅里煎炸一样，恨不得立即身亡。事实上，自身都不保，还谈什么肩上的责任？如果有人谈到顾及父母，等于在他们伤口上撒盐，他们只求速死，不求苟活。

问： 情绪一般都会在半个月，最多一个月内完成一个"产生和消退"周期，但为何有些抑郁情绪持久不衰呢？

答： 这不是情绪本身，而是人为干扰，即错误态度在其中推波助澜。其实，抑郁症者只是掉进思维的陷阱中不可自拔，但没有一个患者意识到自己的思维有问题。虽然他们大都是高智商的人，但聪明反被聪明误。他们对此无解，断定别人也无解。何况他们千方百计尝试了许多遍，高科技的手段也用了，最后还是无解！

他们的注意力全部朝向某个问题，对其他事情充耳不闻，视而不见。所以他们看起来神志恍惚，缺乏活力。遇到了疑惑，怎会不求解？思维奔逸，怎会袖手旁观？脑细胞每天都忙于内斗，所以身心俱惫。患者自己也有亲身体验：想破了头，想得头晕脑涨，想得耳鸣眼花。由此可见，重度抑郁症患者，找医生吃药是必须的，但吃药只是让内斗暂时停歇的手段，患者要利用这个停息的机会，接受正确的心理疏导，这才是标本兼治的出路。

问：在外面总是感觉别人都在看我，让我浑身感到紧张不安，瑟瑟发抖。有什么办法能让我不紧张吗？最好让我在任何情况下都能像正常人那样保持平静。

答：有这样的正常人吗？假若一个人真的变成在任何情况下都能保持平静和自然的人：在黑夜中行走不害怕，老虎来了不害怕，地震发生了也平静，不管和什么样的人接触都很平静，任何情况下都没有紧张感。这种人岂不成为精神失常的人？

问：医生并不需要自己生过相同的病才能治病吧？

答：当然不是。医生治的是器质性疾病，而抑郁症不是器质性疾病，它是人的主观心理问题。只有深入人心，才能发现病因，才能有的放矢，才能对因治疗。现在许多抑郁症者选择精神科医生，虽然有些精神科医生也具有心理学知识，但他们只会告诉你认识心理规律，认识人生，认识社会等道理，而无法告诉你抑郁症的原理是什么，无法解开你对抑郁的重重疑惑和心锁，这需要对抑郁有更专业和更为广泛的人生社会知识。

问：怎样才能忘掉自己是个抑郁症患者？

答：抑郁症，尤其躯体化，是主观记忆和主观感受，不是器质性病变，我们要根据记忆学的原理去研究它的规律。

躯体化的记忆被强化源于两个方面：一个是客观上频频发生躯体化给自己带来肉体和精神的痛苦体验；二是主观上总是耿耿于怀，不断地总结、评价、回味、关注、对抗等，给自己造成心理上的重复刺激。记忆学原理告诉我们，想叫自己忘掉某件事，相反不仅忘不掉，反而会更加牢固。真正的淡忘抑郁，就是全身心投入生活，顺其自然，为所当为。

问： 为何抑郁孩子的父母会经常吵架?

答： 心情不好的时候，耳朵听不得一点逆耳的东西，眼睛也看不得一点碍眼的东西，吃东西也无味，别人触摸到你，也会很烦，甚至会暴跳如雷。总之，当人心情不好的时候，人的五感系统似乎关闭了，说明人的五感跟人的心情有非常大的关系。

只要心情好了，就能够开门接受别人不同的意见，反之，就会互相埋怨。其实这跟人心房的空容有关。如果心房塞满了杂物，变得狭窄了，气量就变小了，就容不下别人。在这个时候，人就要看到顺眼的，听到顺耳的，如此安抚，心情才会感到愉悦。

孩子健康了，大家心情好了，心房也会变得豁达起来，就能包容别人。即使修养很高的人，如果心情不好，心胸会变得狭隘，同样也容不得一点不好的东西。

问： 为什么抑郁症患者会痛苦，并且不接受自己的症状?

答： 哑巴虽有难言之隐，却能接受自己。因为哑巴都知道自己的病没法治，所以断了希望，就不痛苦。抑郁症的躯体化就不一样，医生查不出实质性的病变，也找不到它的病因，除了建议服药稳定症状或情绪，基本别无他法。

由于症状时好时坏，像"幽灵"一样时不时冒出来咬人一下，痛得人死去活来，而且无穷无尽。如果躯体化真的像哑巴一样，那也只能认命。可他们在很多时候却和正常人一样，神气活现，没有抑郁症状，这让患者百思不得其解，并且对自己的康复既心存希望（有太多的念想与期盼），又看不到希望。

问： 为什么我的胸口总感觉被一块巨石压住? 为什么我的肚子总是在关键的时候痛? 是不是我的内脏有问题? 可是去医院又查不出问题。

答： 胸口堵得慌，往往是因为恐惧紧张导致呼吸器官发生激烈收缩从而引起呼吸堵塞：外面的氧气进不来，体内的废气出不去，胸闷气堵，好像被一块石头压住了。至于你的肚子在关键时候为何会痛，是因为躯体化都是在特定的场景下发作的，因为你的躯体化已经跟特定的场景建立了条件反射的关系。如果离开了特定场景这个诱因，抑郁反射就不会发生，这就是为什么你的抑郁症会时好时坏的缘故。你的肚子疼，看似生理问题，其实它不是生理疾病，只是条件反射的结果。

问：为什么抑郁症患者那么恨自己，恨别人，恨原生家庭，恨社会？

答：因为他们尽心尽力让自己不抑郁，但还是抑郁。他们恨父母，是因为他们认为父母没有尽到教育的责任；他们怪社会，是因为别人把开心建立在他们的痛苦之上，对他们总是持歧视态度；他们恨自己，是怪自己力不从心，恨自己没有用，恨自己的命不好，出生在这样不公平的环境下。但他们唯独不怪自己的思想或者看事情的观点有问题。

当患者明白了自己千方百计耗尽全力抗郁还是一无所获，明白了自己的心力全都填进了抑郁的无底洞，全都做了无用功，是不是我的方向走反了，或者说自己搞错了对象，抑郁根本不是我的敌人？事实上人人都会抑郁，别人也被抑郁搞得狼狈不堪，为什么却不恨抑郁，不恨家庭，而"我"却有那么多恨？反思到这，患者可能就会恍然大悟，不再恨抑郁了，也不再恨别人了。

问：如何提高认知水平？

答：一是通过正确的理论学习，对抑郁症的形成、恶化和久治不愈的因果关系要有正确的认知；二是你要观察生活和社会，对有关的社会生活现象具备一定的洞察能力；三是通过生活这面镜子，照见真实的自我，从而幡然醒悟，迷途知返。

一句话：向实践者学习，向领悟者学习，你的格局应该就会高一点，胸怀自然就会宽一点，当然你的眼前也会云开雾散，目光自然就会远一点。

第二节 关于治疗

问：抑郁症患者在家里疗伤有什么不对吗？

答：抑郁症患者开始都是在现实生活中受了伤，然后又在主观想象中让自己的心再次受伤。武林中的人因为打斗受伤了，会躲到山洞内自我疗伤。抑郁症患者也"喜欢"关闭社会功能，躲起来自我疗伤，反而越来越严重。因为心理疾病和客观疾病疗愈的方式正好相反。身体受伤了，就要躺着或坐下来，就要去医院或者到"山洞"里疗伤。心里受伤了，就一定要从受伤的地方爬起来。因为解铃还须系铃人，只有面对害怕的场景，只有到现实生活中，才能真正疗伤。这就是心理疗愈规律。

问：老师，您治疗抑郁用什么方法，用不用吃药啊？

答：建立正确的认知防御系统。因为抑郁症有情绪问题和躯体化症状，患者只有先把情绪稳定下来后，才会配合心理治疗。所以吃药有必要，尤其重度抑郁症。当然，吃药只是为了稳定情绪，调理生理紊乱，但不能治愈抑郁症。

问：怎样才能治好抑郁症？

答："心病药治"，是抑郁症治疗的一个误区。众所周知，吃药只能缓解抑郁症的症状，而不能提高患者管理情绪的能力，更不能改变患者的思想认知。但是，人的思想认知不是自己能解决的，因为每个抑郁症者都钻入了抑郁症布下的认知陷阱之中，根本看不到自己的问题，就如井底之蛙，夜郎自大。所以抑郁症的治疗必须接受心理干预，比如正确的认知疗法。

问：我该怎么做？

答：抑郁症的根本原因是思想，其次才是人的情绪问题。建议先服药稳定情绪，在情绪相对稳定的前提下，再从有思想建设性的文章下手，比如古代老子的《道德经》、庄子的文章，孙子兵法，《了凡四训》等传统文化和秋水理论，了解抑郁症背后的认知问题。

问： 网上经常看到有人服药抗郁了好多年，但还在路上，还是离不开药物，怎么治才是科学的？

答： 药物可以对症治疗，防止患者走入极端，但药物不能对因治疗。抑郁症的治疗，必须药物调理+心理疏导+社会支持，相辅相成，才能标本兼治。

问： 服用了那么久的药物，如果不服了，抑郁就会加重，怎么办？

答： 服用了很久的药物，不能想停就停，得有一个缓冲的过程。尤其重度抑郁症的治疗，药物和心理治疗必须双管齐下。只有心理干预获得成功，抑郁症状，尤其躯体化基本淡化了，才可以考虑渐进停药，当然这需要问医生。

问： 有没有心理治疗成功后，就停药的？

答： 心理治疗成功后，抑郁症的康复还需要一个过程。只要症状不是很严重，没有极端的想法或做法，又在全身心融入生活，坚持运动，停药不是不可能。只能说，放下药物会突然感觉到一身轻松。犹如见到久违的太阳，虽然有些不适应，但终于敢于面对了。

问： 不断运动，抑郁症会好吗？

答： 一方面，如果锅里的水沸腾了想让它平静和冷却下来（就好比抑郁减轻），你会怎么办呢？加注冷水，锅里的水会立即停止沸腾并降温（用方法抗郁，立竿见影），慢慢地，你需要加更多冷水（拼命地使用方法），这就是扬汤止沸的道理。但根本问题解决了吗？时间久了，你就会完全依赖运动或各种行为方法来麻痹自己。不去运动，你就会感觉无精打采，甚至瞬间就会崩溃。

问题究竟出在哪里呢？锅底下面的灶火——你的心、你的认知问题是关键。只要你的认知态度好了，锅里的水即便有一瞬间的热（抑郁的症状）也会很快平静。这就是釜底抽薪的道理。

另一方面，即使理论再好，认知再正确，如果不去行动，不到害怕的场合去实践，你学到的理论也只是虚架子。

问： 森田疗法可以治好抑郁症吗？

答：不能。森田只是对抑郁症本身的因果关系有了清晰的认知，比如朝向问题：越是关注症状，越会敏感不安，形成精神交互关系。秋水理论则在此基础上增加了：

一、对生活的观察——以人为镜，以史为镜

1.以人为镜，知得失：问问正常人有没有抑郁，包括身体上的一些不适，问问那些看起来过得开心的正常人，他们真正的生活是怎样的，他们的人生态度又是怎样的，再对比下自己，你就会明白。

2.以史为镜，知兴衰：看看自己以前过得怎样，现在怎样。如果没有抑郁的折磨，也许自己现在还是一个碌碌无为的人，过去的自己险些因抑郁毁灭，现在的自己却因抑郁成就未来。

二、对"自我"的反观和反思、觉察

这里的"自我"代表的是人的思想。人与人之间最大的区别不是情感和躯体，而是思想。森田疗法针对的是人的情感和躯体，而秋水理论则是人的思想。

问：我患抑郁症和贪食症18年了，吃着药一直反复，请问有好的方法吗？

答：这不是方法问题，根本问题是你的思想认知。如果你只想控制自己的情绪和躯体症状问题，你只需去医院开药吃就可以，完全可以缓解症状。如果你想从根本上解决问题，就要接受正确的思想认知疗法，但前提必须服药和情绪宣泄。

问：我实在感到全身无力了，心很累，我想在家里好好思考下自己的问题，这对抑郁症治疗有帮助吧？

答：心累是由于情感脑过于兴奋所致，而两脑不能同时活跃，一个兴奋，一个处于相对抑制状态。所以心累的时候，思维脑就会处于相对不活跃状态。这意味着，当人心累的时候，人的思想理性相对较弱，因此当你感到心累的时候不要指望通过思考想出一个头绪，越想反而心里越堵。

问：抑郁治疗一定要开悟吗？

答：抑郁症的核心是心结，没有通透的认知就无法打开心结，更无法消除病态抑郁，也就无法走上康复道路。有些紧抓症状不放的疗法，虽然冠冕堂皇，却与抑郁症的根本治疗背道而驰，使自己陷入更加迷茫和痛苦之中。

一个抑郁者分享他的感悟说：每个人都有抑郁。抑郁了，没人会注意你，没人会觉得怪异。是我们自己对抑郁太在意了，我们对自己的要求太高了！这种不切实际的过分注意是病态的，是导致抑郁症的原因！正如读书写字，对某个字的过分注意，会觉得它根本不是字；上下楼梯如果老是想着下一台阶该迈哪个腿，你将不知道该迈哪个腿，反而会踉踉跄跄被楼梯绊倒！

有时心慌，心跳加速，紧张抽搐，呼吸紧促，都是很正常的，就像江河湖泊也会经常掀起波浪，并不是平静如镜，生活本来就是一波三折。对这些正常现象抓住不放，死磨烂打，过分紧张和纠缠，就是病！

总之，不要对自己要求太高！带着这点顿悟，再回头去看老师的文章，循循善诱，对各种问题都进行了深刻的解剖，并提出了具体的解决办法，读罢如醍醐灌顶，亦如登高望远，豁然开悟。

问：你说药物只是权宜之计，为什么仍有大批抑郁症者选择药物呢？

答：抑郁症发作的时候，会心慌得窒息，那种生不如死的感觉非常痛苦，恨不得用刀把心挖出来。药物无疑可以缓解这些生理症状，降低焦虑。因此，药物对抑郁症的治疗是有帮助的，也是必须的。而且在专科医院里接受药物治疗，因有医护人员的专业指导和病人之间的互相监督，可以把药物用到令人满意的效果。

既然药物是控制抑郁症状的强有力武器，所以不少医生和患者把它当作抗郁的法宝。药物的确"不负众望"，让中等以上程度的抑郁症，甚至十分严重的抑郁症能够在短期内大幅度缓解或消失，药物因此被许多人称为镇山之宝而受到患者的青睐。

问：为什么药物能有此神奇功效？

答：这是由药物的性质决定的。据精神专科医生介绍，抗郁的药物原理就是回收阻断剂，使脑内因抑郁而减少的5-羟色胺、多巴胺、去甲肾上腺素等物质增加，从而达到抗郁目的。

问：服药的好处主要是什么？

答：抗抑郁的药可以让你睡个好觉，没有时间也没有机会想不快乐的事。最关键的是，药物可以改善躯体化症状，让情绪稳定下来。当然，如果你有心结走不出来，而且非常偏执于自己的心结，药物就无能为力。

药物之所以受到患者的青睐，是因为药物对缓解抑郁症具有立竿见影之效。但患者必须了解的是，药物虽然能有效抑制抑郁症状，调节大脑正常运作的功能，却无法真正治愈抑郁症，而且当抑郁发作强烈的时候，任何药物都救不了急。

问：长期服药使病情稳定，甚至情绪和生理紊乱完全恢复正常，按理不是已经康复了吗？

答：不大可能，这只是假性痊愈。抑郁情绪为何会发展成为抑郁症？是因为患者想努力消除抑郁又不可能不引起心理纠缠。药物不但不能触动和改变"消除抑郁"这个错误的主观愿望，反而助长了这个主观愿望。

药物是用来对付抑郁情绪和躯体化症状的，这种治疗方法在带给重度抑郁症患者假性痊愈的同时，也会使患者变得更加害怕抑郁，逃避抑郁，强化抑郁意识，使抑郁症变得久治不愈。

我们不反对使用药物。相反，中度以上抑郁症患者必须使用药物，因为抗郁药物可以让患者稳定情绪，从而更容易接受认知心理分析疗法。

问：你认为怎样的患者需要长期服药？

答：药物是给那些不肯接受或难以接受心理疏导的人而长期准备的。有这么一部分患者，明明知道这是错误的，但仍死抱着"任何时候都不能有抑郁，不能出现一点生理上的不适或躯体化"的主观愿望，多年来为之苦恼、为之奋斗的这个愿望就是舍不得抛弃。对于这种固执己见的人怎么办呢？只有用药物与抑郁症状拼搏下去，拼到哪儿算哪儿了。不过这种人的抑郁症是不大会根治的，因为药物绝不是万能的法宝，服药后还是会抑郁的，不过是相应地减少了而已。

药物只不过是一种缓解症状的方式，虽然抑郁症状相对少了些，但也不可避免地出现抑郁。再说，药物用久了要降低效果，就像某些药物用久了产生抗药性而降低效果一样，止痛片用久了就要从一片增加到两片甚至更多。

患者听了这样的实话不必吃惊、难过，这是无法改变的客观规律。所以患者要在自己身心恢复"正常和稳定"的时期用最短的时间接受正确的心理指导，打开心结，从源头上根治病因。

心理治疗成功后，就要全身心地投入生活。再根据自身的情况，在专业的心理医生指导下，逐渐停药。如果不能接受心理疏导，或者不能正确地对待抑郁，仍在追求不抑郁或再少一点的患者应坚持服药，坚持到几时呢？坚持到完全接纳自己的抑郁为止。如若永远不能无条件地接纳，抑郁症也许要伴随终身。

问： 修行就能治好抑郁吗？

答： 古今有不少抑郁症者遁入空门修行，企图寻求解脱抑郁症的痛苦和现实烦恼的方法。笔者不怀疑一个真心修行的人能摆脱抑郁的苦恼，甚至完全解决抑郁症的问题。但是，如果抱着治郁的目的去修行，就另当别论。大凡修行之人已是万念俱灰，如果尘念未了，还会死灰复燃，这是大忌。修行不是躲避现实，是思考人生，修身养性。

抑郁症是一种心理疾病，会通过各种生理症状和附加行为反映出来。心理学家告诉我们，对待任何心理，只要不去强化，就会弱化，最终淡化。因此，许多抑郁症患者寻求转移注意力，转移对抑郁的关注。有人认为修行之路就是一种转移注意、分解痛苦的路径。错了！只有现实生活才是转移注意力的地方。修行虽然能苟且偷安，但只要回到现实，就会打回原形。

心理治疗成功后，我们要求患者从整体上做战略性转移，彻底离开抑郁的圈子，全身心投入现实生活，走淡化抑郁的道路，抑郁的意识才会真正消退。

问：那我离开已加入的各种抑郁症微信群，从此不再关注抑郁有关的信息，也不再与人讨论抑郁的问题，这样会痊愈吗？

答：抑郁症患者转移注意力必须是真心实意的，从思想内部，从灵魂深处认识抑郁的本质，真正看轻、看淡抑郁，真正藐视了抑郁，才会轻装上阵，义无反顾，阔步向前。如果"人在曹营，心在汉"，即使离开了抑郁的圈子，仍然心系着抑郁的变化，牵挂着抑郁圈子，这种转移其实就是逃避，是对现实的一种逃避，这对抑郁症的康复有害无益。

我见过不少抑郁症患者，他们宣称要彻底告别抑郁圈子，实际上隔三岔五地隐名光顾着抑郁社区，留恋着社区的"一草一木"，这叫转移注意力吗？这一切都要求患者去认真理解抑郁症的原理。当你真正理解之后，你就会感觉站在了泰山之巅，俯瞰红尘滚滚，一切都那么藐小。原来都是自己作茧自缚，聪明反被聪明误。

当你对抑郁有了真正的了解后，你的心胸开阔了，思想豁然开朗了，你跳出了眼前的迷障，你逃出了抑郁的魔宫。这时候，我要恭喜你，你已经走出来了。当然这离康复还有一段距离，这段路程不用你费力地行走，只要顺其自然，做你该做的事情，出现了抑郁，不像过去那样斗得死去活来，纠缠不休，你会照样生活工作。

一句话：不评价所发生过的一切！即使你控制不住去"评价"一番，也不要去对抗它，只有老老实实地服从它。容许内心的一切波动，容许和理解躯体化给你带来的痛苦，绝不从正面堵截任何情感的冲动和爆发。

当然，你也要从侧面去安抚自己的情绪，顺其自然的同时，也应安慰劝导自己，尽快让自己躁动不安的情绪稳定下来。只有让内心得到静养，你那颗被抑郁撕裂得支离破碎的心才会渐渐得到修复，你的抑郁阴影也会神不知鬼不觉地淡化。

问：情绪宣泄法或潜意识冲击法可以治好抑郁吗？

答：有效果，但不能解决根本问题。当你暂时调整好情绪后，用不了多久，问题又来了。就好比割韭菜，你把它割得光光的，但它很快就会长出新叶子。所以韭菜越割越长，就像男人的胡须，并不是刮一次就没了，而是越刮长得越快。

通过情绪宣泄法或者潜意识冲击法确实能把压抑的情绪挤出来。就像一口井，你把满满的一口井抽干了，但是第二天，你发现这个井里的水又满满的。因为井水下面有泉眼，它会源源不断地冒出水来。不切断井底与地下河的链接，不切断井水的再生机制，无论你怎样从外面抽水，只会抽刀断水水更流，地下河的水会源源不断地涌上来，而且井水越来越新鲜。因此，对抑郁症来说，一定要切断它的再生机制——错误认知，否则，抑郁症是不可能会痊愈的。

问： 性格决定命运，治好抑郁一定要改造性格吗？

答： 性格缺陷在抑郁恶化过程中起了催化作用，但性格问题仅仅是重要因素，而不是决定因素。我的性格至今未变，但我的抑郁症已经康复很多年。虽然现在我有时还会有抑郁，但这和我从前的抑郁症状和心理状况有着天壤之别，内心再也不会因抑郁而翻腾，因为我完全允许了自己的抑郁。

改造性格既不是抑郁症治愈的充分条件，也不是抑郁症康复的必要条件。虽然改造性格可以缓解一些抑郁，但不大可能从根本上治疗抑郁症，因为性格缺陷的背后是人的思想认知问题。

问： 抑郁症患者大多都是负能量满满，怎么帮其转化到正能量，或让自己拥有较高的正能量？

答： 是啊，来访者都是负能量满满的。其实我们的古人早就发现了这个秘密，只不过没有系统提炼而已。

心理治疗其实就是正能量传递的过程。拙著《口吃原理与康复》（江西教育出版社，2015年）里，我就着重从能量的角度去分析口吃的康复之道。我觉得，在中国坊间"元气"和"魂魄""火焰"等词，其实就是现代人提到的正能量。许多心理问题，如惊恐症、恐怖症、强迫症、口吃症、抑郁症、焦虑症，等等，都可以解释为"丧魂落魄"或者正能量丢失、负能量骤增的过程。

所谓的心理治疗，实际就是传递正能量的过程。如何给病人传递正能量？首先要帮他们打开正能量的传递通道，也就是通过正确的思想认知帮助他们打开心扉，打开心结，使之不再关闭心门，外面的正能量（"营养"），才能源源不断地输入。

其次就是输入正能量。户外灿烂的阳光、广阔的天地、蓬勃的生活、热情洋溢的文字，都聚集了满满正能量。只要患者融入其中，自然就会获得正能量。当人的正能量达到一定的水平，精气神就会恢复正常。到那时候，说话有底气，处世有魄力，做人有弹性。一句话：人就可以适应周围的社会环境。

问：暴露自己的抑郁问题有助于抑郁症的治疗吗？

答：病耻感虽然是抑郁症康复路上的一大障碍，却是人之常情。人与动物的根本不同在于人有思维，懂得羞耻，为何要暴露自己的隐私呢？所以刻意暴露自己有抑郁的做法都是不现实的。一切为了减少抑郁或者消灭抑郁的办法虽然暂时有效，但最终都是无效的。如果允许抑郁的目的是为了消灭抑郁，实际上还是不允许。真正的允许，就是放过抑郁，管它有没有。

问：我也知道正常人也有抑郁的时候，可是我的抑郁和他们不同。他们是抑郁情绪，我是抑郁症。有病不就得治吗？

答：你以前也是正常人，不是不能容忍有一点常态性抑郁，也就是你说的抑郁情绪吗？你现在是抑郁症患者，你身上的病态性抑郁，不也是和正常人身上的常态性抑郁一样吗？你现在的状况不就是当初不愿意做一个有常态抑郁的正常人而一步步地把自己逼成现在的抑郁症患者的吗？

既知现在，何必当初！唯一的出路，只有接受现在的病态性抑郁。不管你现在处于哪个程度，哪个等级，你必须接受现实，否则现在的病态性抑郁又会在你的耿耿于怀下形成新的抑郁种子，你的抑郁症也会因此迈上新的台阶。

问：你见过的抑郁症康复者都是怎么好的？

答：我没有看到用药治好的，我也没有看到躲在家里躺在床上想好的，更没有看到高谈阔论谈好的，我只发现回归生活，辅助药物，最后摆脱药物而真正获得康复的。

思想观念的改变是一切心理疾病获得解脱的前提。这就是古人说的：

看破才能放下，才能随缘自在，才能走向康复。

第三节 关于康复

问： 什么是康复过程？

答： 抑郁症患者只有从错误思想中解脱出来，才能踏上正确轨道。进入这个轨道，就不需要任何动力，完全依赖于自觉。它是抑郁症康复的一个全封闭轨道，是思想上的大彻大悟，意识上的痛彻心扉，心灵上的脱胎换骨，也是认识上一个全新的高度。我称之为"泰山之巅"，只有到达"泰山之巅"，抑郁症才算痊愈，剩下的就是康复过程，也就是抑郁症不治自愈的过程，其最终结果就是完全康复。

问： 何谓痊愈？

答： 抑郁症的痊愈是指认知端正，思想解放了。发生抑郁后不会反复评价和无休止的纠缠，不再和抑郁（包括躯体化）作生死斗争。一句话：放下抑郁，才是真正的痊愈。

问： 痊愈标准是什么？

答： 发生抑郁后能原谅自己，心态能很快地恢复平静，不会过多地评价和纠缠，社会功能症状逐渐恢复。

问： 抑郁症康复的标准是什么？

答： 抑郁阴影、病态抑郁基本消失。发生了抑郁，不管多严重，虽然会感到难过，但能理解自己，让心情很快恢复平静。健康的心理，不是看其顺心如意才开心，而是看他遇到烦心事以后能很快恢复平静。不追求任何根治的目标，是抑郁症康复的唯一标准。

问： 我自认为思想上解脱了，但躯体化却总是像幽灵一样跟着我，让我很难受，我该怎么办？

答： 妈妈十月怀胎，妊娠反应，呕吐不止，尤其到了七八月的时候，胎动激烈，但妈妈痛而快乐着。妈妈虽然遭点难，但能看到希望，想到生命诞生的那一天，妈妈脸上就会荡漾幸福的笑。可是抑郁症患者却不是这样，躯体化年复一年，日复一日，受其折磨，这种情况没完没了，这样的日子没有尽头，怎么能不叫人痛苦？

患者的肚子里也有一个不听话的孩子，那就是曾经被我们压下去的抑郁情结或抑郁种子。只要种子一个个从潜意识层破土而出，我们的隐患才能逐渐排除，折磨我们的"心魔"和躯体化症状才会逐渐失去威力、失去能量，最终消失。

问：等我解脱了，我就能理解自己的抑郁情绪和躯体化了吧？

答：你的逻辑关系颠倒了。并不是等你解脱后，你就能理解抑郁症存在的合法性，而是等你理解它的合理性后，你才能解脱。

问：抑郁是困扰我人生的最大问题，等抑郁症好了，我就是全世界最幸福的人了吧？

答：我想告诉你，当你的抑郁症好了以后，你又会进入一个新的循环，因为人生的烦恼就是这样的，这个烦恼没了，另外一个烦恼又蹦了出来，层出不穷。所以不要对康复后期待过高，康复后你的生活依旧还是不如意事常八九。

问：秋水理论是要我们接受抑郁，放下抑郁不管，听之任之吗？

答：接受了秋水理论后就能透视抑郁真相，对抑郁不再感到那么害怕。但这并不意味着解脱后，对抑郁听之任之，放任自流，恰恰相反，应尽最大努力避免发生抑郁，因此大家遇到症状一定要迂回绕过，绝不能蛮干过去。

尚未解脱的患者，带着沉重的思想包袱去对付抑郁，去避免发生抑郁。解脱后是带着一颗游戏心去避免抑郁，是轻装上阵对付抑郁。

问：怎样正确对待抑郁？

答："等抑郁不再伤害我，我就会原谅它，接受它，否则我就不能放过它，谁叫它惹我，影响我的生活！"这是抑郁症患者的认知态度，所以患者拼命去消灭抑郁，结果深陷其中不可自拔。正确的态度是，原谅和接受抑郁

（因为我对抗它才导致今天的局面，抑郁和它的躯体化是无辜的，是我错在先，抑郁惩罚我在后，所以我一定原谅抑郁），抑郁才会慢慢放过我。

问：秋水理论提倡放过抑郁，却又要患者尽力防范抑郁，这岂不矛盾？

答：放下或放过抑郁，是指思想上放下战胜和消灭抑郁的心理负担和包袱，但行动上又要高度提防抑郁，避免发生恶性抑郁。所以，放下是指思想，重视是指行动，两者不仅不矛盾，反而构成互补关系。

因此，患者解脱后，思想上就卸了沉重的抗郁包袱，轻装上阵投入生活和事业中，但这并非意味着日常生活对抑郁放任自流，而是小心防范。

患者可根据自己的实际情况，缺什么补什么。隐性（或微笑）抑郁症患者可以多看看人生哲理和心灵智慧方面的书，如老子的道德经，阳明心学和其他传统文化。

显性（或典型）抑郁症患者，可以多参加运动和社交活动。只要学会换位思考，理解客观刺激，理解自己，只要不像过去一样挖空心思地消灭抑郁，不再把抑郁当作生活中重要的事情来做就行。

问：我想的东西比较多，好像也有思维强迫，会不会对抑郁治疗有影响？

答：很正常。强迫思维是每个人都有的心理现象，只是轻重不一而已。抑郁症患者，表面上只是抑郁的问题，实质上是人生观、价值观和世界观以及思维出现了问题。在扭曲的心理下，表现出抑郁、恐惧、疑心、焦虑、强迫等现象丝毫不奇怪。

抑郁症的本质是对自身症状的恐惧而引起的强迫。恐惧是一种心动（来自潜意识的心理冲动），患者总想压制心动，反而陷入了压制与反压制、强迫与反强迫的恶性循环中。说到这里，你该明白怎样对待自己的强迫思维，因为你根本斗不过这些深藏不露的"小人"，受伤的只有你自己。

问：有没有一种两全其美的办法既让我康复，又不经受情绪和躯体化的折磨？

答：抑郁症的康复必须经受情绪和躯体化频繁发作。只有经得住涅槃之痛，才配得上重生之美。

问：老师，你能否用几句话高度概括下孩子的抑郁问题？

答：抑郁症治疗的最大误区就是被公众误导，输入"抗疫"的决心，那些带病工作的抑郁者，硬是把自己逼上绝路。一定要知道，抑郁不是疫情，前者是主观情绪，后者是客观问题。

微笑（隐性）抑郁者，自杀率很高，他们才是真正的抗郁者——与抑郁作生死搏斗。这个战场虽没有硝烟弥漫，但其惨烈程度堪比古今中外任何残酷的战役。他们从早到晚，甚至每时每刻都在与抑郁顽强地斗争，他们在职场、在家庭，都在假装、掩饰、表演、强忍，最后崩溃。

抑郁情绪来了怎么办？感情似水。汲取古代大禹治水的智慧：疏而不堵。滔滔黄河，不能正面抵抗，可从两旁构筑堤坝，防止其泛滥成灾。抑郁不能抗击，必须防患！

对孩子来说，最好的"防郁"就是叛逆。所以家长要感谢孩子的叛逆情绪或叛逆行为。退避在家的抑郁者，才是真正的"防郁专家"，因为退避才是最好的进攻，退避才是最好的自我保护。最好的"防郁"不是出门运动，不是继续上学，不是被送入"魔鬼训练营"，更不是被强行送进精神病科，而是退避在家。

孩子抑郁了，最先想到的就是回到温馨的家里，就如受伤的战士，最想回到后方养伤。前面有刀山火海，后面有敌人追杀。孩子怎么办？躲到家里等待亲人的救援。可是几乎所有的家长都会出卖孩子，把受伤的孩子继续送到前线去打仗，把孩子推向火坑，推向深渊。

中重度抑郁者，建议用药，但不能勉强。只要抑郁者没有自杀或攻击他人的行为，切勿强行送到医院，否则会第二次伤害孩子。如果孩子因为抑郁退避在家，完全"躺平"、"黑白颠倒"，就像在雪地里睡觉，家长一定要叫醒孩子，否则，可能冻毙于风雪之中。正确的做法是，激怒孩子，搅动孩子的抑郁情绪，疏通淤堵的情绪，才是最好的防郁。

如何激怒孩子？可以采用"敌驻我扰，敌进我退，敌疲我打"的游击战术。孩子窝在家里不动，家长就干扰；孩子发气攻击家长，家长就闭嘴或离开；孩子攻击完了，自然就会泄气，家长可趁机前去"收拾他"，用逆向思维去引导和开导孩子，因为孩子有心结，一定要找到其心结在哪。

心病还要心药医，拙著《情绪心理学》有很多实战案例，帮家长打开孩子的心结。

那些乖孩子、老好人、逆来顺受者、极度追求完美者、学业或行业的佼佼者，相对容易患上抑郁症，而且大多是隐性抑郁。这类患者自杀风险最大，也最值得父母、学校和社会关心。倒是那些平时大大咧咧，喜欢顶嘴，甚至骂人，调皮捣蛋的"坏孩子"，往往与抑郁无缘。

问： 人怎么活着才有意义，才不会抑郁？

答： 人有了牵挂，才会有目标，否则就会像脱缰的野马乱跑，像断线的风筝随风飘荡。没有牵挂，活得就会漂浮，就没有方向，到处瞎转，就像行尸走肉一样苟延残喘。

《大学》里有一句话：知止而后定，定而后能安，安而能静，静而能虑，虑而能得。意思就是一个人要想获得事业和人生的成功，就得先确立自己的可行目标。有了目标，人的心就不会漂浮，就会收拢，人就会安静下来，继而一步步向目标靠近。

问： 抑郁症可以不治自愈吗？

答： 抑郁症是因为压力和情绪管理不当导致的心理疾病，不是什么器质性疾病。因此，只需观念转变，正确管理压力和情绪，抑郁症自然就会不治自愈。事实上，现实中有不少曾经患抑郁症的人自然而然就好了。

真正的治疗，就是帮助患者缩短走向不治自愈轨道的进程。只有放下"治"，才是真正自愈的开始。问题是如何才能放下"治"的想法，本书就是要帮助读者解决这个问题——通过治心，走到不治自愈。郁友总结：通过您的解答，我懂得了许多抑郁的知识。特别是不治自愈的论述，让我震撼。生活中的自愈者的确不少，在中学遇到过，大学遇到过，参加工作后也遇到过，只是我以前视而不见。人家确实没拿抑郁太当回事，不抑郁了也没有什么感觉，不会宣扬。我的高中同桌也抑郁，但他自己走上了自愈之路。大多数自愈者是不自觉地走上自愈之路，您自己也是不治自愈，这种经验十分宝贵，具有可操作性。我只恨自己没有早几年认识老师，早几年研读秋水理论。您的思想精髓不是"治"，而是"自愈"。自愈的理念融入生活本身，自愈的过程乃生活本身。生活里没有"治"的影子，却处处贯穿了"治"。是无为，则无不治。大道至简，又应了老祖宗那句话。

第三篇　实战与思考

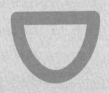

心理学虽然有着悠久的过去，但作为一门专门学科，却只有百余年的历史。包括我在内，很多学者不认为心理学是一门科学。因为心理学属于一定环境条件下带有个人色彩的主观判断，而没有被公认的具有普遍真理或普遍定理的运用，或已系统化和公式化了的知识。唯一能说明其合理性和存在的意义，就在于它能否有助于解决问题，能否真正帮到人。

　　秋水理论吸收了国学思维，尤其是易经的阴阳、儒家的格物、道家的无为等古人的智慧。

　　秋水理论不是凭个人主观臆断，是作者投入数十年的研究和实践，是基于帮助过无数的人总结、提炼出来的实战型心理学理论。

　　实践是检验真理的唯一标准。观点是否科学，倒是次要，关键看实效。重要的是，我的许多来访者经过一番开导后，欣然投入了生活。

　　具有实战意义，而非课堂上的宣讲，是本书最大的特色。

第十九章　案例实战

第一节　被贴上精神病标签后

孩子妈：孩子是高一下学期在重点班突然成绩下降，上课听不懂，他自己说跟同学关系不好，然后我们就带他去上海看心理医生，医生说她有重度抑郁症和精神分裂症。吃药后状态好转，去年疫情学习跟不上，就休学了。现在家白天玩手机，也不运动，晚上睡眠差，老是想以前不开心的事。我想请您帮我疏导下，孩子对心理咨询不抗拒。

咨询师：等晚上看看您孩子的情况，再具体商定办法。

孩子妈：不会让您有任何担忧，孩子就这情况，您要帮我咨询，万分感谢。我们都希望她好，您是帮助她，不会让您担心她的任何事，有我们父母。我也是没办法了，准备再带她到上海去看看，一边吃药，一边做心理咨询，做父母的只能尽力而为，孩子这样自己也难受，尽人事，听天命吧。

咨询师：如果药物能稳定孩子的情绪，我建议暂时不要去上海求医，省级专科医院就可以。不管哪种心理咨询，都要深入孩子的内心，才能有效果。

孩子妈：孩子思维很清晰。刚开始稍稍有点幻觉，后来吃药到现在也没有出现幻觉。她就是懒，自理方面要督促。

咨询师：可以。你们先带孩子来看看。

孩子妈：万分感谢！您什么时候有时间？

咨询师： 周六或周日。

咨询师： 经过一个半小时的咨询和观察，我发现您的孩子心里压抑很厉害。

孩子妈： 你们交流通畅吗？她跟您说了哪方面的心结呢？

咨询师： 主要感觉父母不爱他，对她不好。她说想读书，就是不能全身心投入，因为老是走神，想那些不好的事情。

孩子妈： 今天也是这样说吗？她第一次在学校咨询也是说物质满足了，但她没感到爱。其实我们是爱她的，养她十岁才有弟弟，去年她骑车摔伤眼角，她爸连夜从外省赶回去照顾她。最主要的是她行为习惯不好，我们会说她，比如不讲卫生，不打招呼，总是一个人独食。我说她，她就说我："弟弟这样吃，你都不说？"其实我是教她以后到外面不能这样吃，因为她长大了。这种情况，您还建议我到上海开药吗？

咨询师： 她的情绪波动很激烈，需要药物稳定，但不一定要去上海，就近到精神专科医院就诊就可以。孩子需要心理疏导，更需要打开心结。比如改变看问题的角度，这是心理矫正的关键。根据我个人的分析和识别，孩子虽然有抑郁现状，但应该不是抑郁症。孩子只是跟你们斗气，才弄成这样。这从她的行为表现可以看出：非常亢奋，起坐不安，不停走动，说明孩子心浮气躁，心里堵了很多负情绪。接我讲解了情绪堵截和发泄的原理，让孩子明白情绪的规律。

孩子妈： 去年骑车摔倒，医生说是吃了药后躯体反应开始变慢，然后坐立不安，有些不好的行为。刚开始仔细观察，她会喃喃自语。问她想什么？她又说没啥，有时想事时一个人微笑，后来这些都没有。感觉她的思维逻辑还是清晰的。您说到了关键，感觉她就是在跟我们对抗，一说她，就说叫我们不要管她。这次也是故意在外流浪了几个星期。

咨询师： 从她的笑声和来回走动，异常亢奋，甚至出现一些幻觉来看，容易给医生的诊断带来错觉，以为她有精神分裂。有时候自言自语，是每个内心有冲突的人，包括正常人都会有的。人在特定环境下也会出现幻觉，但不能就此判断精神有问题。我跟孩子对话时，孩子有说有笑，思维清晰，逻辑正常。

我问孩子："你是否觉得自己有精神问题？"孩子说："没有啊。"

我又问："那别人，包括医生为何会认为你有？"孩子不以为然地说："也许他们看到我与众不同吧。"

我再问："你现在有没有服药？"孩子说："没有。"孩子的父亲也说她最近没有服药。

"为什么不服药？"我问。孩子回答说："药有副作用，怕伤害自己。"

显然，孩子的思维逻辑没有问题。我认为，孩子精神应该没有什么问题，有问题的是她的情绪没有管理好，才导致行为异常。这需要正确的心理疏导和稳定服药，包括你们夫妻对孩子的态度、认知都必须改变。

孩子妈：好，您说得很专业，等我们夫妻商量后再定。

第二节　假装精神病是啥体验？

我接到了一个离奇的案例，一个十分健康的高三男生，因为假装自己有精神病，被送进省精神病医院住院近三个月，并且接受一家心理机构十几次的心理咨询。前后一年多时间，医生和老师竟然没有发现孩子的心理和所谓精神问题都是假装的。元宵节后，家人正准备把孩子送到上海的大医院，以便寻找更好的治疗。爸爸妈妈、爷爷奶奶、外公外婆，对孩子的问题都感到痛心疾首。

元宵节前两天，在一次饭局上偶遇，一位老朋友问我这些年在做什么，我如实答复。他记下了我的电话，晚上就给我打来电话，想请我帮他亲戚的孩子化解下心理问题。我简单问了下孩子的情况。

孩子在省级专科医院八次被诊断双向抑郁，年前在省精神病院住院几个月后回家过年。现在，孩子每天都窝在家里不出门，看动漫，玩手机，爸爸气得不愿回家，妈妈以泪洗面，爷爷奶奶和外公外婆也是魂不守舍，食不甘味，亲戚都隔三岔五询问孩子的情况。

我答应朋友去孩子家看看怎么回事。上午我如约前往，和孩子本人、孩子爸妈见了面。孩子身体很健壮，见到我，彬彬有礼，而且春风满面，目光炯炯有神。下面是我和孩子的对话。

咨询师：你好，你叫什么名字？今年多大了？高几学生？

孩子：我叫李文（化名），今年18岁，高三学生。

咨询师：你愿意到精神病医院接受治疗？

李文：愿意啊。有病不就得治疗吗？

咨询师：医生帮你做了详细检查吗？

李文：做了，叫我做了许多答题。在一附院和精神病院都有做各种检查。

咨询师：你能说说自己患病的经过吗？

李文：去年初，因为考试出现了意外。考前有些头晕，想拉肚子；考试中，头晕更厉害，想拉肚子，无法集中注意答题；考试后，感觉很不爽，不知道自己究竟是怎么了，关键时候身体这么不争气？

咨询师：然后呢？

李文：家人就带我去当地人民医院做了各项检查，但查不出任何身体问题。于是我就到网上去搜寻，看了很多专家的答复，有些专家的答复和我的症状比较吻合。

咨询师：（我盯着李文的脸，做了个鬼脸），然后你就按图索骥，想给自己套个什么病吧？

李文沉默不语。

咨询师：我看你好像没有什么精神上的问题。你说的所谓考试中的生理异常（比如头晕，肚子疼），都是人的应激反应，属人之常情。上大学的时候，我在台上表演吹笛子，小便失禁，当时我羞愧万分，可现在想来，那是因为我过度紧张的结果。

人的神经系统在遇到较大刺激的时候，容易失去平衡，导致生理性紊乱。比如心情好，胃口就好，否则就差。这些生理反应跟人的心理变化息息相关。我希望你能告诉我真话，我不仅是心理学专家，同时也是警察，能辨别真假。我知道你心里有委屈，你似乎有很多故事想说。

李文：（抓抓头皮）其实，我撒谎了！我在网上查找自己的问题的时候，找到一些专家的介绍，说有种叫"双向抑郁症"的精神问题，会出现一些身体症状，这种病也比较切合我身上表现出的一些异常反应，也符合我的个性。关键是，如果得了这种病，就不宜学习，需要休息和放松自己。因为我感到读书很难受，所以我不想再读书。于是，我就开始按照网上对"双向抑郁"的描述，把自己装成抑郁和躁狂的样子。比如突然放声哭叫，突然缄默不语，突然把自己关在衣柜里不出来，假装瑟瑟发抖，目光无神，表情木呆，有时候自语，有时候谎称听到有人在说我坏话，等等。

咨询师：孩子妈怎么看呢？

孩子妈（惊讶得半天说不出话，定了下神）：当时看到孩子那样，我们都慌了神，就把孩子带到省医院精神科，医生说孩子有些轻微抑郁，回家可以自己调理。

李文：为了瞒过父母，回家后我就按照网上的精神问题的症状，故意再装严重点，装得惟妙惟肖，家人更加相信了我有精神问题。于是又带我去了一附院继续做各种相关检查和诊治，我也非常顺从去做。

大约半个小时的询问，孩子把自己的问题，包括家人如何救助他的经过和盘托出。至此，真相大白，孩子压根没有所谓的精神问题，都是因为厌学而采取的自我保护。

几天后，孩子爸爸找到我，我对他进行了一番疏导。高压情况下，许多孩子要么叛逆顶撞家人或离家出走，要么抑郁自伤，而你的家庭还算幸运，孩子只是假装精神病，让家人们虚惊了一场。我问他，如果二选一，你说你愿意孩子是前一种，还是后一种状况呢？这位望子成龙的父亲立即说：当然是孩子现在的情况。

孩子的父亲开始意识到自己的问题所在，并连称自己以前做错了，对不起孩子。

知错能改，善莫大焉，希望父母不要再逼迫孩子。孩子为什么要装成精神病？是因为他遇到了前所未有的学习障碍。前面又有刀山火海（学习屡屡受挫），后面有"敌人"追杀（亲人的督促和期待），怎么办？出于自我保护，孩子这才想到了最原始的办法——装病，企图金蝉脱壳。

这下可把家人害苦了，当然最难过的还是孩子本人。因为装病就得逼真，否则就会穿帮。所以孩子时刻小心翼翼，甚至不惜两年住进精神病院接受所谓的"精神治疗"。

每天看到自己父母和亲人愁眉苦脸，心如刀割。可是孩子现在已经是骑虎难下，装不是，不装也不是。继续装，又怕亲人受伤太大，坦白交代，又怕亲人们责怪。就这样每天活在心理冲突和后悔、自责、痛苦的煎熬之中不可自拔。

此案例让我震惊，更让我感到非常痛心。一个没有精神问题的孩子竟然被精神病院确诊为精神病，三番五次走进医院精神科检查和就诊，在精神病院竟然一次住院近三个月。

不妨想想，这究竟是一种什么样的体验？要不是孩子今天如实向我反馈，我真不敢相信这是事实。当我看到孩子和他的妈妈抱在一起喜笑颜开，我真的很感动。这不是什么心理咨询，因为孩子根本没有心理问题，我只是用良知告诉他们真相。

我不由地陷入思考：一是孩子为什么要撒下这个弥天大谎，装成精神病？撒谎的背后是不是有不得已的苦衷？家庭、社会和学校在其中各自扮演了什么角色？如果家长不往死里逼孩子读书，不死死盯住孩子的学习成绩，孩子也许不会这样。

如果教育机制不把分数看成唯一优胜劣汰的指标，或许就没有那么多的好孩子趴下了。如果社会不把学历视为人才竞聘的标准，或许家庭和学校也不会过度强调分数，一些优秀学生也不会被如山的压力给压垮。

精神科医生为什么不能早日识破孩子的诡计？连真假都辨不出，现有精神疾病的诊断和评估机制是否合理？是否存在漏洞？是否需要改进？

假如刑事犯罪分子被抓后也假装精神病，瞒天过海，我们的精神病鉴定机制岂不成为犯罪分子逃避法律打击的保护伞？

我又是怎样"识破"孩子的伪装的？

一是眼神交流，二是叙事的逻辑性，三是描述的准确性，四是肢体表情，五是问题的因果关系，六是思想动机问题。比如，孩子把自己网上"按图索骥"、出现所谓幻觉、妄想和把自己装进衣柜里的前前后后叙说得很详细。要知道，精神失常都是在失去意识的前提下发生的，比如妄想和自语，患者自己都不知道，就如一个人喝醉了说过什么，做过什么大都不清楚。

如何制订科学的鉴定机制？我们应该注重源头（比如所处背景、思想动机等），还是末尾（比如生理和行为异常表现）？

之所以要分享这个案例，就是想让孩子的教育问题和心理或精神评估机制引起社会的重视。我们在课堂上或网络上接受的心理咨询的教育，是否落实到自己具体的咨询实践中？

道德和良知是心理咨询师的底线，维护患者的切身利益，应该成为心理咨询的最高伦理法则！

第三节　家庭心理治疗实录

一天下午五点，一位父亲开车过来接我，要我看看他的儿子。男孩虽然不是精神病，但辍学在家，白天睡大觉，晚上玩手机，不与任何外人接触。父母说他，他就默不作声，家人无可奈何。

大约五点半，我们到了孩子家里。我在男孩房间看了一会儿，地面比较干爽，我建议在这里开一个家庭会议。家里四人参加，分别是男孩的爸爸、妈妈、姐姐和男孩。

爸爸是一名木工，小学文化，性格耿直；妈妈是家庭主妇，初中文化，性格内向；姐姐是一名中学教师，活泼开朗；男孩高三辍学。因为家庭系统出了问题，我让家庭四个主要成员一起参加这次心理干预。

一、长板凳的秘密

我把一条长凳摆好，让男孩坐在一端，其他三人一起坐在另一端。由于板凳两头重量悬殊太大，很快男孩坐的这一头翘了起来，男孩四肢悬空，顿时有种无用和失重的感觉或体验。这意味着，男孩被其他家庭成员溺爱、宠着，主观能动性被架空，变得没责任和担当了，成为一个名副其实的"妈宝"或"巨婴"。

解决的办法：家庭其他成员学会放下，对孩子赋予责任。家里的事，该叫他做的就叫他做。

二、先答应下来

先答应或满足孩子的要求，才会有事好商量——实现对话和沟通。比如夫妻之间，如果你想通过打骂或命令的方式让对方接受你的观点，恐怕门儿都没有。虽然暂时你可以逼着人家按照你的要求去做，但过后，他会因自己的欲望得不到满足而愤愤不平。

人有两个脑，一个管情感，另一个管思维。当人的情感活跃的时候，就是感情用事的时候，人就失去理性了。要让自己有理性，就要让情感脑静止下来，就像法官。比如我家孩子，第一次穿辅警的警服站在马路上协助指挥交通，很多路过的亲朋好友跟他打招呼，但他视而不见，假装不认识。此刻孩子认为自己正在执勤，代表的是法律，法律神圣不容侵犯，一切情感都例外。显然，那个时候，活跃的是孩子的理性脑，而不是情感脑。

三、被道德绑架后

我跟他们讲了一个案例，说的是一个自称"善良"的女人到庙里找高僧解惑。师傅听完她的细说后，说她是一个恶人，说她只会用道德，比如

"我一切都是为你好"来绑架自己的丈夫或孩子，导致对方无法反击，也无法接受，最后不得不离家出走。

要知道，真正的善良，不是献爱和关心别人，而是放过别人。你是你，孩子是孩子。虽然你们同在一个家庭，但各自都有不同的思想和情感。如果你想把孩子或丈夫当作自己的裤腰带一样牢牢拴住，据为己有，对方怎么会开心？家庭怎么能不出问题？你们都有自己的房间吧？房间藏着个人的一些隐私。每个人都有独立的自我，你希望别人不经你的允许贸然闯入你的房间吗？

男孩摇摇头，姐姐也摇摇头。我盯着孩子的爸爸：你喜欢晚上有人打扰吗？孩子爸爸连忙摇头。每个人都希望保持一个相对独立的空间，对吧？如果有个人总是干预你的生活，你会怎么样？很难过吧。

真正的善良就是要放过别人，尊重别人的选择。不然，别人痛苦，自己也会痛苦。这个时候，妈妈对男孩说："好啊，从此以后我放过你，一定放过你，不再干预你的私事。但妈妈希望你要好好加油，希望你从此振作起来，保护好自己的眼睛，不要熬夜看手机，希望你……"

看吧，妈妈一口气提了这么多希望，叫孩子不要这样，不要那样，这还不是干预别人吗？

妈妈问："我提出的希望也是干预？"

你希望孩子不要做这个，不要干那个，还不是提要求？你们对孩子的希望和要求其实就是一道道命令，是架在孩子脖子上的无形枷锁，是锁在孩子头上的紧箍咒。

到庙里求助和尚的"善良"女人，也只是对他孩子和丈夫提要求，叫他不要去网吧，不要去外面喝酒，更不要和别的女人在一起，这都是善意的希望。她也没有个人的目的，也是为这个家庭着想。

其实这些要求，就是用道德对丈夫行为自由的限制，对孩子天性的扼杀。道德绑架会让人窒息，让人感到很难过。因为他知道你说得有道理，所以无力反击，只有转过头来攻击自己——让自己内心受伤。你老是说他，左一句右一句的唠叨，就像蚊子一样在人耳旁嗡嗡响，让人抓狂，所以孩子常常会捂着耳朵说："我不听！我不听！"

人的器官都有趋利避害的功能，慢慢地他的耳朵就关闭了。为什么有人会选择性失聪？你总是叫孩子不要这样，不要那样，他就会不知所措。孩子这样做你也说他，那样做你还是责怪他，最后他就什么都不会做了。当一个人想去做某件事（欲望），又怕去做某件事（恐惧），行为就会僵持。

四、家长要反思

我问孩子爸："在对待孩子的思想和方法上，你觉得自己要不要做些改变？"

孩子爸说："我对儿子没有怎么管过，几乎每天早出晚归。"

我说："我到你家来了三次，发现你家里缺少一种应有的生机，有一种阴冷的感觉，按理现在是春暖花开的季节，这可不好。你难道不能做出一些改变，给这个家带来一点快乐和正能量？"

孩子爸若有所悟地说："回家后讲些笑话，或者幽默一把？"

我问姐姐："你说因为怕辐射，所以睡觉时总是关闭路由器。这让你弟弟很生气，因为他晚上需要网络。你不知道越是压制人的欲望，欲望会越强烈吗？"

妈妈表示今后再不干预孩子，也不提出任何希望和要求。

我问男孩："有没有自己的人生目标或追求？想不想活得有尊严？"

孩子说："当然有啊！当然想啊！"

我说："尊严或体面不是父母和家族给你的，而是靠自己挣取来的。你说窝在房间不出来，觉得很舒服，就跟老鼠待在洞内觉得安全，因为外面到处都是危险。你在房间里可以看小说，麻痹神经，可以玩游戏，睡大觉，这样可以让你不想那些伤心的事。

"事实上，每个人都不愿意被人揭开伤疤，所以你不想回到过去。你妈总是跟你讲这讲那，鼓励你，激发你的斗志，但你最厌恶那些成功励志的话，对吧？因为这些都是你的痛点。"

孩子说："对对对，我最讨厌听和看那些励志的话。诸如'少壮不努力，老大徒伤悲''要成功，多吃苦'，我最讨厌他们讲谁读书努力，谁的成绩好……"

我说："是啊，这些耳熟能详的话你都听出了老茧，因为你都明白。为什么你难过的他们还要说？因为家人不懂你的心。为什么你难过？因为这些话都有道理，但你因为自己力不从心，做不到。你现在跟同学之间有很大落差，因为你在里面（精神病院）待了很久，多少都会受到影响，是吧？当那些不良画面闪现在你的脑海，很容易和现实的处境交织在一起，让你看书学习时注意力不集中。

"如果妈妈叫你用心去看书，叫你不要想这想那，其实道理你也知道，你也想好好读书。你看小说，玩游戏，看动漫，包括你提出买鞋等都会刺激你的神经，让你暂时不会想那些伤心的画面，对吧？妈妈抱怨你买了很多运动鞋，大多穿都没穿，就搁置一边，浪费啊。其实，很多时候，搞点破坏也是一种安慰，会让人觉得舒服点，压抑的情绪会得到释放。至少鞋子买来后，会让你得到一种快感，对吧？至少，孩子对妈妈提出买鞋，说明他还有向外攻击的底气。

"如果孩子对家长什么都不提，包括你断他的网，你骂他，你说什么他都逆来顺受，甚至他总是说：'对不起！对不起！都是我的错！'如果这样，悲剧真的来了。说明孩子已经完全失去了防御能力，攻击的方向完全朝内，最后的结局可能就是毁灭。这就是可怕的单向抑郁。

"孩子现在就如一只受伤的战舰，它在打仗的时候被损坏了，需要停泊在港湾休整一段时间。磨刀不误砍柴工，让他放松自己，他想睡就睡，想玩就玩。其实，孩子并有没有放弃理想，没有放弃自己，他只是待在家里自我修整。当他想清楚了，调整好了以后，自然就会出来，不用别人催促。

"面对这种情况，家长怎么办呢？放空自己。每个成员做好自己的事，包括做妈妈的要带头理解。妈妈可以去外面玩，去跳广场舞，去做别的事。而且我发现你的脸总是阴沉着，心事重重。做爸爸的也不阳光，这可不好，很容易感染家人。但今天我看到你女儿灿烂的微笑，让我看到一点点光。

"按理，孩子现在不是精神病，你家里应该欢天喜地摆上几桌吧？虽然父亲也说是天大的喜事儿，但你们却没有表现出应有的开怀和愉悦。这不好！你们紧接着又开始对孩子穷追猛打。在你们看来，既然孩子没有病，那就得走入正轨，像正常孩子一样学习和生活。于是你们又开始用'善意'的要求去逼孩子。

"孩子怎么办？孩子没办法，也无力招架，只有默不作声装傻。为了麻痹神经，他只有关起门来干自己的事儿，黑白颠倒（白天睡觉，晚上玩通宵），看动漫，玩游戏，是吧？

"孩子生活遇到难题，或者受委屈了，能像大人那样喝茶、喝酒、找好友聊天，来抒发压抑的情绪吗？不能吧？

"父母一定要理解孩子，不要干涉对方，对孩子表现应有的尊重。当然，叫你们不管孩子，并非叫你不弄饭给孩子吃。你们出去玩，出去干活，不给孩子留点钱，留点吃的，孩子怎么生活啊？

"你们每个家庭成员做好自己的事，给男孩适当的活动空间。

"当你们不在的时候，他就会从房间里出来，他自然就会想自己应该怎么办。他又不是傻子。

"常言说：上半夜想自己，下半夜也会为别人想想。等孩子自我修复好了后，心里不再有悲伤，就会站在家人的立场去考虑，包括家人最关心的前途问题。孩子就会思考：'我应该怎么办？我要为我的人生负责。怎么负责？当然要读书啊！'"

五、领悟之路

最后，我给他们讲了"悟空"的含义。房间太小，塞满了杂物，外面进来了一个人，都会觉得难受。反之，如果房子很宽敞，进来很多人都不觉得拥挤。摩擦就会起火。在狭小空间相处，容易发生矛盾，不是吗？如果每个人互不相干，哪有矛盾？一个人只有登高才能望远，才能一览众山小，才会藐视脚下的世俗。见多识广，多见不怪，少见多怪。见识多了，人的心胸自然就会变得宽广起来——这就是"领悟"。

放过孩子吧！不要把眼睛盯着孩子，否则孩子就会退缩，就会自闭，就会静默，就会变成你担心的问题孩子。

第四节　日本抑郁症者的求助

山丰（化名），韩裔日本人，52岁，大学毕业，实业家，家住日本大阪市，抑郁症患者。28岁时他就把家族企业打理得井井有条，使之成为大阪市的知名企业。可是在他进入40岁的那一年，命运似乎跟他开了一个玩笑。仅仅是一个偶然的原因，一下就把他打入了"地狱"，让他患上了严重的抑郁症，而且越来越严重，十分悲观，不敢见人，也无法工作，社会功能几乎完全退化。

他的妻子找到了我。

来访者：袁老师，你好，我是一名日本华人，我老公是日本人，我们住在大阪市。他患有严重的抑郁症，这么多年一直在寻找治病的良方，但他拒绝服药，因为他知道药物只能缓解症状，不能治心和治本。虽然日本有很多机构在做心理咨询服务，尤其是森田式的心理干预，但我老公说，他之所以对内观疗法和森田疗法不太认同，是因为它们太笼统化，针对自己的状况不是太多，怕失败后就彻底不行。于是我就帮他在国内寻找这方面的老师，看了很多文章和视频，也听过不少音频，都不能入我老公的心，渐渐我们也放弃了。

老公知道自己没救了，叫我带着孩子们离开，不要管他。说实话，离婚协议我们都写好了，但当我看到他一个人孤苦伶仃，我又不舍。

有些事情就是缘分，那天无意间，我浏览国内的网站，听到一个老师的音频，请别介意，刚开始我就当网上的那些骗人的东西随便听听，但听了之后感觉不是，和以前听到的不一样，这里有血有肉。

昨天我给他翻译了你的音频，他说你把话都说到他的心里了，对你十分认可，也非常需要得到像袁老师一样的心灵导师的帮助。如果你对他现在的症状有什么见解，可以指导我吗？我应该走什么样的程序才能咨询到你？我们需要的是一位可以真正引导他可以走出来的老师。

咨询师： 既然你爱人相信我和秋水理论，你就不必悲观，相信天无绝人之路，船到桥头自然直，相信善心必有好报。只要你和你的爱人愿意接受秋水理论的指导，只要你能把我的意思翻译给他听，他就会走出来。因为秋水理论曾经让许许多多陷入抑郁的迷宫、对生活失去信心的人重新挺立起来，找到了回家的路。

来访者： 袁老师，昨天特别感谢你，但是我忘记问你一个问题，你能告诉我吗？我应该怎么办才好？比如，我的那些举动影响到他，导致他的反感，或者他发怒的时候，我应该如何对待才好？顺从？认错？强硬的态度或者无视他？

他说是我的原因导致他发病的，我真是无奈。我每天都生活很谨慎，但是能维持多久我也不知道。我很困惑，袁老师，你能理解我的心情吗？看着他难过我又心疼，但是我这样过，我怕我也倒下，孩子们怎么办？我国内的父母怎么办？

咨询师： 我能理解你现在的处境，更能理解你现在的心情。你老公现在有一种无力感，他自己也不希望这样，他一直在努力挣扎，但就是挣扎不起来。你说一个大男人谁愿意一天到晚躺在床上像个废人一样？所以他自己更难过，更想生自己的气。他骂你，生你的气，并非真的生你的气，他其实就是想骂自己。

当他把愤怒的子弹射向你，把压抑的情绪发给你的时候，就能够减轻他内心的痛苦，就可以消减他的抑郁。站在这个角度说，这是好事。但问题的关键是，你会因此承受巨大创伤，因此你自己也要接受心理干预。这种心理危机当然跟你老公生病有关，包括你国内的父母对你的期待，更有孩子们的成长给你留下的压力等，这些都是你不可忽略的。

你现在面临的处境我非常理解。如何对待这个家庭，如何对待患有抑郁症的爱人，你现在非常矛盾。这好比是波涛汹涌、激情澎湃的黄河，让人感到惊骇、恐怖。你现在和你老公相处，就好比和一条时而冬眠、时而苏醒的蛇在一起。一不小心，你也会被它伤到，但你又不能打他，伤他，因为他是你老公，是孩子们的爸爸，所以你面临着两难的选择：既怕伤害他，又不愿伤害自己。你现在是这个家的顶梁柱，你倒了，你国内的父母怎么办？两个不到十岁的孩子怎么办？你老公怎么办？

所以你一直生怕自己倒下来，我也非常理解你，理解你的处境。与其说是你老公需要心理咨询，不如说你自己现在就必须得到心理援助。你老公现在的情况，首先一定要从原理上明白，他现在把情绪发给你，把怒火攻向你，说明他还有底气，还有反击的力量。重要的是，他没有攻向自己，说明他的抑郁得到缓解了，有救了。否则，抑郁加重了，就更加难办，它容易导致极端情绪。

患者的脾气都不好。如果你真爱他，就要允许他把坏情绪发泄出来，这样才有利于他的康复，因此，你得给他时间。空闲时，你多听一些伤感音乐，只有同频的音乐才能与你内心的悲伤产生共情和共鸣。

你要学会发自内心地包容他，而不是自己忍气吞声，否则适得其反。只有先救赎自己或者放过自己，你才能救赎或放过别人，反过来，别人才会等价地回报你或放过你。

如果你总是以为，我对他这么好，他还对我这么发火？你就错了。他现在不是对你发火，而是对自己发火，这样的话他的心里才舒服。这对一个病人，尤其心理病人的康复非常关键。

只要让他心里好过一点，他才有可能走出来，这个家庭就有救了。一定要允许他释放负情绪，这是帮助他恢复健康的最好良方。你现在生气不是，不生气也不是；这样不是，那样也不是。你该怎么办呢？

他现在浑身带刺，只要醒来，就会到处挑刺，就想刺激你。因为他心里很难过，恰好你又在他身边，你自然就成为他攻击的对象。如果你明白我的话，让你爱人释放负情绪，比服任何药都要管用。

心里很难过，他总要找一个出气筒，你就当他的出气筒。这虽然对你不公平，但这又是帮助病人最好的药方。如果你做得完美无缺，反而不好，因为他找不到攻击你的理由。一个有愤怒的人，如果找不到攻击的目标，他只能攻击自己，这个后果是很危险的。

你可以在他面前表现差一点，甚至故意装点傻，目的就是让他抓到你的把柄好骂你。当然，你得事先有充分的思想准备，明白自己这样做是为了帮他治病。理解这种病人攻击别人是好事，所以你要故意让他发发气。为此，你不要做得太好了，不要事事做到完美，不需要处处小心谨慎，更不需要时时哄着他，该怎么生活就怎么生活，他爱发气就让他发气，哪怕是让他摔一两个小碗都没关系。尽管你会因此感到愤怒和难过，但你要知道这都是合理的情绪宣泄。

来访者： 袁老师，我觉得我能做的都做了呀。我真的很难过，我心疼他，却又让自己忍受他肆意的谩骂。我以前是个很开朗、很爱笑的人，但现在每天活在痛苦之中，每天都想哭。

咨询师： 他不需要你的同情，也不想看到你为他忍气吞声，他需要你真正理解他。

来访者： 老师，你说的话怎么和他一模一样啊？我就是不懂，就这样大呼小叫的，让我怎么理解他？他说我骄傲，说我目中无人，说我强势，说我把他当垃圾。

咨询师： 我说的肯定和他想的是一样的，因为我也得过抑郁症，我的话当然跟他一样。本来我也可以帮你爱人打开心里疙瘩，让他走出来，可是我们语言不通，又隔山隔水那么远，很难帮到他。你为什么那么难过，因为你看不懂他，不懂抑郁症。你做得再好，也不能让他满意，因为你只是以正常人的思维去看问题，去看他。比如你为他和这个家付出了那么多，觉得自己很委屈，你没有想到，其实他比你更委屈。他只需你一句理解的话，别的什么都不需要。

你爱人之所以变成今天这样，不是一天两天，而是经历漫长岁月的演变。你老公就像孙悟空的火眼金睛一样，目光如炬，在他眼里似乎都是

"妖怪"，所以他受不了，只有抡起金箍棒去打。在凡人眼里的好人，在孙悟空的眼睛里就是白骨精。面对明察秋毫的老公，你的日子肯定不好过。

认知疗法，必须让来访者看到其症背后的因果关系。不仅要清楚病症的心理和生理之间的交互关系，更要洞识与病症相关联的社会环境的真实面貌，以此来反观自己以前是如何处理与自然、与社会之间关系的态度。只有解决这几个问题，患者的心理才能真正得到平复。

来访者：袁老师，早上好。我老公说，他写给你的概略（自我介绍）要是有什么疑问，他可以和你说。如果翻译不通顺的地方，我可以再翻译给你。他十分相信你，袁老师。

咨询师：他写的日语文字，通过网上翻译，基本意思我已了解。你老公相信我，其病就能好一半。

来访者：他说现在主要是痛苦，害怕每一天的开始。

咨询师：是的。每次都是轮回，他的灵魂似乎都被魔鬼牵着走，难以自控，这是非常痛苦的事。你爱人的痛苦，不仅仅是因为现实生活暂时无法排解的打击，更大的烦恼和痛苦应该是源于他对烦恼的烦恼和对痛苦的痛苦。

正常人排解烦恼和痛苦的方法是，带着痛苦和烦恼去工作、去生活，在工作和生活中消除烦恼和痛苦。而你爱人则相反，他想先排除烦恼和痛苦后再去生活和工作，结果反而被痛苦和烦恼牢牢抓住，不可自拔，这是他最大的痛苦所在。企图等自己没有烦恼和痛苦后再去工作和生活，是一辈子都等不到的伪命题。就像1除以2，再除以2，再除以2……永远除下去都不能等于0。

来访者：袁老师，你真厉害。

咨询师：你现在要做的，就是开始给他补充正能量。获取正能量的途径有很多。

一是奉献爱心。学会先舍后得。只有把自己的正能量先舍出去，才能获得更大的正能量。

二是运动。运动本身就是先释放正能量，后获得更大的力量和正能量。

三是接受阳光。直接从大自然里接受正能量的照射，增加正能量。

四是学习正能量的文字或影音。每一天感受温暖，洋溢感动，慢慢就会积累正能量。

五是面对现实。到害怕的地方去，逐步脱敏。

第五节　孩子逃学之家庭治疗

某个周六，男孩在父母的陪同下来工作室找我。

我问男孩儿什么情况，男孩说，多虑，总难以在错与对的评判中做出决定。比如他对父母的言行、父母对他的管教，包括父母平日对他说的话究竟对还是错，他搞不懂，一直很纠结。

看这孩子不停地站起来看看这里，看看那里，坐立不安，就知道他心里一定堵得慌。男孩的眼睛不敢看我，他说他认识我，去年我在他所在的中学讲过一次课。他说我是一个好老师，昨天他又看了我一篇关于家庭治疗的文章，然后就动员父母一定要找我。

在此之前一天，他随父母去了省医院门诊，医生说他没有抑郁症。他只是心里很难受，不愿上学，所以这些天一直辍学在家。他说自己需要释放，心里有个结，需要解开。他又说，自己的心结很难解开，恐怕这个世界上很难有人理解他。他说自己抱着打开心结的想法来找我，因为他从我的文章里似乎看到了一点希望……

我顺着孩子的想法问父母，妈妈说，孩子仅仅是心里很烦，多虑，而不是焦虑，常常问她许多问题。

孩子说他看到妈妈每天都要洗衣做饭，很心疼妈妈，他真想替妈妈分担一点家务，可是妈妈不让他干，只是叫他安心读好书就可以。可是孩子常常自问：为什么爸爸不为妈妈干点家务？

孩子说他不明白。我解释说：中国的传统家庭都是男主外女主内。你爸爸在外打拼，妈妈在家洗衣做饭，天经地义。何况你妈妈也不觉得这有什么不好，反倒乐在其中。除非丈夫在外不务正业，孩子又不听话，做妈妈的不仅劳累，更会感到心累。于是我就问孩子妈：你说呢？她马上点头称是。

孩子很聪明，长得眉清目秀，很善良，也善解人意，身高大概有一米七八。正当我赞美孩子的时候，孩子好像自言自语，打断了我的话。孩子说他似乎无药可救了，很难过。

我知道孩子心里一定堵得厉害，而且还不停地摇头，不停地站起来，然后又坐下，就像一个打饱了气的球，浮躁不安，很想释放。于是我在黑板上画了一个黄河被大坝拦截的图。那个大坝，就是他父母的管教方式，激越澎湃的黄河就是孩子此刻的想法和情绪。

孩子看到图后，拼命点头，他说自己就是这样，不敢发泄自己。看得出，孩子很懂事，怕伤害父母，更害怕父母看不起他。

他说其实爸爸也很辛苦，自己非常害怕爸爸，尤其害怕他的眼神。在他的印象中，爸爸只会给他做一个高不可攀的榜样。比如爸爸在家里总是书不离手，一开口就是让他听不懂的文言文，这让他感到窒息。爸爸总是喜欢跟他讲古今中外的名人励志的故事，这些道理让他无可反击，但心里却很不舒服，很难过，恨自己不争气。

有一次考试不理想，爸爸就说，种因得果，平时没有努力，所以才会这样。本来孩子就很痛苦，加上爸妈的"数落"，心里更加内疚。还有一次，因为考前出现过度紧张，爸爸就鼓励他说："不要怕，不要紧张，男子汉怕什么？"

孩子还说，有一次他想洗澡，但妈妈叫他不要洗，这让他感到不爽，很揪心：难道妈妈不愿意帮我洗衣服？妈妈是不是因为我的成绩没有上去开始烦我？说罢这些，父母都在摇头，表示孩子误解了他们。

越来越多的孩子被学习成绩、被父母逼成"精神病"。我想父母应该明白一个问题：孩子考大学重要，还是孩子的心理健康重要？如果二者只能选其一，你们选哪种？父母不约而同地说：当然是心理健康。

孩子爸说："从我帮孩子叫的名字——子健，就知道我希望孩子健康，仅此而已。"

我望着孩子爸爸问："你的要求真的就这么低？你觉得有什么需要跟孩子说的？孩子都这样了，做父母的肯定有不对的地方，比如在许多方面没理解孩子，或者给孩子施加了不必要的压力，因为孩子多愁善感，很脆弱，需要爸妈的呵护。"

孩子爸爸站起来说："儿啊，我真诚向你道歉，都怪爸爸无意中伤害了你。其实我都是为你好！"

孩子妈妈也站起来说："妈妈也向你道歉，怪妈妈很多方面没有考虑你的感受。你说洗澡的事情，其实当时我是想，你还是学生，冬天不需要隔三岔五洗澡，外套换得那么勤，又不是做重活的人，衣服容易弄脏，妈妈只是怕你耽误了学习……"

孩子摇摇头，苦笑着，嘴里喃喃自语。

我马上打断父母的"道歉"。你们都强调"我这是为你好"，说明你们还是在强调自己的理由，还认为自己全部做对了！

"不管我做错了什么，都是为了你好！"

似乎一切都是孩子的错！这让孩子感到很憋屈，没地方发泄啊！做父母的为什么不能在孩子面前示弱呢？做父母的为什么不让孩子发现你也有错的时候呢？做父母的为什么不让孩子觉得你不是处处都很伟大？

该做榜样就得做榜样，该装傻的时候就得装傻。这需要父母的智慧。孩子都想独立，不想被父母管，不想被父母架空。这就是孩子的想法。虽然男孩的爸妈都曾给他道歉，但在孩子听来还觉得不真诚。于是我就跟孩子在密室里进行了一番谈话。

男孩说："爸妈虽然嘴上道歉，实际上难以做到。他们当着你的面说得好好的，回家后可能又是一副面孔，又会盯着我。我需要父母正式给我一封道歉信。"

我说："这点你尽可放心，我会说服你爸妈。现在，我只想问你个问题：你现在想不想读书？如果想读书，你准备什么时候去上学？"

孩子不假思索地回答："我想读书，但我必须等这件事妥善处理过后，等我先放松和放空自己后，而不是这样去读，因为我心里堵得慌，很难受。"

孩子接着说："有时候我在学校受了点委屈，比如跟同学发生争吵，心里很难受，回家后我告诉爸妈。虽然爸妈没骂我，但总是喜欢跟我讲道理，叫我不要生同学的气，要我站在别人的角度去想。可是，此时此刻，我只是希望爸妈能够站在我的角度去想，站在我的一边去骂对方，哪怕是说一句'孩子你别难过，爸爸帮你去收拾他'，我的心也好受，我的情绪也会平复。当然，如果我爸真的要去跟人打架，真的去帮我讨回公道，我肯定不会同意的，因为我也知道自己不对，但是我就是想得到爸爸的安慰，想释放下自己，想化解一下自己的难过。我仅仅是想得到爸妈的理解，我仅仅需要爸妈站在我这边，而不是听他们讲道理，因为这些道理我都懂，所以听了很腻。"

我郑重地跟爸妈道出了孩子内心的苦闷和诉求。爸妈立即做出回应，要以孩子为重，以大局为重。爸妈也已经认识到，孩子正在上战场杀敌，自己又使不上劲，只有在后面为孩子默默无闻地提供后勤保障，而不是用所谓的关心、讲理来安慰孩子。

是啊，孩子需要放松，需要释放学业给他带来的各种压力和焦虑。此时，无声胜有声，任何口头语言都抵不上一个恰当的肢体和眼神上的交流。经过一个小时的家庭治疗，一家人心结已开，父母与孩子握手言欢，夫妻喜笑颜开。

其实，我的疏导很简单，就是孩子的情绪被父母如山一样的大道理压得喘不过气来，被父母一点一滴的溺爱逼到了绝境，可谓横刀立马，孩子的负情绪无法发泄。

通过家庭治疗，父母认识到自己的错，孩子破涕为笑，答应晚上就去上学。然而，三天后的一个课间，孩子给我打来电话说："今天中午我心里又很堵。原因是，一家人一起吃饭的时候，爸妈有意无意又讲起知识的重要性，我觉得这又是在说我。"

此刻，我理解孩子的心情，因为孩子面临着学业巨大的压力，在这个节骨眼上，孩子不允许有任何不利于他分散精力的刺激，尤其是可以依靠能给予他力量的家庭和父母。孩子再三强调，他需要父母的理解和支持，而不是唠叨。

我在电话里答应孩子，一定会做好父母的思想工作，让他爸妈彻底转变观念，但也请他给爸妈一点转变的时间，毕竟他们受传统文化熏陶多年，恪守"子不教，父之过"的古训。他们不懂得育儿必须采用传统文化和现代心理相结合。

咨询感悟：作为一名心理咨询师，理解和共情最重要。如何理解共情？不是靠书本知识，而是生活阅历。只有扎根生活，从根部滋养，才能枝繁叶茂。现代心理和教育技术也重要，没有心理技术，即使手握宝剑也不知如何下手。因此，道要悟，术要练，只有道与术同行，才能标本兼治。

第六节　让抑郁的孩子走出房门

两年多了，玲子每天都把自己关在家里，连过年也是如此。每顿饭都叫外卖，每次叫的都是麻辣烫。

妈妈抱怨说："我每天都依她，家人都说我对她太好了，从小没有严格要求她，搞得现在有点小事就承受不了，心血来潮想要学琴，报了班后又坚持不下去。我从来不强迫她什么，每个月还要两千元零花钱，平时还要购物，每天吃高档水果，还要端到她面前去。家里阿姨烧饭从来不吃，就是要吃外卖。以前学唱歌，练了一段时间就不去了，买了不少高档衣服，买来又不穿，完全浪费。她似乎故意跟我较劲：我越舍不得，她越要买。她就要让我难过伤心。"

其实，这是孩子对妈妈平时的溺爱、唠叨和强制灌输等教育方法做出默默的反抗，也就是所谓的"较劲"。但不是故意，而是孩子无意识的反应。只要孩子的愿望实现了，比如购买了奢侈品，心里就平衡了一些，就会快乐一点，但不久后还是依旧。

当孩子的目的达到后，解恨了，出气了，心里也就不堵了，但这时候孩子的理性又上来了：她为自己的浪费，为自己跟妈妈"较劲"而感到自责，对家人受到的伤害而感到内疚，并因此耿耿于怀。久而久之，就会种下新的负性情结，这意味着下一波"气浪"又会来得更加猛烈，孩子又会向父母提出新的更大的要求——更为强烈的"较劲"。

尽管如此，玲子时不时会蹦出一句话：活得没有意思。父母对此十分不解，感到万般委屈和无奈。

玲子的父母通过网络求助我。经过微信交流，我大致摸清了玲子和这一家存在的问题。

原因分析：

玲子平时娇生惯养，就如温室里的鲜花一样娇艳。如今想把这盆鲜花放到外面去，这怎么行呢？它见不得风雨阳光，因为它是在温室里养大的，环境不适，脆弱不堪，肯定会枯萎。父母平时舍不得让孩子做一点事，受一点委屈，总是溺爱，让她衣来伸手，饭来张口，不劳而获。现在，却想叫她面对社会，你说孩子还有自理能力吗？还能适应外面的生活吗？每天在蜜罐里泡着，还有甜的感觉吗？餐餐红烧肉，还能觉得肉香吗？每天过着锦衣玉食的生活，还会觉得日子舒服吗？

朱元璋自当皇帝后，每餐都是山珍海味。据说后来感觉吃饭没胃口，就以为自己得病了。皇帝吃不下饭，这可是天大的事！太监们急得团团转。有个人献上一计，太监吩咐御厨做些皇帝过去喜欢的腌菜、酸瓜皮，把这些民间土菜端给皇上吃，朱元璋一下就开胃了，吃得津津有味。连续了吃了几天素食，不见腥味，皇帝早就等不及了，这时御厨开始端上鸡鸭鱼肉等山珍海味，朱元璋连声称赞："好吃！好吃！真好吃！"

其实，味儿还是以前的味儿，只不过吊了下胃口而已。要想日子过得甜，就得先品尝一下苦日子。但很多人不懂这个理，为了开心，只会追求更大刺激的享受。

找到玲子的原因后，就不难找到解决的办法。

1.采用系统脱敏。即渐进地适应生活的方法。比如，温室里的鲜花，上午把它端到窗台上放置1分钟后，再端回去。下午重复这个动作，但时间延长一点，比如两分钟；第二天放三次，每次三四分钟；第三天放四次，每次五六分钟。以此类推，久而久之，室内的鲜花就能逐渐适应户外的环境。

你不是每天都要把水果摆放在孩子的卧室门前吗？你可以先一周一次不摆放水果，让她自己去找；再五天一次不摆放水果，让她自己去找，自己去削。以此类推，重复下去，可以让玲子逐渐适应吃水果，自己去楼下取。玲子不是每天都要打开空调，保持恒温吗？你可以一周一次让房子"停电"，让她感受没有空调的滋味。当然停电时间不宜太长，可以十分钟。再五天一次让房子"停电"，让她感受没有空调的滋味。当然停电时间不宜太长，可以二十分钟。以此类推，重复下去，可以让玲子逐渐适应卧室没有空调的滋味。当然可以用其他的降温或保暖电器。

2.父母转移注意力。虽然玲子不和家人一起吃饭，但奇怪的是，只要家人一出门，玲子就会"偷偷"溜出来，坐在客厅看电视，或捣鼓着一些玩具或花儿、宠物什么的。这让我一下就想起了猫和老鼠的故事。猫不在家，屋里的老鼠自然就会从洞内出来，溜到客厅、餐厅、厨房等各处"造反"。一旦猫回家了，老鼠就会蜷缩在洞内，瑟瑟发抖。

洞内的老鼠对外面动静的敏感度，远大于外面的猫对洞内老鼠的敏感度。因为老鼠的注意力全部在一个方向——聚精会神观察洞口外的动静，以便决定自己的下一步行动。而猫却不同，猫的活动空间非常广泛，除了家里的老鼠，猫还可以捕捉室外的老鼠，或者其他的食物。而且除了食物以外，"猫"也可以建立自己的业余爱好和兴趣，比如跳广场舞，唱歌，喝茶，健身，旅游，等等。

只要"猫"不在家里，躲藏在洞内的老鼠的压力很快就会缓解。只要"猫"真的做出改变了，对洞内的老鼠不再感兴趣，不再专注老鼠洞口，洞内的老鼠才会减压和放松。只有轻松后，老鼠才会静下来思考，或者换个角度去思考。而当生命安全受到威胁或者面临生存危机，老鼠怎能静下心思考，怎么会理解别人呢？所以，孩子躲在卧室内不出来，不是孩子的问题，而是父母出了问题。家长一定要明白这点。

家是温馨的港湾，是孩子生长的地方，那里留着孩子太多美好的童年记忆和梦想。所以孩子一旦在外面遇到挫折，最先想去的地方就是回到自己的家。孩子在家里面可以暗自舔伤，可以静下来好好反思自己的过去或思考下未来，当然也会觉察当下。当孩子想通了，自然就会走出来，想不通，就会待着里面继续想。当然也有不少孩子因此开始胡思乱想，穷思竭虑，闭门造车。这就需要我们去叫醒。

父母只有了解孩子的所思所想，理解了孩子的难处，才不会随意干扰孩子，让孩子有一个相对自由、可以独立思考和观察的空间。

3.培养孩子的自信，悟出生命的意义。你可以到市场上买点活的小黄鳝，问孩子怎么个吃法？孩子看到这些鲜活的小生命即将被杀，会激发同理心和怜悯心。假如孩子说：放了它们吧！你就假装说：花那么多钱买来吃，干吗要放掉呢？当你看到孩子有点伤心的时候，你立即就说：好了，看在我女儿的分上，我放了它们！这样做，孩子肯定会高兴的，而且你就让她去放生，当然你可以一同前往。之后，孩子会有一种成就感和自豪感，因为她能拯救生命，而不是毫无意义地活着，让她体会到自己生命的价值。

当人生总是重复着相同的故事，就会心如止水。要让人生有意义，就得不断更改节目，让故事更精彩。

观察发现，养鱼的人常常会搅动池水，就是为了增氧，让鱼儿活跃起来，否则鱼会缺氧闷死。当然也不能日夜不停地搅，否则鱼儿会被搅晕而死。家庭有时也需要产生怦然心动，活跃一下神经细胞和气血。有时候，你可以刺激孩子，让他生点气，或哭或笑就好。只要孩子被尊重了，心门打开了，愉悦了，感到生活有意义了，自然就会走出房门，迎接美好生活。

第七节　她为何突然不想读书？

　　一名品学兼优的高中女生，学习无精打采，上课昏昏欲睡，只要单独和人相处就怕被人谋杀，学习成绩直线下降。见此情况，家里很着急，带孩子去当地医院检查，也查不出任何身体上的毛病。医生只是说孩子有些抑郁和焦虑，但还达不到抑郁症临床诊断标准。

　　女孩就是不想读书，家里人不得不帮她请假。据家长反映，女孩每天躺在床上玩手机，种种迹象表明女孩已经陷入了心理困境。是什么原因让一个爱学习、爱思考的优秀学生突然变得颓废？当女孩初中时的班主任向我发出求助信息后，我感到有些好奇。凭着多年的咨询经验，我知道女孩一定是遇到了巨大的精神困扰。带着这份好奇心，我想探个究竟，走进女孩的故事里。在班主任的再三恳请下，我答应以近乎公益的方式去为我的来访者提供一次高品质的心理服务。

　　根据女生自述，她当前的状态是因为家庭、学业和自己的身体三个方面，其中主要是家庭原因。顺着这条线索，我顺藤摸瓜，找到女孩问题的焦点："妈妈不管她们姐妹两个，导致姐姐身体不好，也无视我的身心成长问题……"加上童年落下的阴影（被同村男子猥亵多年又不敢声张），记忆犹新，导致对他人、对父母、对社会产生恐惧和戒备心理。

　　也许读者会问，既然是童年的经历，为什么到现在才想起来？虽然女孩没有告诉我"厌学"的具体诱因是什么，但我也能猜出几分。比如女孩因为一次考试失利了，心情失落，就拿着手机玩，想缓解下焦虑。这时妈妈实在忍不住骂着："怎么又拿手机玩？难怪你的成绩会掉下来！"听到这话，孩子一下就点燃了心中压抑多年的怒火。

　　"我玩手机怎么啦？你每天打麻将，连家都不顾，你有什么资格管教我？看看我的童年和我姐姐的现在，被你害得有多惨！你是这么一个自私自利的坏妈妈……"当然孩子没有说出来，但从此以后，对学习缺乏动力。"妈妈不是说要我好好读书吗？我就不读书，看你能拿我怎么样？"就这样，孩子放弃了努力，放弃攀登，掉队了。

掉队的人是怎样的一种心理？除了悲哀就是叹息。女孩说自己的情绪时好时坏，对他人包括好友也是时热时冷，女孩已经知道自己掉入情感的旋涡，无力挣脱。

电话那头，女孩的声音略带沙哑。我说女孩很自律，但女孩却称自己每天玩手机，是个无可救药的人。

我说："孩子，这不怪你，你玩手机只是为了降低焦虑，缓解痛苦。你说你恨父母，哪怕父母十恶不赦，天下也没有不爱子女的父母，孩子也没有指责父母的道理。就像数字'6'，如果你站在另一头看，就是'9'，而不是你现在看到的'6'。

"你和你妈看问题的角度不一样，结果就不一样。每个父母都有自己管教子女的方法，都认为自己对子女的管教方式没有错，都认为自己问心无愧，对得起子女。但站在子女那一边呢？就不是这样。你可能有一千个理由恨父母，尤其是你的童年创伤经历，连父母都不知道，这是一种怎样的伤痛！"

此时我把自己的童年与母亲的故事做了分享。

我的右腿膝盖至今留着一个硕大的疤痕，那是母亲小时候用喂猪的铁勺砍的，当时骨头都砍了出来。12岁那年，我因为与别人"赌博"，赢了大队书记儿子的1毛2分钱，被武装民兵（相当于现在的公安民警）押着挂牌游街，而我母亲不仅没有救我，反而主动要求民兵这样做。母亲不知道她这样做把一颗少年的心揉碎了。那时候我有多恨自己的妈妈，你知道吗？就在那年，我患上了严重的焦虑和抑郁，口吃也变得非常严重。

母亲92岁的时候被我接到县城一起住。一天，当我牵着母亲的手走在县城的小巷，母亲说："儿啊，小时候我没少打你，你不恨娘吗？你干吗还每天牵着我走路？"我说："娘啊，你把我打得那么惨，那时候虽然怪你，恨你，甚至我读书也是为了想离开你，想报复你，可当我长大以后，接受了高等教育和传统文化后，慢慢我就理解了你当年的做法。最起码，在当年那么艰难的环境下，你供我上大学，你不惜倾家荡产，带我四处求医治好了我的断臂。要不是当年你近乎残酷的严厉，也没有今天饱经风霜的我，也没有善解人意的我，孩儿怎么会恨娘呢？"

小时候妈妈对我很严苛，她也会自责，对我有些内疚。我曾经在一篇《妈妈，你不用惭愧》的文章中写道：你春天播种，夏天耕耘，到了秋天你应该享受收获。孩子的生命都是妈妈给予的，母亲想要啥，还用得着请示孩儿吗？说到这，我的喉咙有些哽咽。

我在电话这头进一步说："先不管你妈妈的对错，我们就谈谈你的学习一事。你为了谁读书？你父母希望你考个好大学，你现在赌气偏偏不愿意读书。你认为凭着自己的长相，找个工作，结婚成家是没有问题。但是，孩子，你有没有想过，若干年后，你可能也会和你妈妈一样，变成一个缺少文化和自私自利的人，以后你的孩子也会因你感到悲哀。为什么在农村患精神病，喝农药和打架斗殴的人那么多，一点点刺激就疯狂，不就是心胸狭隘吗？

"汉字'宽'字的结构告诉我们：覆盖'草'原的胸怀（宝盖头），是基于一个正确的'见'解。只有去读书，接受良好的教育，才能让你进步，才能登高望远，才能一览众山小，才不会因一点点小事放在心里折腾自己。一个放眼远方的人怎么会在乎眼前一点小事呢？故而古人说：腹有诗书气自华。孩子啊，你心里之所以有这么多的恨，就是因为你的心胸狭隘。古人还说：伤敌一万，自伤八千。当你心里背着仇恨，最大的伤害不是别人，而是你自己啊！何况亲者痛，仇者快。

"你知道吗？为了能让你振作起来，你以前的初中班主任刘老师，昨晚半夜还在给我发微信，恳求我帮帮你。我见过向我苦苦哀求的父母，但从未见过为学生（还是过去的学生）苦苦哀求的好老师。正因为被爱你的刘老师的一番大义所感动，我才答应为你免费咨询。你知道吗？刘老师说你天资聪颖，学习成绩一直拔尖。稍稍努力，就能考取一本，再努力一点就可以考取'211'，如果再努力一点考个'985'是不成问题的。为了不让关心爱护你的刘老师感到寒心和失望，你难道不应该振作起来，好好学习吗？"

孩子在电话那头哽咽着连声答应："我会的，会的。"

希望这个女孩从今天开始振作起来，为了爱她的人，好好读书，将来报效国家和社会。一个月后，刘老师向我反馈，该生上学正常。

第八节　即使躺着也要自豪地活着

一天傍晚，我遇到一位很久没有说过话的"胡哥"，他就住在我家对面的院子里。每天看着对面的他坐在轮椅上，由妻子推着在院里来回移动。看到他脸色憔悴，我就问："胡哥心情怎么这么差呢？"

他说："老弟啊，你看我天天坐在轮椅上，一个六十开外的大男人，整天靠女人伺候着，你说我活着还有意思吗？白天想着我咽不下饭，晚上想着我睡不着，真是度日如年啊！由于不能行走，身上这疼那疼的，害得我全家人都牵挂着我一个人。你看，我妻子每天除了上街买菜，都在家伺候我。真是坑子女，坑老婆！如果我身体好的话，妻子就可以到儿子那里带孙子。看到我成了这个样子，儿子只有请保姆，但又不合意。"

看到胡哥唉声叹气，不想苟活于世的沧桑憔悴，我决定开导他几句。大约六七分钟的所谓心理疏导，让老胡夫妇眉开眼笑。

我是怎么劝导老胡的？本来我想用一句心理咨询中流行的"一切都是最好的安排"，但我没有用。因为这句话说出来以后，虽然对方可能明白道理，但人家难以真正地接受。为什么呢？就像夏天干裂的土地，急需一场及时雨。如果下的是狂风暴雨，雨点噼里啪啦落下来，来得快，消得也快。你会发现暴风雨过后，土地下面还是干涸的，虽然地表上的水哗啦啦地流，但水根本没有渗透下去，很快就被炎热的高温蒸发掉。怎样才能让及时雨深入大地，需要下一场绵绵细雨，才能点点入地。

怎样开导咱们的老百姓？让我们开导的话语进入百姓的心里，这不需要什么高深心理学专业知识，只需要生活经验和人生智慧。如何让人容易接受我的话，而不是像狂风暴雨一样？于是我拉开了话匣子——

我说："胡哥，你辛苦了，你不用惭愧，更不用内疚和自责。因为你现在就像前方归来的将士，你是一个为国为民、为了抗击敌人而光荣负伤的战士。"

老胡一脸茫然地看着我说："老弟啊，我没有去打仗，我病成这样，不是为国为民，是因为自己不爱惜身体造成的。"

我说："胡哥，我知道你没有去前线打仗，我只是打个比方而已。你是为了这个家拼死拼活，积劳成疾。要知道，一个家庭，就好比一个完整的系统。在这个系统里面总得有一个破绽，有个出气孔，有个毒气排泄口，正好你就在出气孔的上面，毒气自然就喷在你身上，被你一个人挡住了。也就是说，你是为这个家，为这个系统挡住了'子弹'，所以你不幸受伤了。如果你不受伤，也许你妻子就会受伤；如果你妻子也没有受伤，或许这个'灾难'就降临在你儿女身上，甚至你的孙子辈上。你愿意看到这样的结果吗？"

胡哥说："如果非得受伤，我当然情愿自己受伤，也不想家中任何一个人受伤。"

在中国传统文化里面，有句老话叫什么？年轻人要想顺顺利利，最好就要碰倒一个老人。什么意思呢？家里的年轻人要想平安顺利，就需要家里有个老人为他做出牺牲。

小时候我总以为是迷信，长大后，我渐渐觉得这句话有些道理。事实上，任何一件事都没有绝对的对与错，只有站立的角度不同而已。这边失去了一些，就会从别的地方补回来。古人的意思，是要告诉我们：凡事有一失才有一得，塞翁失马，焉知非福。一个家庭、一个系统，有个地方凸起来，必须得有个地方凹下去。没有峡谷做牺牲，哪有拔地而起的险峰？没有辽阔的湖泊沉下去，哪有连绵的群山？

平时我们只看到人的优点，而没有看到他的缺点。因为人的优点是闪光的，而缺点都是暗淡的，都被隐藏着。所以老胡啊，你有啥气馁，有啥好自卑？你是为这个家的崛起，为这个系统做出了贡献。也就是说因为你受伤，因为你坐在轮椅上，才让你的家庭，让你的孩子们平平安安。老胡的妻子不停点头。

她说确实是这样的，自从老胡生病以后的这几年，孩子们在外创业都很顺利。以前我也想不通，被你一说，蛮有道理。

我接着说："这就对了。所以说嫂子伺候你，你也不必感到惭愧，感到内疚。说句难听的话，她尽心尽力地伺候你，也是合情合理，因为她是你的妻子，因为你是'前方受伤归来的将士'，因为你是为这个家做出了贡献的功臣。

"为这个家而受伤，嫂子理应照顾你这位'前方归来的英雄'。而且嫂子把你照顾得越好，她为这个家庭付出得越多，你们的子女今后越优秀，越平安吉祥！是不是这么个理？所以胡哥你根本不用自责，应该感到高兴，感到开心才是。

"如果心态好的人跟心态差的人都受伤了，你说哪个人的伤恢复得更快？"

胡哥说："肯定是心情好的人。"

"对啊，只有心态好，你的病才更容易好。如果你整天愁眉苦脸，即使每天跑医院看医生，吃药打针，你的病恢复得也非常慢。只有好心态，才有好身体，只有好心态，病才能恢复得更快。"

接着，我又跟老胡讲了一个熟悉的人，因为脑出血，开过两次颅，但他从死亡线上被救了回来。

几年前，我看着他每天在树林里，由妻子牵着蹒跚地行走。当时他的脸色也很憔悴，我就上前询问他的情况，我也对他们夫妇说过相同的话。从此以后他对我十分相信，可谓"言听计从"。那时候连二楼都走不上去，必须有人搀扶。一年不到，他可以自由上下楼了，而且每天清晨出门锻炼，不用妻子搀扶，和正常人没有多少区别，他的妻子也暗暗称奇。

身体恢复与心态是分不开的。只有在心里挺起来，才能真正站起来！老胡对此表示同意。当我看到老胡露出了久违的笑容，我知道他听进了我的话。

胡嫂开开心心地推着丈夫走了。边走，老胡还朝我做了一个"OK"手势。看到这对夫妇远去的背影，我在心里祝福：胡哥，尽快挺起来！重新站起来！

第九节　解决抑郁的三大法宝

孩子自闭在家如何是好？孩子反锁房门拒绝人际交往怎么办？如何化解孩子对父母的怨恨？

不同的案例，采用不同的技术。

案例背景：孩子怨恨父母，怪父亲从小就采用棍棒政策，只要不听话就挨打。填报大学志愿时，父亲也强逼他填报自己不喜欢的学校和专业。总之孩子对父亲有一肚子的恨，大学毕业后10多年孩子都没有回家，接到父母电话时也非常矛盾和痛苦。

如何化解这一家的矛盾，让父子重归于好？

类似案例可以分为两种情形：一是孩子自己来求助，二是父母来求助。

如果是第一种情形，咨询师可以采用"棒喝"，参阅我的《情绪心理学》中案例"如何化解对父母的怨恨"。但本案例属于第二种情形，可采用主动出击。

解铃还须系铃人，既然是父亲与孩子结下的"梁子"，自然就由父亲挑大梁，而且是单挑！可以分三步进行。

第一步，采用"敌驻我扰"的策略：父亲直接拨打对方电话，如果孩子不接，就短信留言或通过别人的手机发送。把心中愤怒情绪表达出去，把酣畅淋漓痛斥孩子的话传递给对方，让对方火冒三丈——情绪被搅动。

第二步，采用"敌进我退"的策略：接到父亲的痛斥后，孩子肯定会愤愤不平，可能奋起反击，或直接短信回复父亲，或通过他人转发。这时父亲不要与孩子"对火"，任凭孩子发火，因为第一步计划已经实现，达到了预期目的。

第三步，采用"敌疲我打"的策略：当对方的愤怒子弹全部射出来后，这时候第三方（通常是妈妈或其他人）再登场，进行调停。因为对方已经发泄了情绪——把怒火全部发泄到父亲头上，数落了父亲从小到大对其犯下的"罪状"，所以对方已经没有情绪化作防御，失去招架之力，第三方的话就如春风化雨滴入对方的心田。

这时候，第三方可以采用"心药"，动之以情，晓之以理，热情指导，耐心启发，有时进行深刻批判，触及最深层的内心世界，解开思想疙瘩。至于采用哪种"心药"，需要咨询师和父母事先商定好，结合孩子和家庭实际的情况，对症施药。

最后父子从台后火拼状态，走到台前握手言欢，使家庭达成统一战线。

第十节　重度抑郁女孩走出来了

有个女孩有严重的心理问题，辍学在家，几年来不出门，吃喝拉撒全在一个房间内，每天叫外卖，不与父母一起吃饭，大年三十也不例外，时不时出现躁狂，骂人、摔东西。去了专科医院，被诊断为重度抑郁症。医生建议住院治疗，但孩子不肯，后来连药都不吃了。

重度抑郁症患者大都认为自己心理没有病，拒绝接受任何心理援助，即便在最困难时仍然不愿意接受别人的帮助。

抑郁症患者被压抑的情绪无处可诉，无人可解，因为正常人根本体会不到，也无法理解她的痛苦，当然也就不能指望他们帮她去解决痛苦。除了可能会接受精神类药物外，什么都不愿意接受。

孩子的情况越来越糟糕。17岁，原本是青春发育期，是长身体的时候，可是孩子拒绝科学营养膳食，每顿饭不按点，都是叫外卖，而且都是麻辣烫。父母心急如焚。

父母搞不清，弄不明，平时烧的都是孩子喜欢吃的菜，但孩子不屑一顾。父母不明白重度抑郁症的孩子没有精气神，没有胃口。再美味的佳肴，孩子都无动于衷。父母伤心欲绝，每天活在痛苦中。

年底我在某市出差，校友约我帮帮他的朋友——一个重度抑郁女孩的父亲。出于助人的善意，我答应前往看看。那晚，我们在郊外一栋房子见面。孩子的父亲带我去孩子的卧室，女孩很不情愿地打开了门，只露出一个头，不让我们入内。

孩子父亲恳求进去，但孩子全身发抖，眼睛充血，带着惊恐、痛苦和哀求的眼神，死死抵着门不让我们进去。当时我说了句："我是心理老师，只是来看看你，希望你懂点礼貌。"但孩子没有应声，只是惊恐万状地拼命要关门。见此情景，我只好作罢。我和孩子的家人就在客厅聊了起来。

听完父母的介绍后，我把孩子的情况做了一些分析，并简单讲解了该如何帮助孩子走出来的一些方法。家长连连点头称是。

孩子的问题时好时坏，为了让孩子彻底走出来，孩子的父母决定请我做他们的心理顾问。说实话，孩子的状态实在很糟糕，但父母没有放弃，而是不离不弃。感动于父母的伟大，我决定帮助他们。

因为精神卫生法不允许心理咨询师接手精神病例，只允许精神科医生为精神病患治疗。但目前的精神病医院大多是以药物或电击治疗为主，却少有心理疏导。

我们知道，心病必须心药医。不切入患者的心理或情绪问题，光用药物麻痹，怎么能解决根本问题？在孩子父母和校友的一再要求下，我答应做他们家的心理顾问，为他们提供一些建设性的意见。

我制订了半年的家庭心理干预计划，不从孩子入手，而是从父母入手。因为咨询师无法与孩子直接沟通，只能通过父母做中介桥梁，传递能量。家长很配合，对我十分信任。大约用了三个月时间，我与另一位老师搭档，轮流对这个家庭进行引导。

我没有采用当今普遍采用的现代心理干预技术，而是大胆运用中国传统文化，如孙子兵法、毛泽东的游击战术、儒释道思想，因势利导，循循善诱。事实证明，我们的心理干预非常成功，不久后，孩子就已经把怒火由内攻转为外泄。

抑郁症人为何总是无力，甚至连站起来的力气都没有？就是因为长期被内攻的怒火压住了身心的能量。怎么办？我们采用激怒的办法，让孩子时不时找家人发火，再让父母营造一个氛围：逼着孩子不得不自己打扫卫生，洗衣，做饭（以前都是妈妈或保姆做的），让孩子学会自立自主。

三个月后，孩子主动提出和父母出去游玩，回家后决定去上海读书，父母乐坏了。有一段时间，我没有和父母联系，因为我知道孩子肯定会走出来。当我获悉孩子去外地读书了，而且很健康，很活泼，几乎每天和妈妈微信聊天，我也很开心，为孩子高兴，为家长高兴。

抑郁症不可怕，一切所谓病的症状，都是被抑郁之气压着，扛不住了，才出现躯体化。药物可以暂时稳定情绪，但攻心才是根本。

第十一节 双向抑郁少年做心理辅导

我接到一个求助电话，说一名优秀学生出现严重精神问题，想请我看看能否进行心理疏导。因为孩子出现"精神分裂"，超越了心理咨询师出诊的范围，但本着关心下一代尤其留守孩子健康成长的一份责任感，我答应去看看孩子。

晚上6点40分，我和另一位志愿者一同前往。孩子的父母都从外地赶回来了，正坐在堂前等我们。一番寒暄，进入主题。孩子的父亲向我们详细介绍了孩子的情况。

案情：男，15岁，个子很高，初中三年级在读，爸妈常年在外地做生意，孩子从小跟着爷爷奶奶生活，13岁开始患上双向情感障碍。去年家长强行把孩子送入精神病院住院三个月，现在家服药。今年开始，孩子自己减少药量，情绪频繁出现波动。今天中午，孩子与其父发生冲突，将其父殴打。父亲说他只是说了下孩子，孩子就暴跳如雷。骂他不称职，不配做父亲，也不配做妈妈的丈夫，并强烈要求妈妈跟他离婚。可是下午，孩子又向他下跪，承认错误，说不该打爸爸。父母劝说孩子去精神病医院治疗，但孩子说要读书，不愿去医院，也不愿意服药。

咨询师：根据家长反映，孩子在13岁时就患有双向情感障碍，现在是躁狂期。

天不下雨，地不成河。人没压力就没有负情绪，情绪本身无所谓好坏，但如果管理不当，就会导致情绪问题，轻则心理出现问题，重则精神出现疾病。我用纸笔给家长画了一个河流泛滥图（如下图所示），帮父母理解下孩子现在的情绪波动状态。

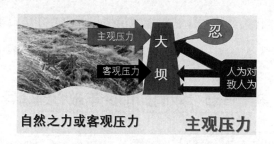

接着，我开始讲《两个爸爸》的故事……

一个孩子跟他爸爸说："爸爸？""哎！"爸爸答应着。

"我想到外面买几个包包吃，好好吃的肉包包！"儿子用渴求的眼神望着爸爸。

"不行，外面的包子不能吃，都是垃圾，最近江里漂来了许多死猪，被不法商人用来做包子馅。"

"不能吃吗？"儿子难过地说。

"不能吃！"爸爸断然拒绝。

"好吧。"儿子难过地说。孩子嘴里不敢抗议，但心里不服。

"我同学们都吃了外面的包包，他们个个都没事，而你却不让我吃。有你这样的爸爸，我倒了八辈子霉了，你不是我爸爸，我不是你亲生的儿子，我恨你！"

他开始偷家里的钱，开始撒谎，并且为了缓解撒谎所致的焦虑，孩子渐渐玩起手机游戏。这对父子关系是不是搞僵了，孩子也开始堕落了？

孩子的欲望在家里实现不了，就会去学校实现，比如找同学要钱。如果在学校实现不了，就会到社会上去偷钱或抢钱。我们再看看，另一个爸爸是怎么对待这件事的。

"爸爸，我想到外面买肉包包吃？"

爸爸开始心里也不愿意，因为最近卖的包子不安全，怕孩子吃出病来。但爸爸知道怎样教育孩子，就采取欲擒故纵的策略，而不是直截了当拒绝的方法。"好的，多少钱？"

孩子说："五块钱。"爸爸随手掏出十元，"给你。"

"谢谢爸爸！"孩子背着书包高高兴兴去上学。

孩子刚走出门口，爸爸就说："宝贝，我想跟你商量个事，可以吗？""好的，爸爸。"

为什么孩子这么爽快地答应爸爸？因为他的欲望得到了满足，所以有话好商量。高山流水为什么会激情澎湃？因为它在寻找知音，正如孩子找到了懂他的爸爸。你的孩子为什么会叫你们离婚？就是因为他认为你不理解他。人的欲望得到了满足，心就平静了，理性就上来了。

爸爸说："我听说最近市场上有很多死猪，有的不法商人把死猪肉做成包子馅，吃了以后，有的人因此得了大头病，有的患了肠胃病。"

孩子说："真的有那么严重吗？"爸爸说："你问下学校老师就知道了。当然，买还是不买，全看你自己，你做主，宝贝。"

这时，孩子没有欲望，剩下的全部是理智和思考。孩子边走边想：虽然我同学吃了都没事，可能他们运气好或者身上的病毒没发作呢……但我不能因为嘴馋，拿自己的生命开玩笑。想着想着，孩子就背着书包回来了。

"爸爸，我想明白了，我不买外面的包子吃了，我把钱还给你吧。"

"你不到外面买肉包子？"

"爸爸，我不吃了！"

故事还没讲完，父亲就问："袁老师，有没有什么好方法，能让孩子不躁狂吗？"

显然孩子的父亲一心求果，而不是找出原因。

我说："我不是治病的医生，病是医生治疗的。我是矫正生病的人，即解决病人的思想问题。为什么你的孩子会生病？究竟是孩子本身的问题，还是家庭或环境教育出了问题？这需要我们去思考和解决。"

孩子还未成年，显然问题主要在于环境教育，当然包括家庭教育。我们此行的目的，就是想和家长探讨下孩子的教育问题。我直言不讳地说："你就是故事中那个做得不好的爸爸。今天的冲突主要是你没有正确管理好自己的情绪。"

我又用纸笔画了一个《大禹治水》的示意图。如果父亲能学会内松外紧，既要顺从黄河东流，又要防止黄河泛滥，即学会"疏而不堵"，孩子怎会变成今天这样！

这时，孩子下楼，看到大人们在谈话，很有礼貌地问了我们几个问题：一是自制能力不够，导致情绪和行为失控，所以想求教如何才能提高自制力；二是如何有效地跟父母沟通。

孩子看到父亲拿着我的《情绪心理学》，就说自己看了很多心理学书，不需要再看什么心理学。为了不让自己的行为越轨——殴打父亲，孩子拼命提醒自己，控制自己激越的情绪，结果呢？孩子打了父亲后，很快就进入自责状态，说明孩子对自己的行为是有意识的。既然有意识，为什么却控制不了自己的情绪？

我着重提到：孩子打人这个结果没有错，因为孩子也想控制自己的情绪，不想这个结果发生。

我望着孩子说："你不知道，人的情感、心理冲动或情绪、想法、欲望等都是不能控制的，否则就会火上浇油。我们只能控制欲望所导致的行为。换句话说：我们不能控制心动，却可以控制行动。当然，如果你一心去控制自己的冲动或情绪，它就会水涨船高，你越堵它越高，它越高你越堵……最后情绪就会崩溃，导致失控行为。

"所以，孩子不是没有自制力，反而是因为太有自制力，一直在防止自己的言行出格，所以拼命控制自己的情绪，力图尽善尽美，不想伤害他人。"

孩子点头称是。

孩子你知道吗？正因为你对自己情绪或欲望的克制，才让你一次次出现情绪的决堤，给你带来伤心和自责。今天你把爸爸给打了，就是你错误理解了自制力的结果。

所以，孩子你不要对自己的所谓"错误言行"感到自责（因为你不是不想控制自己，而是你错误控制了自己的情绪而导致这个结果），否则就会强化它的负性记忆，让错误言行频频发生。

你应该允许自己有不好的想法和不好的冲动出现，然后带着这些不好的想法去做某件事，比如学习、运动等，这些不愉悦的情绪慢慢地自会消散。

至于孩子说的怎样才能与父母有效地沟通，这主要是大人需要学习的。前面我讲的《两个爸爸》的故事就是讲父子间如何沟通。家长连声点头称是，孩子也就上楼去了。

家长问我："孩子这种情况要不要去精神病院住院？"

这恐怕要尊重孩子的意见，毕竟孩子不完全是精神分裂，他有自我意识和行为分辨能力，包括他失手打你也是有意识的，所以他马上后悔自责，向你赔礼道歉。因为他清楚自己在做什么，做了什么。而完全精神分裂是在无意识状态下的，做过的事情，连自己都不知道，就像喝醉了对自己的言行不记得。如果一次次把孩子强制送到精神病院，对孩子的自尊是一种极大伤害。

建议把孩子的病情告诉精神病院的主治医生，是否可以让孩子在家里服药治疗，这样既不失自尊，又能稳住情绪，兼顾学习。

家长问："孩子的病会好吗？"

"这应该问精神病科医生，当然关键还是你们家长。你们只看到孩子现在的躁狂兴奋，没有看到孩子更长时间的抑郁不欢，而后者更具杀伤力。

"双向情感障碍，整体治疗应同样遵循药物控制、心理疏导和社会支持，三者缺一不可。药物控制，是医院负责的事；心理疏导，是心理咨询师负责的；社会支持，是社会力量的关心和帮助、家人的理解和陪护，等等。"

临别前，我再三建议家长要理解孩子，最好叫妈妈在家里陪护，因为孩子现在是"阳气"旺盛的时候，需要妈妈的"阴气"中和平衡。否则碰到爸爸的阳气，恐怕就会鸡飞狗跳。想想看，孩子下课回家，妈妈不在家里，每天对着"看不上眼"的父亲，情绪还能平静吗？

孩子父亲表示同意。

"可是我们在外地开了一家比较大的品牌商店，如果我长期不坐店，肯定不行啊。我也很想回家带孩子，何况乡下老家还有一个4岁女儿跟着爷爷奶奶，也变得无法控制。"孩子妈妈伤感地说。

这个事夫妻一定要商量好，钱可以后赚，但孩子的病情和前途不能久等。第二天早上，孩子的父亲给我发来微信说："袁老师，您好！很感谢您昨天对我们夫妻俩的心理疏导，使我更能有效与孩子沟通，您的著作《情绪心理学》我一定会仔细拜读。"

第十二节　女儿抑郁了怎么办？

来访者： 老师，我向你咨询我女儿和我的心理问题。我女儿今年27岁，大学毕业，已婚，父亲在她几岁的时候去世了，几年后，我和另一个男人组建了家庭，但因为孩子的原因，最终还是分开了。我现在是独身。

孩子现在情绪非常低落，原因是丈夫家暴她，这次打得比较严重，我女儿就报警了。我们母女俩关系也很糟，虽然我们住在一起，但经常吵架，甚至还动手厮打。说来也真惭愧，我们两个都是受了高等教育的人，竟然还这样。

咨询师： 千万不要这样说，每个人的心里多多少少都有点问题。正因为如此，我们才关注心理学，学习传统文化。问下，你女儿生了孩子吗？

来访者： 她还没有生孩子。

咨询师： 你女儿现在感到后悔吗？

来访者： 她对她老公是抱有希望的，只是想给他一个教训。但也就是前几天，她发现她老公背着她找前女友，她就醒悟了。哭了以后彻底醒悟了，现在不想原谅她老公。

咨询师： 你女儿现在难过是什么原因？

来访者： 她说看错人了，倒不是因为打她看错了，而是背着她联系别的女人，觉得自己看错了人。其实老公打她，她倒觉得不怎么样，只是一时情绪失控，也只是觉得他心理有问题。但当她发现他越轨后，就觉得人品有问题。

咨询师： 你女儿愿意接受心理咨询吗？

来访者： 会，但她不接受女心理咨询师。当地一个男咨询师给她辅导了几个小时，说她没什么问题。但我不知道为什么，我和她交流特别困难。她经常对我发火，很烦我。我与她没法交流，而且我们成天在家打架。我就感觉她有点自暴自弃，在家里什么都不干，除了睡觉就是躺着，吃东西也很少，什么都没有兴趣，动不动就说活着没意思。我让她干点什么，她不干，说点什么也不说。

咨询师：理解你此刻的心情。你们家是个很特殊的家庭。孩子失去了父亲，你改嫁后因为孩子隔在中间让男方不爽，你才离了婚，母鸡肯定是护着小鸡的。我也有过这种痛苦经历，我也是一岁的时候就失去了父亲，母亲一直不改嫁，就是为了我们不受别人冷眼。我知道这种痛苦是没有人能理解的。

有人问：你知道失去了母亲有多痛苦吗？这个我没有体验，不敢说。我只知道失去父亲的滋味是什么。母亲像土地，父亲像太阳，缺一不可。如果从小没有父亲，就等于没有阳光。没有阳光照射，万物就会脆弱不堪。所以听到孩子失去了父亲，我心里就特别难受。

许多失去父亲的孩子，其内心好似豆芽一样懦弱。曾经的我也有很严重的心理问题，我生怕妈妈丢弃我们去嫁人，上课也经常胡思乱想，没有办法集中注意力学习。但妈妈知道带着五个孩子，人家怎会不嫌弃？因此，妈妈为了孩子终身不改嫁。我妈妈活到97岁才去世，她是一个伟大的母亲。

如果让你孩子直接跟我聊一下，我就有办法走入孩子的内心。当然这需要很强的功力去影响孩子。我也不知道给她咨询的咨询师是怎么跟她讲的。心理咨询绝不是用理论可以解决的，是要用灵魂去影响灵魂。

孩子幼年丧父，人格缺失。一个失去丈夫的女人，突然从命运的最高峰跌向人生的低谷，长期处于孤独、恐惧和无助的状态。一个受伤的女人，一个生病的妈妈，孩子能健康吗？你把所有的希望寄托在孩子身上。不管你对孩子严格不严格，你的眼光、你的脸色、你的言行举止，都在告诉孩子，她是妈妈的全部，是妈妈的希望，她和妈妈是命运共同体。

孩子为什么和你打架？不是孩子不喜欢妈妈，相反，她非常爱自己妈妈。但她为什么还要跟你打？因为她相信你，知道你会让她，你让她感到安全。你女婿打你女儿，因为他觉得你女儿会让他，他知道你女儿善良，以至于一错再错。但这次他算错了，你女儿选择了报警，说明你女儿已经忍无可忍了。

一般来说，孩子在外面受气，就会把气撒给家人，因为家人肯定会包容，不会对她怎么样。为什么她不会把气撒给别人？因为知道别人不一定会让她，所以孩子选择跟你对着干，因为她知道你爱她，会包容她。在家里，她可以做她自己，她有这个信心。

既然如此，作为母亲，你会选择包容，选择如何修复你们之间的感情，寻找可行的沟通方式，目的就是要让家庭尽快祥和，不走极端。

但现在你的情绪出了问题。从孩子父亲突然去世后，你经受了巨大的打击，情绪和命运一样跌宕起伏，虽说你没有什么严重的心理问题，一直坚强地生活，其实你的内心早已支离破碎。当你准备组建新家庭之前，对方可能信誓旦旦地向你承诺过要把你女儿当成自己的孩子，这应该也是你首先考虑的。你会提出自己的条件，比如："我有一个女儿，如果我嫁过去，你不仅要接受我，还要接受我的女儿。"

当对方说要包容你的女儿，你才嫁过去。可是等你嫁过去后，因为孩子在你们中间妨碍了他，对方渐渐地开始把她视为眼中钉。不要说你们这种再婚夫妻，就算是原配夫妻，也会出现这种情况。

以前我跟我女儿之间也是争风吃醋，因为女儿夹在我和妻子中间。妻子爱得更多的是女儿，而不是我，所以我嫉妒女儿，也因此经常把气撒给女儿。

其实，只要妈妈溺爱孩子，孩子往往就容易成会爸爸攻击的靶子。这是人之常情。这从动物王国也可以看到，雄狮为何会亲手杀了自己的孩子，因为性的需要。

你那么爱女儿，可想而知，男方肯定会憎恨你女儿，而你必然又会誓死保护自己的女儿，与他对着干，于是你们两人的心里"各怀鬼胎"。这应了一句俗话：半路夫妻鬼搭伙。做夫妻难，做半路夫妻更难。

为了保护自己的孩子，你选择和他分道扬镳，但你自己却又受了伤。假如没有孩子这个"拖油瓶"，你可能会跟那个男人过一辈子。但为了孩子，你不得不放弃自己，所以身心再次受到重创。第一次丧夫，第二次离婚，这个打击对一个弱女子来说是巨大的。

　　第一次打击，只是一瞬间，而第二次打击不是离婚，而是从你们俩结婚后就开始了，或者说，从你嫁过去以后，你每天都在看对方的眼色，生怕他嫌弃你们母女，这成为你最大的一块心病，也是你们夫妻之间一道无法逾越的鸿沟。可以说，每天你小心翼翼，如履薄冰，饱受精神折磨。

　　嫁给他的十多年里，你心里的疙瘩，如鲠在喉。他看着孩子插在你们中间很难受，而你看着他更难过。经过再婚后的几年煎熬，你终于还是带着女儿和他分手了。第二次比第一次的伤痛还要痛。

　　自孩子爸去世以后，你很长时间活在悲伤和怀念之中。人都是这样，生前平淡夫妻，都不觉得彼此珍惜，到了生死离别，就会感到后悔。

　　后悔自己没有对他更好，要是对他再好一点，心里也好受一点。就像我妈妈走后，我也十分悲痛。别人都说："你妈妈还不好啊？都活到97岁了！你又对老人那么好……"可是，我觉得远远不够。

　　第一次打击没让你的人格产生扭曲，只是心理受到巨大打击，这好比房屋突然间被天上一颗陨石砸了一个窟窿。丈夫突然没了，如同天塌了。但你对社会和世界的看法没有因此而改变。而有的人经受重大的打击后，对社会的看法会发生严重扭曲，会怨恨社会，嫉妒别人。

　　可以看出你的三观纯正，只是心理受了很大的创伤。然而，第二次婚姻打击，对你的人格是一个伤害。尽管你两次婚姻失败，内心千疮百孔，但精神还在。尽管你内心渴望有个完整的家，但你对婚姻彻底失去了信心，不敢再组建新的家庭。人过五十，人生观和价值观都会改变。你坦言自己有心理问题，这点我也同意，你确实有心理问题。

　　两个有心理问题的人在一起，就像两个都打饱了气的篮球能黏在一起吗？两个球都快要爆炸，都想释放，都想把气泄给对方，结果会如何呢？你也有很多东西想释放，你也不想再包容，因为你心里全都是负能量，心里窝着一团怒火，亟待释放。

　　自己含辛茹苦把女儿养得这么大，让她接受良好的教育，指望她能为你争一口气，把自己与命运抗争的胜算全部压在女儿的身上，可没想到她还是这样，这让你十分沮丧。其实，你女儿心里也有气，她认为自己这么善良，把全部的爱、全部的真诚，倾注在自己老公身上，却换来了家暴，心里是啥滋味？

虽然家暴者受到应有的惩罚，是他罪有应得，但他们两人毕竟是有多年感情的，老公出轨，这是妻子最不能接受的，但多年的感情又岂能一笔勾销？

受了侮辱，后悔看错了人，感觉天是灰色的，没有阳光，没有温度，只剩下阴凉。以前爱情是她的全部希望，现在觉得没有希望了。想起温馨浪漫的过去，她想让时光倒流。但过去的事又让她感到痛苦，不堪回首。

她老是想自己以前那么爱一个人，付出了那么多，但她得到了什么呢？暴打、背叛。比一比自己的同学和闺蜜，她们一个个都那么开心，那么幸福。为什么我会这样？难道我妈妈的命运又在我身上延续吗？我可能就是这种命，也许这就是我的宿命。

她在内心非常厌恶你，并不是她不爱你，而是怕你，因为是你给她带来不好的运气。睁开眼睛，看到的就是眼前的事实，所以不想看到任何事、任何人在她面前晃，这会让她很难受。所以你走近她，她肯定就用怒火喷向你，她现在就是一个火药桶。

她的爱情结束了，心也死了。曾经用情太深，更害怕走妈妈的道路，所以她专心致志经营自己的婚姻。可是爱情已变成灰色，以后"我"没有爱情了。过去的回不去，以后没有希望了，现在的"我"不可能接受，只能悬在空中，下不来，也丢不下。

她无法接受现在，一直停留在过去，所以会心潮澎湃，所以才会有心理问题。如果你女儿去专科医院检查，很有可能被诊断为情感障碍或精神障碍，但你知道她不是精神病。

在人生的某个阶段，每个人都有疯狂的时候，何况经受了那么大的欺辱和打击。作为母亲，你看到女儿这种情况会发狂。你在过去受了那么大的创伤，所以你不敢再去想婚姻。其实不是你不想，而是不敢想，因为觉得未来没有希望。过去回不去，他爸爸不可能活过来，但你现在为什么没有那么重的心理问题呢？因为你接受了现实。

但孩子不一样，孩子心里有梦，有过美好纯真的梦。她认为心有多高，天就有多高，但她不知道命运这么残酷，所以她不接受现实，这就是她的心理问题所在。

如果你懂得她的心理，你就知道了如何与她沟通。心理咨询的目的就是要让她告别过去，看到未来，接受现实。

你可以谈谈你的看法，你用过什么方法对待孩子？

来访者：我就是陪她，给她爱，让她知道我爱她。但我有时候比较极端，对她的安全不放心，比如她晚上和同学出去玩，我就会跟着，甚至强行把她带回来，她因此很烦，说人活得没意思，她经常会说这么一句。如果让她玩吧，又特别晚，半夜才回来，我也没法睡觉。

她不让我管她，但我不能不管，我就是担心她。我最近这段时间总是睡不好，心思成天就在她身上，总是担心她，担心她出事。有一回，我看见她和几个同学在外面打麻将，我就站在门口看着她，她觉得特别没面子就出来了。

咨询师：那些受了委屈、内心空虚的女孩子在啤酒屋或酒吧喝得烂醉，你看见过吧？在现实中没看见过，在电视里也看见过吧？你女儿就是这种情况，她也需要那种环境，打麻将也是一种宣泄，不然她会憋死。怪不得她会跟你打起来，如果是我，我也会。

你的家庭教育理念有问题。孩子没有发泄情绪的地方，你让她的情绪不得发泄，你等于用绳子勒她的脖子。她本来就是个火药桶，没有引爆，没有危害社会，没有伤害他人，她只是和同学在一起快乐一下，安全地发泄一下。可你却一次次阻止她去快乐自己，去发泄自己。

来访者：她说想找一个寺庙待一段时间。

咨询师：可以啊。受到这么大的打击，很多人想出家，削发为尼，有的甚至会走极端，你女儿采取这种方式算是好的。

来访者：她说只是带发修行。

咨询师：我知道有很多孩子有过这种想法。她现在是问你同不同意，是因为她很在乎你的感受。

来访者： 我说行啊，你想去就去吧。虽然这个想法很另类，但我也支持。在寺庙修行比晚上出去和同学玩，要让我放心得多。

咨询师： 她去了寺庙，可能会削发为尼，你愿意吗？

来访者： 信就信吧，但我觉得她信佛不大可能。说话大大咧咧，心里藏不住事，不是那种心思很重的。她有时候天马行空，还说要当什么武林侠客，想除暴安良。其实我听明白你的意思了，我得包容她，陪伴她，让她去找个发泄的地方。

咨询师： 错了，孩子现在不需要你陪伴。干吗要陪伴？除非她需要你陪伴。很多时候，彼此都不需要陪伴，只需理解就可以。每个人都希望拥有自己独立的空间，不喜欢别人去打扰。她有她的独立空间，你有你的私人领地，为何要干扰她？

请记住，你们是截然不同、完全独立的两个人，干吗非得要捆绑在一起？不要以为自己喜欢，出于好心好意，一厢情愿去帮助和关心别人，别人就会受益，却不知你在干扰别人的生活，牺牲别人的幸福，让人觉得你没有品位。

有个经典的案例，我稍微修改一下讲给你听。一个妈妈去问高僧：我对孩子这么好，这么爱她，为什么她却离我而去？

高僧问，你是怎么爱她的？

妈妈说，我叫她晚上不要和同学到外面打麻将，不要跟人去喝酒，会影响身体，也让我担心害怕，睡不了觉。我为这个家操心操肺，我都是为孩子好啊。

高僧说，你是一个恶毒的女人！并不是打人、干坏事，就是恶毒。最恶的人，就是没有包容心，总是把自己的想法、自己的要求、自己的标准强加到别人身上。一个成年女孩，在外面和同学聚会玩牌喝酒，肯定有她这样做的理由。她有自己的想法，也许她心里非常难受，也许她恨不得喝个烂醉，以此麻痹自己的痛苦。

其实，她选择打麻将是最好、最安全的发泄方式，但你不让她发泄，你不管什么原因都要全力阻碍她，你恨不得把女儿像腰带一样系在自己的腰上。你没有这个权力，虽然你生养了她，但她是她，你是你，你们都有各自不同的思想，都要互相尊重，不需要别人去改变。

你没有让她保持独立的空间。每个人都是独立的，她不要求你去陪伴，你干吗要去陪伴她？彼此理解尊重，保持一点距离，这才是真正的善良。

最高的善良就是包容和理解。怎么包容她呀？中国古代讲究心空，让自己的心空下来，才能去包容别人。但你的心空不下来，一天到晚把注意力集中在孩子身上，怎么包容得了她？

你刚刚说"我明白你的意思"，其实你不明白。因为现在还达不到那种境界，因为你心里全是女儿，全是她的未来和前途。你现在食不知味，夜不能寐，工作也没心思，是因为你全部的心思都在你女儿身上。女儿的事把你的心房塞得满满的，所以现在的你心里不可能包容任何东西。就像一个小楼阁，里面塞满了杂物。你一个人住在里面都显得十分拥挤，如果还有人要往里面挤，你受得了吗？所以女儿晚上去外面打麻将，甚至你女儿的一点"反常"，都会让你受不了。

嘴巴上说"我包容，我包容"，其实还是强忍。包容不等于忍受，忍的头上有把刀，忍受以后就会压抑自己，这意味着以后将有更大的情绪爆发。宽大的胸怀，必须要有正确的见解。对事物有正确的认知，对社会、对世界、对自己有正确的见解，包括今天我们的谈话，也可以让你有一点点正确的见解。但更多的见解，要悟，需要你去领悟。

唐三藏去西天取经，就是去学习，去思考，去领悟。抱着修行或领悟，选择出家当尼姑，我不大赞成。那么多优秀的孩子，躲到寺庙当和尚、做尼姑，太可惜！我曾经在一座大寺庙，看到成百上千和尚、尼姑，都是非常俊秀的孩子，他们大都是因为恋爱、婚姻、事业挫败选择出家。

2012年，我陪姐姐去了一座著名的寺庙，在里面住了几天。与我同住一个房间的几个准备出家的年轻人全部被我劝下了山。一个人只要心里有佛，何必出家？年轻人受了一点挫折就想躲到大山里去清修，与其说是修行，不如说是逃避责任，逃避现实。我不建议离家修行，但我建议在家修行。

只有站在巨人的肩膀上才能看得更远。向生活学习，向领悟者学习。生活中有很多值得我们学习的地方，投入生活，融入生活，借助各种现实中的人和事，反观自己，反照自己哪里有问题。

唐代李世民讲过一句话：以铜为镜，可正衣冠；以人为镜，可知得失；以史为鉴，可知兴衰。

作为心理咨询师，如果没有健康的人格，怎么能够帮助别人？有心理问题的人，本来都是因为思想观念产生动摇，出现了偏差。咨询师要用自己正确的思想观念去影响他们，用自己的生命去影响生命，用自己的灵魂去唤醒灵魂。如果心理咨询师自己的人格都有问题，怎么能影响别人？如果自己的生命都脆弱不堪，怎么能影响别人？如果自己的灵魂都肮脏不堪，怎么能唤醒来访者的灵魂？

打铁还需自身硬。自己都离了婚，怎么能劝别人不要离婚？自己家都乱七八糟，怎么还搞家庭教育？

要到生活中去，生活就是我们的老师。现实中形形色色的人，有好人有坏人，好人是我的榜样，是前进中的方向镜，坏人更是我的警示镜，避免步入险境。不管好人还是坏人，都是人生道路上的镜子，都值得我们去观照，去借鉴，都要以他们为镜，让我们选择正确的道路，这就是悟。

孔子说：三人行，必有我师。在生活中，自然会学到东西。为什么张三这样做，李四那样做？通过观察和思考，就知道我该怎么做。张三曾经恋爱失败了，李四的婚姻也曾走过许多弯弯曲曲的路，最后他们都走向了神圣的婚姻殿堂，并且日子过得也不差。他们是怎么过来的？

你也走了一段曲折的婚姻小路，你现在也可以再组建一个家庭。只要你愿意，只要你准备好了，只有你走出来了，你才会影响你女儿；只有你心里有满满的正能量，才有能量影响你女儿。如果你现在心里还是塞满了她，不管你怎么做，也不管她怎么做，你的眼里只有她，你们母女都会不知所措。

你一定要把自己放空。只有放空自己，才能解放自己，当然也解放了你女儿。一定要找一个自己喜欢的男人，不要害怕，只要心中充满正能量，上对得起天，下对得起地，堂堂正正，问心无愧，你肯定能找到自己真正能够托付终身的男人。其实，有很多单身的男人也在寻找自己的另一半，把自己的真情拿出来，做好你自己，你肯定会获得理想的婚姻。

心里有烛光，才能烛照天下。心里有光亮，才能照亮别人。你自己都过得阴暗，你的女儿怎能不阴暗？孩子想阳光也阳光不起来，因为她有个阴暗的妈妈。她的心灯一闪亮，你发出的一股阴风就会把它吹灭。你的心态不改变，你女儿想积极向上，想阳光都不行。妈妈用母爱、用道德绑架了女儿，让她感到无力。因为她知道你一切都是为她好，但她不需要这种爱。

溺爱会杀人，你那无微不至的爱，就好比一把尖刀，从其背后捅她一刀，让她防不胜防。前面伸过来的刀还能抵挡，你从她背后对着心脏，给她温柔的一刀，让她无力抵抗。你女儿现在已经是伤痕累累，被你爱得奄奄一息。

现在你千万不要去陪伴她，不要再去爱她，你只要爱自己，才是对你女儿最大的爱。

来访者：太感谢了。听完，我感觉到您是在用灵魂跟我交流，听了您的一席话，真的感觉身心放松，心里充满了爱，充满了力量，以前很无助，看不到任何希望。现在方向感很明确，我知道自己该怎么做，我相信我们两人都会变好。努力向着阳光奔跑，向您致敬！

第十三节　如何让人发现自己的判断错了？

来访者：我去年出了车祸，刚开始恢复得很快，今年也能下地走了，但是我一出院回家之后，就看见邻居和几个人当面对我吐口水，还说要把我做成轮胎。我听了很震惊，妈妈在旁边也气得说不出话。那之后一天，我问我妈他们为什么对我吐口水，她说完全没有这回事。后面我爸说他同事买新车了，可是我一看那辆车就是撞我的那辆，我爸的同事也对我吐口水。我可能是名声臭了吧。我妈说我整天胡思乱想不正常。我也觉得自己怪怪的，我邻居老是到我家门口骂我。我难道精神分裂了？我这是精神病吗？

咨询师：不要随意给自己戴精神病的帽子。这种情况很常见，虽然你的身体恢复得很快，但心理创伤的修复需要漫长的时间。

所谓一朝被蛇，咬十年怕井绳。说的就是一次被蛇咬过，十年都会心有余悸。别说看到蛇，就连见到和蛇有些相似的绳子，也会惊恐万分，以为那就是蛇，继而陷入被蛇咬的恐怖情景之中。当人虚弱的时候，就像惊弓之鸟，对现实中的刺激十分敏感。

据《三国志》记载，曹操因刺杀董卓未遂，逃亡途中，躲藏在亲戚家里，半夜里亲戚家人准备杀猪宰羊款待他，但曹操疑心大起，以为亲戚想杀他，于是先下手为强，把恩人一家都杀了。

你看到别人向你吐口水，甚至还说你妈妈当时也在场，气得说不出话，这种感觉很真实。邻居吐口水，似乎与你发生车祸风马牛不相及，这又是怎么回事呢？

这两件事看起来没有关系，其实它们是有关联的。正如你说，你认为自己名声不好，混得不好，没有出息（或许有人说过你，或许自我感觉），认为邻居看不起你，对你不友好，所以你一直有这个担心、顾虑。尤其发生了车祸，让你身体受了伤，虽然恢复得很快，但你还是很虚弱，所以你生怕别人幸灾乐祸。

为什么当时受伤后没有这个想法，而等你痊愈出院后才有呢？因为当时你的注意点是自己的病情，你知道身体是最重要的，其他都不在话下，所以你全神贯注在自己的身体恢复上。如今你的病情已无大碍，你知道不久就能正常生活。

可是牛事没去，马事又来，你开始关注起别人的眼光，关注你在别人心目中的形象。因为自己确实缺少底气（自觉混得不咋的），所以才敏感这事，生怕别人瞧不起你。以至于邻居一个微笑，一个表情，甚至随便张张嘴巴，就以为别人在嘲笑你，向你吐口水，在说你的坏话，看不起你，对你不友好。

当你执着于自我感觉中（往往躺在家里胡思乱想），就怀疑别人会做伤害你的事，比如向你吐口水，说你的坏话。疑久必胜真，于是你就像见到真的一样。

这一切都是因为你太虚弱，太在意别人对自己的看法，太关注这方面。就像我过去太在意口吃，太在意别人怎么看我，以至于别人的眼神，窃窃私语，甚至连街上打着"小吃部""口腔科"的广告，我都以为是别人故意嘲笑我有口吃，背后议论我的口吃，对我怀有敌意。其实这是一种心理泛化现象，与"一朝被蛇咬，十年怕井绳"是一样的道理，并不是什么精神分裂中的幻觉。

有位癌症患者也出现过类似的情况。只要他看到妻子在路上跟别的男人打个招呼，或者与别人相视而笑，就以为妻子跟别人有染，之后就跟踪妻子，甚至想购买电子侦查设备。旁观者都清楚这男子是因为自己身体虚弱导致自卑才会如此。

遇到这种情况怎么办？不能跟着自己的感觉走，因为感觉往往会骗人，尤其是对某人有不好的看法，这种感觉不可全信。

你说别人向你吐口水，虽然感觉很真实，但不能让它牵着你的鼻子走。你一定要到现实中找到参考点，比如"妈妈说完全没有这回事"，你一定要相信身边的人，尤其是自己的亲人，就是不能相信自己的感觉。就像曹操看到别人半夜磨刀，就以为人家想杀他。就是因为曹操相信自己的感觉和判断，才导致了灾难性的结果发生。

当人遇到压力，做了亏心事，或者身体虚弱、心虚的时候，都会像惊弓之鸟，草木皆兵。这种现象在生活中很常见，每个人或多或少都有。虽然曹操错杀了恩人，但你能说曹操有精神病吗？

你的错觉只是暂时的，是你一时"气"昏了头造成的。因为你钻到里面去了，看不到客观真实的东西，就像跌入井底的青蛙，看到头顶有片乌云就以为要下大雨。

俗话说，当局者迷，旁观者清。一个人只有走出一步，换个角度看问题，结果就不同了。看看跟你有相似问题的人，看看人家是怎么对待问题的，或许你就知道了答案。

如果你能看到自己的思想问题，就不是抑郁症患者。那些有被害妄想症或有幻听的精神病人，能知道自己判断失误或听错了吗？那些精神分裂的人，水中捞月，无中生有，他们知道那是海市蜃楼式的假象吗？不知道吧！站在你现在所处的位置，你认为自己看对了，因为每一个人都相信自己的眼睛。

怎么才能够判断自己的眼睛是错的？怎么能够相信自己的理论是错的？这就需要有个参考点或者客观标准。就像夜晚航行，容易迷失航向。这时，北斗星可以作为参考点，指引航向。

有没有严重的心理问题，就看你能不能适合现实环境。这是一个很重要的参考点和客观标准，但不是唯一的。因为有不少微笑抑郁症患者，也能适应现实环境。

人的眼睛和人的感觉有时候会骗人，因此我们不能完全相信自己的感觉。神经症的人，比如强迫症、恐惧症患者都知道自己的心理有问题，而抑郁症、精神分裂患者大多不知道。知道自己有问题就好办。

郁症的人心里都有"魔"。只因心里有魔，眼睛才会看到魔。其实，世上哪有魔鬼。各种阴暗的、狰狞的、消极的、猜疑的，各种幻觉，被害妄想……这些都是自己的心魔投射在人眼前的假象。

在我患病的时候，我也曾目光如炬，对外界极其敏感多疑，总以为别人要害我，与我为敌。当我的心灵解脱后，我的眼睛仍然一度敏感，总是感觉别人想害我，很多双眼睛似乎都在盯着我。

怎么办？我知道这是心魔在作祟。尽管我的思想解放了，但我的心理种子还在，它还会在一定的时期内频频发作。也就是说，我还会在一定的时期内存在各种错误的感觉。

比如当我恨起某人或看不惯某人的时候，我告诉自己不能跟着自己的感觉走。相反，我会朝着感觉相反的方向出发，靠近某人，亲近某人。渐渐，我发现某人其实并不是原先我认为的那样。

当我完全识破了"心魔"的真面目和它的伎俩后，我就释然了，放下了，我开始允许自己有错误的感觉，它从此再也不会影响我的判断，再也不会迷惑我的心智。

事实上，凡事都有两面性，当我心里不开心，心里有事，心里有"魔"，我们就会看到事物的阴暗面，甚至满目疮痍；当我们开心，洋溢着幸福甜蜜的时候，我们就会看到事物的阳光面，满眼都是幸福美景。

总之，心里有魔，世界尽是魔；心中有佛，世上都是佛。

第十四节　让颓废的学生重新站起来

陪同事到朋友家做客。一位妈妈向我求助孩子的学业问题，于是开始了这次别开生面的桌前心理咨询。

妈妈说，孩子现在在一所省重点高中就读，去年学习成绩班级前十，今年疫情后复课到现在，成绩直线下降。班主任告知说，孩子和班上一个女同学谈恋爱。得知情况后，自己立即从千里迢迢的外地赶往孩子身边，询问此事，孩子默不作声。看着自己的孩子一下子变得颓废了，整天无精打采，吃饭没胃口，睡觉翻来覆去，自己非常着急。端午节前一天，自己拼死拼活把孩子拉回老家，想让孩子暂时离开那个女孩。

妈妈说，孩子的小学和初中都在寄宿学校，自律性很强，初中毕业就以优异成绩进入省重点中学的"零班"学习。并说孩子情商很高，爱好篮球和音乐，在学校和班级活动中表现得非常活跃。

听完妈妈的介绍，我利用午餐前的十分钟，准备和孩子交流。当看到一个英俊的高个男孩从我身边走过时，我就逮住一个闪光点："哇，好帅气的小伙子，一看就知道是个运动型人才。"听到有人夸，孩子转身礼貌地看下我。我自我介绍说："我是一名警察，因为破案需要，平时喜欢琢磨人的心理活动。"

孩子接着用眼睛看着我，期待我说话。

"我平日里喜欢看动物世界。猎杀性动物个个都是身形矫健的运动健将。你穿的红色上衣，表示你想以最火红的颜色吸引别人的注意，也就是说，你不仅智商高，情商更高。瞧你的胸前印着'红棕烈马'四个字，意思就是：你不愿被拘束。崇尚个性自由，像一匹驰骋疆场的战马，随时冲锋陷阵。"

孩子有点动心地说："您能帮我规划下高考志愿吗？"

我说："你的未来，是由过去和现在共同决定的。过去你做了什么，是你的资本或基础。现在你做什么，决定你将来的方向。"

孩子越听越有兴趣，问我是否愿意和他上楼私聊。

我说："当然可以。"于是我们就在楼上客厅桌子旁坐下。

我在桌子上随意摆放了几个东西——苹果、茶杯、游戏机、废弃餐纸，说道："过去的你好比一把精准的手枪。这把枪，你要打谁，就看你现在瞄准的方向。如果你射向苹果，代表你一生平安。为此，你现在就要发奋努力，因为只有付出，等额回报才会来到。

"如果你射向游戏机，你现在就沉迷手机游戏，以后你将成为游戏大王。"

孩子摇摇头。

"如果你射向这堆餐纸垃圾，比如你现在享受校园浪漫爱情，将来呢？你要知道，如果你考不到一所好大学，而那位女同学却考上了，她还会继续跟着你吗？"

孩子又摇摇头。

"有眼光的女孩都喜欢有潜力的男生。正因为你是一匹'红棕烈马'，女孩才会钟情你。如果你沉溺其中，学习成绩肯定会直线下降。"

"我记得自己读高一的时候，有个小姐姐很关心我，我当年寄宿在她家里，她怕我饿着，每天都给我好吃的。我开始想入非非，每天课堂上浮现的都是她的神情，我的成绩由前列降到后面。我发现情况不对，立马切断了爱情。因为我知道，如果自己没有考上大学，可能什么都不是，将来或许就和这堆餐纸垃圾一样。

"花香自有蝴蝶来。男人只要有真本事，女孩、同学、老师、众亲友都会对你刮目相看。"

男孩点头。

"你读书究竟为了谁？为父母，还是为自己？"

孩子想了想说："当然是为自己。"

我说："不对，你是为国家。国家兴亡，匹夫有责，男儿当自强。男人活着，就要顶天立地，要为国家、为民族而读书。正像你的座右铭'红棕烈马'，不就证明你要保家卫国，准备驰骋疆场的远大抱负吗？"

孩子表情凝重了。

"有国才有家，只要你为国读书，立下凌云志，国家定不负有心人。过去你上过文武学校，有武术功底，你的高考志愿应该选择与此有关。"

孩子说："对对对。我就想读公安、武警或军事院校。"

"很好！那你现在就要定好理想，比如，国防大学、哈尔滨工业大学，都是一流的院校，在那里可以学习顶尖的国防技术。为了实现这个目标，你现在就要一步一个脚印，逐渐向大目标靠近，明年高考后我等着你的捷报。"

孩子一边听，一边握紧拳头。显然，我的话在他心里掀起了波澜。

十分钟后，我们下楼和客人们一起用餐。孩子很懂礼数，不时给我夹菜。临别时，妈妈有些不放心。我就建议："你们夫妻好好打理自己的生意，学习上的事情、情感上的问题，交给孩子自己去处理。只有相信孩子的现在，才能拥有孩子的未来！"

我还特别建议："你们在外经商，一定要行善积德，不做坑蒙拐骗、伤天害理的事。碰到真正贫苦者，要伸出热情的手，献出温暖的心。"

妈妈点头称是。

此刻，我百感交集，为孩子心有灵犀一点通感到高兴，更为孩子的未来默默地祝福。

第二天大清早，我收到孩子妈妈发来的端午节祝福，并告诉我说，孩子昨晚八点钟突然握着她的手说：妈妈，你不要再为我操心！就拿成绩说话，看我的表现吧。说明孩子经过激烈的思想交锋，想通了，准备朝理想奋发。

我回复孩子的妈妈："你就放心吧，相信自己的孩子。话说回来，即使孩子不努力，你们家长又能怎样？能逼着读书吗？你以为现在的孩子和你小时候一样吗？"

家长回复说："真不敢相信，昨日几分钟的交流，就让我的孩子变得这么快！一起为孩子祝福吧！"

第十五节　上学就会肚子疼

一个俊俏、好学好胜、活泼开朗的女孩突然给打趴了。孩子的妈妈告诉我女孩有半个月没有去上学了，说是肚子疼，这疼那疼，浑身都疼，但去医院检查却查不出任何毛病。

她每天躺在家里，想到学业，心急如焚，却又不敢迈出门槛半步……

到了女孩家，一个穿着一双棉拖鞋、一副病态的女孩，出现在我面前。这个女孩我曾经见过一面，当时的她青春阳光，努力奋发，如今她变得这么颓废，我差点没认出来。

女孩正在上高中，因为偶尔的一次身体不适，就怀疑自己又回到了从前那种噩梦一般的状态。之前家人带她转战北京各大医院检查和治疗，包括心理咨询，但都没有取得什么效果，女孩也对心理咨询感到排斥。孩子妈妈在微信那边近乎哭诉着。由于父母不在身边，我们只能和孩子的奶奶联系。

奶奶简单介绍了情况。女孩见到我没有拒绝，只是为自己的如此"病态"感到有些难为情。我们在孩子的房间，用纸和笔画了五个策略：杯弓蛇影、麻雀和蝙蝠思维、疑邻盗斧、黄河理论、火把思维。经过一个多小时，女孩突然大声喊："我明天就去上学，原来都是自己想出来的病。"

看到颓废了的女孩一下振作起来，我们都很高兴。

可是第二天上午八点钟奶奶就打来电话询问，孩子昨晚半夜肚子疼得很厉害，今天早上又没有去上学。奶奶不知所措，在异地的父母也是焦急万分。

我给孩子阐明"肚子疼"的原因：可能是神经症的症状。注意身上某处，那里就会紧张起来。你的痛点是在肚子上，自然那里就更容易引起你的注意和紧张，它就会痉挛并且疼起来，接着你就会更加紧张，更加关注。如此心理和生理交互作用，导致你现在的情况越来越糟糕。

"忧思成结。你已经形成了心理种子，它是你一次次关注埋下的。只要遇到特定的场景，它就会蠢蠢欲动，破土而出。

"'它又回来了！'你吓得两腿发抖，这就是你的情况，而且这种情况不管你关注与否，还会持续一段时间。当其能量释放完毕，就如火山喷发完，就会变成死火山，彻底静下来。前提是你必须允许它的喷发，允许它的存在。"

我又跟孩子讲了妈妈怀孕期间胎动和唐僧西行克服重重阻力最终获取真经的故事。鼓励孩子给自己希望和信心，学会勇敢坚强，自己的命运完全掌握在自己手里。孩子欣然同意去上学。上午十点半我再次打电话询问孩子的情况，孩子说老师叫她下午去。

可是下午2点钟，女孩给我打电话说自己的肚子疼得很厉害，发出求助。我立即驱车前往女孩所在地。

看到孩子痛得蹲在地下，我就扶着她坐到沙发上，让她喝一杯开水，她才慢慢地回过神来。之后我通过画图，系统讲解人脑的功能和心理创伤的原理，再讲解古代脱敏案例，让女孩明白自己的"病"怎样才能消退。

讲完理论后，我让她去厨房吃点东西，一提到吃饭，条件反射就接上了，马上肚子疼，反胃，恶心。我说：这是肚子里的负性记忆被唤醒，负能量在释放，并无大碍，难过就难过，千万要理解，放过它，因为它们都是有果必有其因，都是你过去培养的"孩子"。

为了转移注意力，我教她几种放松术（肌肉放松和大脑放松）。

孩子之后吃了一点面条，尽管想吐，但我说："允许这种感觉存在，而且来得越多，越频繁，负情绪释放越快，就会好得越快。"

女孩明白了我的意思。接着我帮女孩一起施行脱敏，让她背着书包，骑自行车朝学校方向去，孩子说肚子很痛。我就一路讲故事，转移其注意力。虽然有时疼痛，但勉强可以过去，大约走了一公里，孩子说撑不住，我就让其打住，我们一起回去。

向着害怕的方向前进，但又小心翼翼，避免自己受伤，这是系统脱敏的原则。我建议女孩家人买一个音乐播放器，叫女孩每天听同频共振的抒情音乐，一是可以转移注意力，二是和自己的心情同频的音乐可以导出负情绪。

我想女孩已经明白了。晚饭后，我打电话给女孩家人，女孩接了电话，很开心的样子，说自己吃了晚饭。

第十六节　躯体化困惑

几年前，我接待了一个来访者，他的问题有些"奇怪"。只要开车，甚至提到开车，只要汇报工作，提到见上级，甚至只要准备出差，就有晕车的感觉，反胃，呕吐，而且吐个不停，非得去医院打上几天吊瓶才行。由于问题迟迟得不到解决，导致他心情抑郁，憔悴不堪。

起因是两年前，他准备去上级部门述职，因此接连加了几天夜班准备材料。那天开车去省城的路上，他出现了严重晕车：头晕，反胃，呕吐，拉肚子。述职时，他的状态特别糟糕，因此受到上级领导的责怪。回来的路上，他一直埋怨自己，恨自己不争气，明明自己有业绩，有管理能力，明明这次述职后可以晋级，却因为自己的糟糕表现泡汤了。

死也想不通，从不晕车的他，关键时为何晕车了，而且身体和精神状态如此糟糕，因此耿耿于怀，难以释怀。从那以后，只要开车，只要提到开车，只要提到汇报，只要提到见上级，就会出现晕车的反应。

这种躯体化问题已经泛化到严重的程度。经过三次咨询，我采用秋水理论帮他打开了心结，并且指导来访者多次实施脱敏训练。两个月后，来访者不再害怕开车了。

第十七节　高考前为何会头晕？

进入高三学期，许多学生出现各种心理和生理异常，比如头晕疲乏，大脑空白，胸闷气堵，躯体疼痛，神经过敏，等等，这些现象又容易被考生怀疑得了某种疾病而无法投入紧张的学习中。

不是怀疑患了这病，就是怀疑得了那病，但每次到医院检查，结果都正常。医院权威诊断虽然让孩子暂时放下心来，但牛事已过，马事又来了，不能消停。家长苦不堪言，孩子的问题也越来越严重，有的因此而抑郁。其实这些都是因为对高考压力处置不当导致心理和生理暂时性紊乱的结果。

有个高三学生，自称持续多日头晕疲乏，无法专心学习。家长带孩子去医院做各项健康检查，却查不出任何问题。医院查不出问题，不等于没有问题！孩子心里总是这样想着。故而一次次去省城的医院检查，甚至去北京的医院做了一次检查，当然结果还是一样。

孩子还是一如既往，用手机查询自己的病情，甚至三更半夜"乐"此不疲。一旦在网上发现某个病例和他的情况相似，就对号入座，怀疑自己得了那个病，而且深信不疑，还逼着家长帮他寻找治病的医生。结果怎么样呢？孩子的疑病问题越来越严重，行为也变得越来越疯狂！

家长劝说孩子："你是心理问题引起的头晕脑涨，不是器质性病变。"

但已陷入泥潭的孩子岂能相信家长。家长因此向我求助。我根据孩子出现的危机对其实行了心理干预。我这样跟孩子分析：

"你父母把你当一匹战马去冲锋陷阵——叫你去学习，将来考个好大学。而你呢？又把自己的潜能当战马，逼着它为你去厮杀（去学习，去迎接高考）。但这匹战马不给力，死活不肯帮你，因为它害怕，不争气，它只能颤抖着，畏缩不前。而你却不放过它，拼命地催赶它，打它，骂它。你的战马没有实力，实在是力不从心，但又不能让你相信。于是它只有寻找各种客观理由，逼着自己的身体去做挡箭牌，因此让你的躯体出现头晕目眩，尿频，胡思乱想，注意力不得集中，失眠，四肢乏力，幻觉，腰酸背痛等生理症状，这些客观理由足以瞒天过海，让你相信它病了而不再去逼它。

"看到你的身体出现状况，家长自然就不再逼你学习。这时候，糟糕的身体状况使你逼着家长带你去医院检查，但医院又查不出你的病因。这究竟是何故？其实这是人体自我防御机制在起作用，并非真的有什么病！要说有病，也是父母逼出来的。父母一次次逼着你去学习，你逼着父母带你去治病。如此循环往复，将会严重影响你的学习。"

当我把这些分析给孩子听后，他似乎有点明白。于是我开始建议父母不要再去逼孩子学习，这样孩子就不会逼自己的潜意识，潜意识也就不会逼自己的身体，孩子的身体无恙，自然就不会逼父母带他去医院。

可父母说："我们又没有逼孩子，反而是宽他的心，告诉他，没关系，考不好明年再来……"

我对父母说："要知道，孩子在内心深处（潜意识）非常渴望能在父母面前表现好一点。你们嘴上虽然说不要紧，不给孩子压力，但在孩子看来，父母对他的关心就是对他的期望，而父母的期望对孩子来说，恍如抵在胸口上的一把尖刀。

"孩子总是默默地发奋努力，想通过提高学习成绩引起父母的注意，得到父母的尊重。而你们做父母的离异多年，给孩子幼小的心灵造成了极大伤害，这个童年阴影一直影响着孩子。尽管孩子自己都不知道是怎么回事，但其受伤的潜意识一直都想弥补这一缺陷——通过提高自己的学习成绩讨父母的欢心，让父母复合。

"毫无疑问，一个懂事并且成绩好的孩子更容易吸引父母回头，重归于好。可孩子的想法欲速则不达，反而事与愿违，让父母揪心。所以父母的潜意识都不愿回到一个缺乏温暖和希望的家。

"试想：妻子娴淑，善解人意，饭菜可口，孩子听话，这样温馨的家庭，哪个男人会离家出走？同样，如果丈夫体惜和尊重妻子，扛起家的责任，哪个妻子会唠叨和寒心呢？当然我不是责怪孩子的父母，我只是想说，为了孩子，也为了自己的幸福晚年，请放下自尊，为孩子营造一个温馨的家，这是对孩子的责任，也是对社会的责任。"

谈话结束前，我劝孩子要学会自强。但自强不能盲目，必须懂得方向和方法。凡事不要做给父母看，只做个自己看。孩子当下最重要的就是修复受伤的心——那匹受伤的战马。只要自己内心强大了，有实力，才会有魅力，别人自然就会尊重你。最重要的是，这也会给你的父母破镜重圆创造条件。

第十八节　是谁伤害了孩子？

影子的妈妈告诉我，孩子坐在床上，从早到晚盯着天花板，一次次念着："老师看到我爬上楼顶，生怕我寻短见，还跟我说，你不要害得我们学校身败名裂。老师的眼里难道只有利益？连生命都没有金钱利益重要？"

当影子目睹父亲抛弃了她们母女后，感觉天要塌下来了；当影子看到母亲被折磨得生不如死，曾经温馨的家已支离破碎，她的心也被揉碎了；

当影子在抖音刷到父亲跟别的女人秀恩爱，脑子里嗡的一下炸响！她快步走出教室，一个人坐到楼顶上。她想一个人安静一会儿，她想痛斥这个"丑恶的"世界！

她受不了现实的喧嚣，忍受不了同学们幸福灿烂的笑容，更受不了课堂上老师挥手洋溢的正能量。一次次被自己崇拜的偶像背叛和抛弃，纯真的信仰和希望崩塌了。影子欲哭无泪，淋着雨，走到河边，把双脚浸入冰凉的水中，她恨自己，恨这个世界，恨世上的每一个人。

这让我想起几年前一名患抑郁症的女孩，也跟她妈妈说过一句相同的话："老师除了对我严格外，就是开除我，抛弃我，生怕我给他们带来麻烦！"

"连生命都不放在眼里，这个世界怎么这么现实？怎么变得如此没有人性？"孩子每天失魂落魄地在房子里走来走去，说着同样的话。老师是心灵导师，是孩子们的偶像，被自己崇拜的偶像伤害是心里难以愈合的伤痛。

一名强迫症者也向我叙说他起病的原因：为了给孩子安排个好位置，他带着烟酒送给班主任老师。此事如果瞒住了孩子，什么问题都没有，可偏偏被孩子发现了。从那以后孩子恨透了老师，恨透了学校和社会。在孩子的心灵中，父母是伟大的，学校是圣洁的，老师更是高尚的。每当校园里响起《让我们荡起双桨》的儿歌，都会让我们想起天真烂漫和幸福的童年时光，想起母校，想起老师，回味校园吹来凉爽的风，心中无限感慨。

这首歌还在校园回响，但现实中吹来了利益至上的歪风邪气。纯洁的心灵被污染了，童真的心受伤了。对孩子最大的伤害，来自孩子最信任的人。

"我好烦！"看到有人走进她的卧室，孩子大声怒吼着。孩子现在已经听不进任何劝慰的话，什么道理她都懂，无须我们再讲什么，直到晚上，孩子给我发来一封道歉信。

孩子是祖国的未来、国家的希望。保护孩子，就要从家庭和学校开始。每个人内心都有一根脆弱的弦，有时候绷得紧紧的，一触即发，有时候松弛，随意触碰也不会发出声音。呵护孩子，保护纯洁的心灵，让孩子在健康的环境中幸福成长，是每位家长、每位老师的责任！

爱可以唤回一切，爱可以抚平伤痛。

第十九节　给双向孩子做辅导

一个周日，一位父亲带着孩子来找我。某重点高中男生，身材高大，双向抑郁多年。通过服药，基本稳定了情绪，但副作用明显：白天嗜睡，上午第一节和第二节课昏昏欲睡，早上醒不来，必须叫醒，体重也增加了，学习成绩也下降了。孩子再次陷入了抑郁。现在的情况是，每天晚上下课，就拿着手机玩，到11点后才放手，有时玩到凌晨2点。

"他自己说玩到十点半，但总是做不到！玩到那么晚，必然影响第二天的学习，怎么办呢？"父亲哭丧着脸看着我说。

通过咨询，我让父子"拉钩"达成默契：晚上11点钟睡觉之前，孩子主动上交手机给爸爸，爸爸到点了也可以主动提示孩子上交手机，但不能下达命令的口吻！可爸爸却说："我只是担心影响他的身体，怕影响他第二天的学习……"

这些道理，孩子都懂。男孩对自己玩手机"失控"也有话说："有时候看到同学在教室偷偷玩手机，我也想玩。但我一次次告诉自己不能再玩，因为玩物丧志，影响学习，所以自己很想努力。"

这说明孩子有自律性。问题是，孩子想玩手机的欲望就好比滚滚而下的黄河，如果从正面去堵截，这就糟糕了！人不能堵截欲望，但可以控制行为。比如受了欺负或委屈，你不能控制愤怒，但可以控制说脏话，控制自己不去打人。

当孩子到了晚上11点还没上交手机，你（父亲）不能说脏话。如果孩子做对了（按时上交手机），你应该及时给予表扬。如果孩子做错了（没有按时上交手机），你只可以摇头、叹气，但不能骂人，更不能打人。给孩子一点自尊，绝不能采取入侵式的责骂和否定。比如说："你这孩子怎么这么不讲信用？你这人怎么怎么……"这样的话容易伤人。

孩子对父母强暴式的教导很反感，会本能地抵抗！人有两个脑：思维脑和情感脑。思维脑可以控制，情感脑不能控制。世人都以为思维可以控制情感，所以孩子也想控制他的欲望，但当他的情感脑进入状况了，根本就不能控制。换句话说，当孩子卷入情感的旋涡，就会拼命挣扎和反抗，从而导致失控行为——超时玩手机。

看到这种情况，做父亲的当然会生气，也可以生气，因为你也有情感。主宰人情感的是动物脑，遇到不顺心的事，肯定会生气，这是人的本性。但生气归生气，行为归行为。思维脑可以控制自己的行为，比如，看到孩子不停地玩手机，你（情感脑）很想说"你说话不算话，哪里像个男子汉……"但你的思维脑却没有这样做，因为你知道，说出这些话来，不仅不能帮到孩子，反而会伤害孩子。

事实上，家长想责骂孩子的话，即使你不说出来，孩子心里也清楚。家长想说的这些话，不正是孩子自己的思维与情感的对话吗？情感脑说："我想再玩下手机？"思维脑说："不！你不能这样放纵自己！你必须控制！"情感脑又说："再玩一下吧，就一下，之后再也不玩了。"思维脑生气地说："你真没用，说话不算话，你哪里像个男子汉……"

如果你发怒，光是表情上表露出来，这是人之常情，孩子也可以接受。如果从语言上表露出来，甚至使用肢体暴力，就会践踏孩子的自尊。请留给孩子一点自尊！假如你想通过诸如"我是为你好，我都是为你的身体考虑"这样的方式教育孩子，容易适得其反。这种入侵式的教导无异于道德绑架，会把孩子压得喘不过气来。

其实，孩子自己也知道这个道理，也知道玩手机不好，但是他做不到。而且正因为孩子知道玩手机的危害性很大，所以才一次次跟自己过招，最后屡战屡败。

明明知道玩手机不好，明明知道跟家长的约定，自己许下的誓言，可是事情却朝着自己担心害怕的方向恶性发展，而且眼睁睁地看着自己往下滑。这是多么痛心疾首的结果啊！可家长不仅没有去安慰伤心欲绝的孩子，反而不停地指责，这一切都是因为家长不懂孩子的心。其实，孩子适当地玩玩手机可以缓解抑郁和焦虑，所以家长没有必要大惊小怪。

在此之前有一个家长给我发微信，说通过学习《情绪心理学》，懂得了孩子的心。曾经被孩子气得几次住院的妈妈，终于学会了与孩子有效沟通。

孩子妈妈说："儿啊，过去一听到班主任说你学习不用功，成绩没上去，我就很难过，很着急，就会告诉你爸爸，你爸爸就会朝你发火。几双眼睛都盯着你一个人，让你感受到极大的压力。除了应对学习上的压力，你还要应对爸妈给你的重负。"

孩子回应妈妈说："我这两年基本没有读书，而是'全心全意'与你们对抗和内耗。为此我拼命玩手机，玩游戏，就是为了对抗你们！"

母子俩的对话发人深省。不要揠苗助长，让孩子自由成长！相信孩子积极向上的一面，孩子就会朝良性的方向发展。让孩子敢于犯错误！敢于说不！敢于表达愤怒和不满！给孩子自主探索的机会，而不是费尽心思为孩子创造一个少走弯路获得成功的捷径。

让孩子吃点亏，没关系；走点弯路，也没关系！走些弯路不是也可以多看一些风景吗？来之不易的成功和轻而易举获得成功，感受是不同的。就好比自己钓的鱼跟别人钓的鱼，味道是不一样的。自己钓的鱼，有成就感，吃起来更开心，更幸福。

男孩对自己的体重不断增加也感到担忧。孩子爸说，吃多了垃圾食品怎能不胖？不到一定程度，没人相信自己会病会死，但每个人都会死。没人会相信自己多吃了一块肥肉就会长胖，但事实上，以少积多，肯定会长胖。人总是这样一次一次放纵自己，一次一次自我安慰。当"欲望"和"恐惧"发生冲突时，人就会一次一次说服自己，担心是多余的。就是这样的自我宽慰，让欲望一次一次得到满足，最后欲望成瘾了。

有烟瘾的人，如果一支都不抽，坚持到一定时间，可以解脱烟瘾。如果你想通过减量方式来戒烟，恐怕很难。我戒烟（曾经一天几包），就是一根都不抽，而且我也不会把烟放在手上。当有人递支烟给我，以前总是习惯性地接在手上，夹在手指间，想抽就抚摸几下香烟，想吸就闻几口烟味。想想看，在猫的眼前放一条鱼，猫忍得住不去吃鱼吗？

孩子嘴上说手机我不玩，却把手机放在书桌上，放在枕头边，孩子还能控制得住吗？最好的办法，就是到点了把手机放到拿不到的地方，比如交到父母手里。话说回来，面临学习压力的孩子，吃点零食可以缓解焦虑，这是积极的一面。孩子现在是长身体的时候，胖点也无所谓。

当我们谈话结束后，父子俩都表示赞同，认为生活的哲理就在对话中。父子的心结已开，抑郁的阴霾自然烟消云散。

第二十节　父母离异的抑郁女生

丹丹的妈妈在微信里告诉我，孩子换了一个学校，没读两天又说自己心烦，读不下去了。这在我意料之中。因为思想观念不改变，只靠改变环境，以求心安，只能一时苟安。

在现实生活中很多时候就是一念之差，导致各种妄想越来越强烈，朝着纵深方向下滑，向着错觉的方向发展。比如说丹丹同学，她曾经遭到了校园暴力，在这个学期换了一个学校，原本以为到了新的校园，应该就会改变过去那种歇斯底里的躁狂，不会让她沉浸在过去的痛苦之中。可还没入学两天，又遇到老问题，她因此觉得好烦。

看着班上的谁谁谁，感觉好像是以前欺负过她的娟娟，那个好像林珊，那个好像诺涵，反正就是感到很烦。她也劝说自己：傻丫头，她们是她们，新学校、新环境、新同学，你真的不要想太多了，你要好好的！

"可我没有刻意去想这些，而是看到那些人，我就不自觉地想到那些事，像放电影一样出现在脑海中，一幕一幕，无法控制，想得大脑嗡嗡作响，都要爆炸了，真的要把人逼疯。"

她在微信里充满着无奈，似乎有些绝望地告诉我这些话。我表示理解地回答她："曾经遭受过校园暴力的画面，在你脑子里不停地回放，确实会让人觉得很痛苦，很无奈，想控制，却无力。你现在必须转变观念，否则就会作茧自缚，到时候不是有力无力的问题，而是欲哭无泪的感觉。"

我给她进行了约20分钟的心理干预，对方说自己明白了，知道了自己的问题的因果关系。大部分来访者是一根筋，揪着一个想法、一个念头继续往前走，不愿回过头来。

丹丹不知道现在遇到的烦心事是合理的、正常的，因为过去曾经有过这样的伤心事，即使换了一种新环境，不管到了什么地方，只要遇到特定或熟悉的情景，就会联想到以前的事。也就是说一朝被蛇咬，十年怕井绳。虽然她离开以前遭遇过校园暴力的学校，来到一个新的环境，但只要遇到特定的情景，它就会引起联想，想起从前遭遇的伤心事。

比如，你在以前的校园，在一棵槐树下受到几个同学欺辱，这种欺辱和当时的情景刻骨铭心，刻录到你的大脑里，变成创伤性记忆。如果你到了新校园，当你又看到一株槐树，你又会联想到以前发生在槐树下的伤心事，这叫触景生情。

之后你肯定会难过，会本能地逃离现场。但不管你逃到哪，躲到哪，不管你变换什么样的环境，它都会跟随你，如影随形，你根本控制不了它，这就叫条件反射。因为你有记忆，这棵槐树不过是唤醒你记忆的一个诱因。

其实，不仅熟悉的槐树，就连熟悉的声音、身形、气味、地点、时间、环境、天气，等等，都会让你想起以前的伤心事。

如果你有正确的认知，明白这是正常的现象，虽然这些东西出来以后，会让你沉浸在过去不堪回首的痛苦回忆中，会很难过，生怕过去的痛苦又会重演，所以你想竭力回避，这是人之常情。

关键是不要害怕出现这种痛苦，更不要回避或抗拒这种痛苦，因为它是合理化的结果。既然是合理的、正常的，当然就要接受。人之所以现在痛苦，就是对过去的未明。只有明白自己曾经种下的恶因，才能心甘情愿接受现在的苦果。

现在丹丹之所以出现"看着班上的谁谁谁，我感觉她好像以前的娟娟"，是因为娟娟以前伤害过她。这些都是过去种下的因，现在结下的苦果。既然明因识果，还有什么理由不接受呢？

我不是叫大家毫无理由地强行忍受痛苦，既然明白了因果关系，就不能躲避现在的苦果，否则，以后又会结下恶果。

如果你现在又在逃避，继续怪自己，怪现实，怪环境，怪这怪那，等于又在埋下毒种子，种下恶因。心烦是正常的，谁叫你过去有这种创伤记忆呢？如果你躲在家里不去上课，或者你又想换一个学校，换一种环境，换来换去，你还是脱离不了它的魔掌，它又会让你承受恶果，而且更加严重。

丹丹说："可是每一次发作，都让人很心烦，甚至有种很崩溃的感觉，这个时候怎么办呢？"

其实，你每一次发作——心烦，都是负情绪的释放，就如火山在喷发一样，本来是好事，因为只有不断喷发负能量，心理创伤才会逐渐淡化和抚平。虽然发作的时候，会让人感到特别难受，但良药苦口利于病，只有如此，你的心病才会真正获得康复。但前提是，每当发作后，虽然会心烦，但千万不能再干傻事，不能一个人跑到楼顶或大桥上去，因为那样做老师会以为你想自杀，尽管你只是想暂时离开令人窒息的环境，仅仅只是散下心而已。

丹丹听后默不作声，最后说了一句："老师，你真的太懂我了。"

第二十一节　抑郁少年，栋梁之材

阿敏是个高中男孩，性格内向，虽有父母陪着，内心却感到孤独。

想交朋友，又不爱说话；想谈恋爱，却不敢主动。对自己、对社会不抱希望，书也不想读，每天精神不振，郁闷难熬。在父母陪同下去了医院心理门诊做了检查，几番电脑测试和答题后，医生用权威的口吻告诉孩子父母孩子有抑郁症。

周日，父母带着孩子驱车近几百公里来找我。

"我看了那些题目，如果孩子刻意想让医生认为他有抑郁症，就会刻意地去选那些选项，因为他一到医院就告诉医生'我有抑郁症'，从这一点分析，医生的诊断不一定准确。"孩子的妈妈这样告诉我说。

咨询一开始，我就用调侃的方式和孩子进行了对话："你觉得自己有抑郁症吗？"

孩子回答："我不清楚，但医生认为我有。"

"我看你眼光好像没有泪水。眼睛是心灵的窗户，你可以摘下眼镜吗？"

孩子随即摘下了眼镜。

"虽然你的眼睛有点潮湿，但眼光却是明亮的！我认为你没有抑郁症，但你有抑郁情绪。要知道，抑郁症和抑郁情绪是本质不同的两个概念。前者是严重的心理问题，后者是任何正常人都有的心理现象。"

孩子瞪大眼睛看着我，默不作声。

我接着站起来离开了自己的位置，做了一个肢体动作——我歪着脖子，看着孩子问："此时我的五官端正吗？"

孩子摇摇头说："不端正。"

"如果你也歪着脖子，再看我，觉得我五官怎么样？"

孩子肯定地说："端正啊。"

"我的意思是脖子虽然有点歪，但我的五官却是端正的，只需换个角度去看。比如现在的你，一眼看上去，有点像抑郁症者，但仔细瞧，换个角度看却不是。"

孩子再次用眼睛盯着我，似乎目瞪口呆。

"我知道此刻你心里是怎么想的。"还没等来访者自己开口，我就先入为主，说出他心里的想法，"你很正常，只是暂时遇到了一些挫折和情绪上的困扰罢了。"我在黑板上画了黄河奔腾图，说了一番后，我就望着孩子问他："你说我有没有说中了你的心思？"

孩子点点头，坦言被我言中了一半以上。接着我继续跟孩子聊，我说到自己的一些"特异"能力，其中包括所谓预测一些事情的经过与发展。

"看你的样子，确有抑郁，但你没有抑郁症，抑郁症是对抑郁的抑郁。每个人都有烦恼，正常人认为有烦恼是正常的，因此会带着烦恼去生活，在生活中解决烦恼。而有的人就不同，非得要消除烦恼后再去生活。你就是这样。却不知生活中有两种事情，它们的处理方式完全不一样。"

我叫孩子搬一把凳子放前面，好比路上设置的障碍物。

"这个障碍物，属于客观存在的，你不去清除它，它就不会自动消失。只要用心、用情、用力，就会解决。而有的事情，正好相反，越是用心、用情、用力，越糟糕。

"'世上无难事，只怕有心人'，说的都是客观世界的事情。而主观的东西，越是用心用情用力，结果越糟糕。比如睡前总是翻来覆去地想个不停，你根本无法控制自己的想法。

"古代有个著名的画家赵子昂，收学生的条件是看谁能在一个月之内把他画的马遗忘掉。可结果却是：那些想成为他的学生的孩子，想忘记那幅画，死也忘不了，反而栩栩如生浮现在眼前，挥之不去。而那些不想成为他的学生的孩子，结果忘得一干二净。你在心里肯定有许多伤心痛苦的事情，比如来自校园的软暴力，比如被同学孤立，会让你感到十分痛苦和郁闷。"

孩子听了之后又瞪大眼睛看着我。

这次咨询，我一反常态，没有事先倾听来访者的陈述。之所以采取先入为主的方式，就是想让孩子看到我"读心"的功夫，让对方觉得在真人面前掩饰是没有用的。如果咨询总是格式化：倾听对方和一问一答……这些看来安全可靠的咨询套路，会让来访者觉得：反正你不知道我心里在想什么，你不问，我可以不说。这样的咨询，会让来访者隐瞒一些自认为无关紧要，却又是打开心扉的重要"线索"。

如果咨询师能事先猜出来访者的心思，或者让对方觉得你能猜出他的心理，他就会隐藏不住。孩子的心里一定在说："这位老师很厉害，看来我不说真话不行了。"果然，他像竹筒倒豆子一般把心里话向我和盘托出。抑郁情绪顿时得到疏解。

孩子谈到三个问题：一是没有朋友，感觉被孤立；二是男同学很多都有女朋友，而他没有，他也想交一个；三是，对未来择业感到焦虑和迷茫。

我对第一个问题的解释："朋友的'朋'是由两个'月'字组成，而月亮是靠借太阳的光芒发亮的。两个都想借光的人，各有所长，各有长短，结合在一起，彼此取长补短，友谊才能久长。交朋友的诀窍在于付出，带上一双忠实的耳朵、一张微笑脸和一颗虔诚的心，你就会受到欢迎，并且能交到很多朋友。你以前可能做人比较'抠'，这不行，没有人喜欢'老抠'。"我向他父母建议每月按规定划拨一点钱给孩子作为交友的活动经费。父母点头同意。

第二个问题，我对他说："爱情不是一厢情愿，而是两情相悦，女孩的眼睛都很挑剔。花香自有蝶来。如果你很帅，很大方，语言表情幽默，成绩又很棒，或者让别人感到你学习很努力，你就是一支潜力股，自然就会吸引女孩的目光。"

第三个问题，我这样回答他："你现在还没有成材，国家或社会怎么能因材使用？至少等你高中毕业，知识结构基本定型后，才可以谈得上成材。当然，有'上层建筑'材料，也有'低层建筑'材料。如果你想成为国家'大厦'里的上层建筑材料，就不是随便能用上的；如果你只想成为搭建'小狗窝'的材料，那你今天可以睡大觉，不需去学习。

"你的理想和目标，能决定你现要做什么。如何建立自己的理想需要规划，自问读书是为了谁。如果是为你自己，现在大多数家庭都是比较富有的，即使躺着不干活，一辈子吃喝也不愁。但你愿意啃老吗？"

孩子摇摇头。

"好男儿须担当建设国家的重任。如果你的目标是想成为国家大厦里的建筑材料，成为像钱学森、袁隆平那样的爱国科学家，你就要从即日起奋发努力。当然，成为科学家，并非一定就要考上北大、清华。

"学习如逆水行舟，不进则退。兔子和乌龟赛跑的故事你听说过吧？你现在的课程虽然落下一些，不要紧，后来者可以居上。前提是从现在起你就要振奋精神，扬起风帆，朝着理想奔跑。

此时孩子手握拳头，似乎在心中默默加油。两个小时的家庭心理治疗，孩子的心结已开，阴霾被驱散，脸上的愁云也不见了，露出了久违的笑容。孩子父母都说听完我的话后如醍醐灌顶。

大雨中送一家人上车。看到他们欢声笑语地离去，我感到由衷欣慰。

第二十二节　如何适应大学生活？

"老师，我刚上研究生一个星期多，来到这儿后，每天过得很抑郁，现在想退学了，想得到您的帮助。"这是一名在北京某大学读研究生的来访者向我发来求助。

大约40分钟的咨询，来访者自称明白了。几天后他又发来微信："感谢老师，感谢秋水理论，让我彻底明白了，原来我一直都采用行为疗法，认知疗法却被我忽视了。感谢袁老师擦亮我的双眼，让我真正理解到了'一进一退乃人生'的人生哲理。"

以下是咨询通话录音整理的文字——

你一腔热血，很有才华，也很自负，认为自己满腹经纶，得不到施展，我可以理解。你心里总是在**问**："别人为什么不尊重我？"

为什么要别人尊重你？说穿了你就是脸皮薄，目光短浅，心胸狭隘。为什么心胸狭隘？就像一间房子，塞满了杂物，心里都是负能量，一肚子怨气。

　　要想解决自己的心理问题，就得"清仓"，把心里的污垢清理掉，心胸才会变宽。为什么你适应不了这个校园生活和现实社会？如果不去解决这个问题而是选择退学，逃避现实，以后你遇到的问题还会比今天更严重，所有的心理疾病都是这样来的。建议你不要离开学校，就在原地不动。不要老想着去改变周围，改变别人，你只需改变你自己。

　　戴着放大镜去看人，世界上哪有完美的人和事事如意的事？如果总是盯着别人的缺点不放，就会把问题放大，就会厌恶、反感、排斥，继而对抗和逃避。

　　生活中有很多人，对别人的优点视而不见，总看到自己的优点，而无视自己的缺点。

　　曾子说：每日三省吾身。意思就是要经常用镜子检查自己的缺点，不断修正内心。屋子里没有杂物，空荡荡的，胸怀坦荡，心无旁骛，就可以容纳他人。如果斗大的空间多加一个人，都会觉得很拥挤，很难受。反之，如果房子很大，进来再多的人都不会觉得拥挤。一个人为什么容易生气？就是因为心胸狭隘。一定要明白这个道理。

　　如何拓宽自己的心胸？看孙悟空的名字，就可以知道，悟才能空，如何悟？当然是领悟。只有站在山之巅才能看到远方，才能心旷神怡，一览众山小。原先在你心里迈不过去的坎，很大的事，此时全不在话下，全被你踩到脚下。

　　一个人在井底能看到什么？最大的只有一小块天空，最远就是一朵白云，每天夜郎自大，认为自己了不起。真正有学问、有涵养、见多识广的人，会从各个角度去观察一个人，老师或领导骂我，是看不起我还是想帮助我？笑我的那个同学是故意蔑视我，把开心建立在我的痛苦之上还是开玩笑？为什么我的努力得不到回报？而别人没有我这么努力，没有我的成绩大或贡献大，却反而得到认可？为什么领导对我的成绩视而不见，是看不起我吗？

　　要允许世界上有不公平，允许世界上有不讲理的小人，允许世界上有不道德的坏人……世界本来就是形形色色的。以前，我也总是恨这个世界到处都是不公平，到处都黑暗，我恨别人笑我口吃，厌恶别人反对我的主张和看法，特别讨厌别人对我提意见。现在我感觉那种对我提意见的人，感觉那些骂我、批评我的人，才是我真正的老师，是我人生的镜子。

为什么反对的声音让人讨厌？因为它就像一面照妖镜，可以照出我内心肮脏的灵魂。以前总是喜欢照镜子。直到有一天，我看到自己日渐显老的面孔，我开始讨厌镜子。为什么我讨厌异见者，讨厌那些反驳我、不在乎我的人？因为他们总是说我的缺点，指出我的不足。

谁都希望别人说好话，厌恶别人说坏话。因此，批评者的声音就像照妖镜，反驳我们的人才是最好的老师。

秋水理论一直在讲批判疗法，一定要感谢批判你的人，如果污辱你的人格，那另当别论。虽然我讨厌看不起我的人，我的情感上不喜欢别人说我的坏话，不喜欢别人说我有缺点，但站在理性的角度，用我们的逆向思维，应该要包容别人，理解别人，甚至还要感谢批评和不在乎我们的人。

唐太宗李世民最讨厌的一个人就是谏官魏征。太宗做错了事，他骂得李世民龙颜大怒，直想杀了他。

长孙皇后获悉此事后，劝太宗："现在的天下是姓李的还是姓魏的？"

太宗说："当然是我们姓李的天下。"

皇后说："这就是啦！既然魏征知道天下是姓李的，却还在朝廷之上公然指出您的缺点，让陛下不高兴，人家犯得着树敌吗？犯得着要跟皇上过不去吗？他骂你，是为了李家天下好，还是为了他魏家好？"太宗说："当然是为了我们李家好。"

皇后说："既然对我们李家天下有好处，魏征就是忠臣，忠言逆耳，良药苦口。倒是那些每天三呼万岁，每天歌功颂德，句句给皇上脸上贴金、处处迎合皇上的人，不一定是忠臣。"

太宗恍然大悟，此后更是励精政道，虚心纳谏，对魏征倍加敬重。从此，君臣合璧，相得益彰，开创了大唐"贞观之治"的盛世。

魏征去世后，李世民恸哭长叹，说出了千古名言："以铜为镜，可以正衣冠；以古为镜，可以知兴替；以人为镜，可以明得失……魏征殂逝，遂亡一镜矣！"

如果别人不指出你的问题，你就不知道自己错在哪里，人生的方向就会走偏。在人生道路上一定要有人敢于指出你的缺点，你也一定要虚心接受别人的指责，这才是智者。也只有这样，才能不断地修正自己的人生轨道，让自己行走得更加坚定。

老子说："上善若水。"盛装水的器皿是什么样的形状，水就是啥形状。水虽然是世界上最柔弱的东西，却又是无坚不摧的武器。儒释道思想告诉我们，人的痛苦大都是不接纳当下现实造成的。先接纳当下，再寻求突破，这就是水的品性，也是做人的最高境界和健康心态。

别人对你不友好，就以为别人刁难你，这就是不健康的心态，就是心胸狭隘，目光短浅，如井底之蛙。身处市井中，耳闻目睹的都是低俗和肮脏。站在高楼顶上，自然而然就看到了远方，听不到下面那些风凉话。眼不见为净，耳不听为清。但你的眼睛总是盯着坏的地方，在你的火眼金睛下，世上还有干净的东西吗？

大智若愚。有大智慧的人，对俗世视而不见，听而不闻；有大智慧的人，做事很敏捷，不会巧舌如簧。人的本领有高低，只有不断学习，才能进步。多学知识，目光自然就会高远，懂的东西就多，就会逐渐看淡很多事。

没有见过世面的人，一点小事在他眼里都是很大的事。俗话说，不见不怪，少见多怪，多见不怪。你要明白，要想心胸豁达，唯有学习和观察。学习包括理论知识和实践知识。观察社会，学会做人，学会舍得，只有舍，才会得。走进社会，带上一双耳朵听，带上一双眼睛去看，多听多看，自然而然为人处世和待人接物的道理都被你全部吸收。

人的能量可以体现在气质上。其实气质都是正能量的外溢，有多少实力就有多少魅力。你为什么见到某些人连话都说不出来？除了社恐本身的阴影外，就是因为你太自卑，总觉得别人看不起你，别人不尊重你，其实就是你自己看不起自己，自己缺乏正能量。从现在开始，你要积累正能量。

获得正能量有两种途径。

一种是直接在生活中获得正能量。近朱者赤，近墨者黑。见贤思齐，跟学习成绩好的人、人品好的人、正能量强的人在一起，都可以学到知识，获得积极向上的正能量。

二是先舍后得。把自己的热情奉献给别人，尊敬师长，团结同学。己所不欲，勿施于人。要舍就把自己舍不得的舍出去，要想得到别人的好东西，先把自己的好东西给别人。

刘备把谦虚恭敬给了诸葛亮，让诸葛亮终生涌泉相报；刘备把眼泪给了张飞，让张飞至死忠心不渝；刘备把义气给了关羽，让关羽生死相随。

你觉得给女友的爸妈买一点礼物，会吃亏吗？如果你舍不得，说明你看不到"赚头"，没有眼光。你能从小孩子手里抢夺玩具或糖果吗？不能吧，除非你拿另外一个更好的东西去交换。你叫一个人去投资一个项目，必须让他看到美好的前景。你叫一个人放下执着，放下不切实际的想法，必须让他看到更大的利益。

现实中很多好处或者前景，都在我们眼睛看不见的地方等着，宁静才能致远。人生需要反思，常回头看看，才能品味得失，懂得更多。每个人心里都有一双眼睛，需要用我们的心眼，用我们的智慧去分析和判断。你一定要打开智慧的眼睛，放过眼前的一点小利或失利，不要每天盯着它不放。男子汉要提得起，才能放得下。当然不是自我拔高，要通过知识把自己提高。知识的力量包括社会知识、人生知识、理论知识、实践知识，这些知识能够提升自己的能量。学习做人，观察别人，带着虔诚的一颗心，去适应别人，适应现实环境，而不是叫别人去适应你。只要自己有本事，多奉献自己的爱，多尊重别人，才能以心换心，别人才会尊重你，别人才会更多地去爱你。

多做好事和善事，才能感天动地。靠自己的实力说话，靠自己的能力给自己争脸面。为何要别人尊重我？好好学习，学会做人，你的正能量就会增强，就好比抛物镜，先把太阳光吸收进来，才能聚光，才能发出绚丽的高光。低调做人做事，虚心向人学习吧！

第二十三节　好害怕自己会抑郁

知乎网友：大三上学期开学的时候因为决定考研，怕继续留在学生组织耽误学习，纠结了很久。问过很多人，也有很多人劝我留下来，但当时认为考研是一件非常难的事情。本来基础也不好，应该付出大量时间去学习，就决定退出组织。但因为在大二的时候，辅导员已经把我定为下一届的主席，因此退出组织这件事惹怒了辅导员，评奖评优入党的机会，就算我各项成绩优异，也根本不可能给我。加上跟组织里的学姐关系也不好了，见面打招呼都很尴尬。

我现在好后悔这个决定，要是不退出是不是会更好？我每天都在想这件事。以前每天都是全身心投入学习，可现在上课听不进去，作业做不下去，每天昏昏沉沉，天天都在后悔，十分抑郁。我该怎么办啊？

咨询师：从你的描述来看，你是陷入了强迫思维的深渊，也有一些抑郁情绪，应该还没有发展到抑郁症的地步。当然，有没有抑郁症，由专科医院说了算，我只是回答你的心理困扰问题。

过去让你感到实在不应该，但时间不可能倒回去，世界上也没有后悔药；未来，你觉得前途渺渺，似刀山火海，无法闯过；现状，更让你无法接受，让你一直徘徊。既得利益已经错过了，你对现状很不满意。过去，不可逆，未来没希望，现实无法接受，只能悬在空中。怎么办？自怨自艾没有任何意义，只有奋起反击，才能有所突破。你的问题，应该还不是在这儿。因为过去就是历史，历史不可重复，也是不可改变的，所以后悔自然没有用，相信你也清楚。

伤感之事会时不时涌上心头，挥之不去。你为何要排斥它呢？因为它犹如一江春水向东流，只要让它尽情奔流而下，你的心里才会释然，而不是去堵，不让它流下，不让自己去后悔。强迫症就是对抗自然规律，总是想让客观世界按照自己的主观意念去走，这怎么可能呢？当客观规律和主观愿望发生冲突的时候，应该修正的是你的主观愿望，而不是客观规律。所以，不要做无畏的挣扎和对抗，否则就会作茧自缚。

从现在开始，珍惜时光，好好学习，大不了从头再来。吃一堑，长一智，过去吃了亏，现在不是已经收获"后悔"了吗？后悔药是无法用金钱买到的，它会让你变得更有智慧。古人说，塞翁失马，焉知非福。老子在《道德经》里也说，祸兮福所倚，福兮祸所伏。多走一段弯路，不是可以多看一处风景吗？

相信过去所走的弯路，一定会成为未来的精彩一笔。

第二十四节　在抑郁症康复的路上

来访者：袁老师，我在一家央企上班，两年前在医院查出了抑郁症，服药治疗后，基本控制了病情。但我发现我的抑郁情绪很难得到排解。每次难过时，我就自己一个人窝在屋里，不想上班，啥事也不想和别人说，有时候甚至在床上躺几天。老师有没有好建议？

咨询师：你面临抑郁和强迫思维，除了放松，就是吃药。放松包括很多方面，建议你广交朋友，建立兴趣爱好。

来访者：我这种在床上一躺就是好几天的情况，会不会加重我的抑郁？

咨询师：干吗要躺下？你以为这样可以养好自己的病？你这不是为胡思乱想提供方便吗？

来访者：因为当时很难过啊，感觉干什么都没有动力。

咨询师：抑郁症发作期间，无精打采，四肢乏力，这倒是真的。但除了让自己振作起来，你觉得自己还有别的选择吗？比如在风雪里跌倒，再疼痛也要咬咬牙爬起来，否则就会冻死。

来访者：确实。我现在很困惑的是，我的认知解决了，为什么还会出现这种情况？

咨询师：认知和症状是两回事。即使你的认知改变了，思想端正了，像这种抑郁症的症状可能还会持续几年。何况你说的认知和思想改变，也仅仅停留在你自己认为的认知思想层面。假设你的思想认知正确，也只有让症状发作出来，抑郁症才会根治。虽然期间会感到无精打采，头晕脑涨，四肢乏力，躯体疼痛，但你要理解它。除此之外，你没有别的选择。叫天叫地有用吗？即使别人可以帮你，也只能把药给你吃，让你感觉不到痛，但这并不意味着你的问题就解决了，只不过靠药物暂时调理你的不适和稳定你的情绪而已。

只有一次次让症状发作，一次次让自己难受（当然这里指的是中度以下的抑郁症，而且必须有个度，实在难以承受，不能控制自己，就要吃药），埋藏在心底的负性能量才能尽情发泄出来，你才能真正获得心灵的自由。如果你想既没有痛苦又想释放负能量，是不可能的！鱼和熊掌不可兼得，世上没有这样两全其美的好事。有一得，必有一失。要想抑郁症真正走向康复，必须历经风霜雪雨。

来访者：我明白了，老师，谢谢您的耐心解答。

第二十五节　如何快速融入社会？

来访者是一个刚出校园的大学毕业生，初入社会，有诸多的不适应，却无法改变，因此陷于抑郁、痛苦中，她求我帮助。

下面是语音转的文字：

你说现在好像被人直接放在阳光下暴晒，被逼着直接走进社会，不去营造一个缓冲，慢慢与生活接轨，直接把你撂倒，一下把你抛到大海里，不管你的生死，让你去游泳。其实，不能怪所在单位，因为你选择了它。企业就是讲经济效益，你开始应该有这个思想准备。你现在暴露的问题其实都是很正常的，因为每个刚毕业的大学生都会有相似的困惑。

你的问题比较严重，大概是因为大学期间尤其是在实习阶段没有练好与社会接轨的基本功。所以我和许多大学生在交流时常说，大三、大四主要任务就是交朋友，认识社会，不要死读书。大学不仅是深造的摇篮，更是走向社会的桥梁。

生活是最好的老师，生活中有学不完的知识，是你在书本中学不到的。刚出校门的大学生都比较单纯，大都追求完美的人格，这种人格我们要改变，变成入乡随俗的人。

孔子说：朝闻道，夕可死。早上明白了道理，晚上你就开始行动了。比如你特别爱干净，喜欢挑剔，喜欢抱怨社会，以后就不要光看别人的缺点，多看看别人的优点，因为看别人的优点，会越看越开心。

人的本能都喜欢盯住别人的缺点看，却越看越难受。爱美之心人皆有之，人的本能都爱美，爱干净，尤其你们年轻人。从现在开始，盯人家的优点，不要太挑，不要太追求完美。

"水至清则无鱼，人至察则无徒弟。"一个人若是太精明了，就交不到一个朋友，太干净的土壤，能长出好的庄稼来吗？平时要多跟大大咧咧的人打交道，观察他们。近朱者赤，近墨者黑。渐渐地你也会潜移默化地变得跟他们一样大大咧咧。

入乡随俗就好，不能一天到晚故作清高地沉浸在自恋或者科幻、爱情小说的剧情中。事实上，清高幻想会让人整个身心卷入里面出不来。如果一天到晚躺在空调房内，待在温室内，就无法适应户外的生活。

为什么我们生活的世界叫尘世？就是因为灰尘很多。然而，灰尘多的地方照样可以活出高雅，活得超凡脱俗，像荷花一样出淤泥而不染。身在尘世，心在世外，对俗世视而不见，听而不闻。

比如在高楼上朝下看的时候，繁花似锦，美不胜收。但当你到楼下来看时，狡猾的表情、粗俗的语言、龌龊的表演、污秽的灵魂、肮脏的路面，现实环境可谓满目疮痍。但你不能不下来，不能总悬在高空吧。回到了尘世间，很多东西不要盯着看，否则就容易自寻烦恼。

你要多去广场看一看，看看群众是怎么生活的。那些跳舞看似快乐的人，并不是个个都过得好，其实他们之中也有很多人家庭不幸，活得无奈，甚至苦不堪言。我经常让我的学生做一些社会调查，问问跳广场舞人的真实家庭环境和想法。有个大妈说，人不能被眼前的烦恼套死，要学会开心。家里的事情再糟糕，到了外面也要先放下，先开心，回家后才能带着开心和笑容面对困难。其实，世上没有一个真正完美的人，光鲜的外表下很多是痛苦在心，烦恼缠身。你年纪尚小，很多东西看不明白。我活到了现在才算明白，因为我看懂了人生。

看一个人和一件事，人们大多站在远距离看。距离决定美，一旦距离拉近，美丽就会稀释，渐渐变成马赛克。事实上，世上没有一个人真正过得好的，一切开心都是相对的。我刚走出校门的时候，也和你一样，也无法适应社会，痛苦万分，甚至连当地方言都让我感到十分恶心和难受。现在我什么都会接受，活得很粗糙，很马虎。

以前我总怕自己吃亏，处处显得精明，很小气。精明到连一个好朋友都交不了，可我自己不知道问题所在。我怨天尤人，怪命运不公，感到生不如死。如果我早一点了解人生，让我知道人生的本质，我就不会那么痛苦，至少不会痛苦那么多年。

你刚出校门一年，涉世未深。你说现实不给你尝试、缓冲的机会，直接给你下马威。不要自哀自怨，不要活在自我之中。多和同事交流，有空的时候多跟同事聚一聚，多参加集体活动，尤其抓住聚餐的机会，这是融入他们的最快途径。

我不是你最好的老师，你的现实生活、你身边的人，才是你真正的老师。你正在经历人生最难熬的日子，庆幸的是，现在网络这么发达，随时都可以找到专家帮你疏导，何况老师就在你身边，所以不要害怕，尽管大胆前行。等你闯过了这一关，就会如鱼得水，游刃有余，人生都是如此。寒冬来了，春天还会很远吗？

第二十六节　乘风破浪会有时

昨夜与罗君叙谈，罗君一口一声抱怨说，这两年日子倒霉透了，喝凉水都塞牙，事事不顺心。我劝他，人都有个运气或运节，财有财份，是你的别人抢不走，不是你的，你也挣不到。

人生就像发豆芽，你只要在土壤中播下好豆，每天洒点水就可以。土太干，种子不能发芽，水太多，种子也会烂根，困死土中。种子虽小，条件具足，就能破土而出。耐心经营自己的事业，用点心，但不能太多心，积累能量，自然就会破局。

如果你什么都要把控，全身心聚焦，就像种豆子，每天守着，等它破土，你会发现时间是多么漫长。你会不耐心，不耐烦，忍不住就会动它几下，摸一摸。想想看，种子发育是自然培育的过程，哪能经得起一次次人为的干预？

另外，也不要抱怨命运不公。你的抱怨、你的焦虑，如咒语一样，会招来厄运，让你的事业蒙上阴影，就如你嘴里总是喷出怒火，眼前培育的豆芽还能健康成长吗？

种子虽小，但破土而出的力量是惊人的。幼苗虽小，一旦茁壮成长，就会变成参天大树。今天弱小，并不代表明天弱小。相信一鸣惊人，相信石破天惊。相信总有一天，你能乘风破浪，高挂云帆，勇往直前，驶向深海！

未来就在今天一点一滴的努力进行中。

第二十七节　因疾病引起的抑郁和失眠

来访者： 我是一名公务员，经常加班熬夜，工作压力大，把身体搞垮了，两年前被查出肠癌，做了手术。虽然现在病情已得到控制，但总是担心妻子有一天会抛弃我，由此陷入焦虑性抑郁和失眠。

咨询师：你面临的主要问题一是对妻子的疑心问题，二是焦虑引起的失眠和失眠引起的焦虑问题，三是不可宣泄的抑郁问题。两年前你生了一场恶病，虽然身体恢复了一些，但毕竟问题摆在那里，心理自然落下阴影。

人就是这样，当身体、学历、工作等硬件具足时，待人接物和为人处世就有底气了，否则心就虚了。当人心虚胆怯时，就会产生自卑，就会切断与外界的联系——自闭。长期自闭，就生怕有人害你，继而小心翼翼，自我保护意识增强，就会敏感多疑，怀疑别人损害你的名利，比如怀疑妻子越轨。

如果总是疑神疑鬼，很容易导致妄想（比如想象自己的妻子和别人暧昧的情景），而过度的妄想容易使人疯狂。为了自保，这种疯狂会沿着内外两个维度蔓延：朝内收敛，就会闷闷不乐，抑郁不欢；朝外发散，就会咄咄逼人，甚至伤害他人。不管哪种情况，如果得不到及时有效的心理干预，就会产生强迫性焦虑和失眠。

接着，我讲解"疑邻盗斧"的典故，让来访者认识到自己对妻子的怀疑并不是真实的。为了让对方信服，我把自己身患重病的体验展示给对方，与对方形成共鸣。

至于失眠，我就如何科学睡眠给对方上了一堂课。来访者对失眠处理不当，如失眠后的总结、评价和纠缠，睡前未雨绸缪的折腾等，很容易导致病态性失眠。之所以如此，是因为缺乏正确认知。接着我从以下几个方面与来访者进行互动。

咨询师：什么是失眠？开始你是因为单纯的心理原因（即对未来的焦虑）导致失眠，后来你因为千方百计想战胜失眠，却总是失败而害怕失眠，也就是怕失眠引起失眠。前者是人皆有之的正常性失眠，后者是有心理障碍后才有的病态性失眠。要知道，失眠久了不会死人，现实中很多人长期以来就是在少睡或失眠中度过的。

我曾经对数百人做过访问，发现其中少睡或浅睡（低于5小时）的人大有人在，但人家没有放在心上。虽然长期失眠在一定程度上会降低人的免疫力，但这不是关键。关键是你对失眠问题抱有耿耿于怀的错误态度，这可是糟糕的。

失眠是一种睡眠失败的记忆。相信你尝试过各种对付失眠的方法，诸如各种积极的暗示、数数、数羊，包括更换枕头、床垫，卧室、窗帘，等等这些自以为正确的措施，最后都以失败告终吧。事实上，睡眠与环境没有太大的关系。战争年代，战士在行军途中也能打瞌睡。各种自我暗示，包括自我催眠貌似很科学，其实都是人为的拙策，都会加重失眠敏感度。尤其第二天失眠后的总结、评价，貌似科学，其实都是加深失眠的体验和记忆。

帮来访者缕清这些关系后，咨询师开始从睡前、睡中和睡后三个阶段讲解如何正确管理睡眠，让对方心悦诚服，说自己已经放下了许多。

来访者： 昨晚终于睡了一个好觉，并做了一个甜甜的梦。谢谢袁老师！

咨询师： 不管睡得好坏，都不要评价和总结。

来访者： 是的，这点太关键了，顺其自然，心就坦然了。

咨询师： 关键是正确的认知。只有认识事物的本相，才能心悦诚服地接受现实，才能顺其自然，否则就会陷入强迫。强迫自己顺其自然，实际还是违反自然。这点要谨记。

第二十八节　因失恋导致抑郁的博士

来访者： 我是一名在读博士，相爱三年的女友提出和我分手，说她准备和初恋情人出去旅游。我实在受不了，两个多月了，人无精打采，不知道该怎么办了。

咨询师： 你的女朋友要跟你分手，你现在颓废了很多天，一直想不开，很痛苦，工作也不想干，学习也不想去做。怎么办啊？我是这么认为：

第一，既然事情已经发生了，就成了历史，是不以人的意志为转移的既成事实。

第二，这个女孩狠心丢下你，说明她已经不爱你，或者说她已经选择了更值得去爱的人。去爱一个根本不爱你或者说以前爱过但现在不爱你的女孩，你觉得会幸福吗？即使你能留住她的人，你能留住她的心吗？爱情是什么，婚姻是什么？她不爱你，你爱她，这种单向的爱建立起来的婚姻会幸福吗？或许你会问，我们谈了三年啊，我们相互爱着。

要知道人是会变的。她要和你分手，很有可能觉得在你身上再也没有她想要的东西，觉得和你在一起不会幸福。也许你会觉得她很自私，是的，她是很自私。但你呢？你和她在一起不也是为了追求自己的快乐，不也是自私吗？

曾经有一对夫妻，女的在结婚之前就跟男的约法三章，说自己有写日记的习惯，结婚后要老公承诺不能偷看她的日记。结婚多年，男人一直非常爱这个女的。除了肉体上的爱，其实更多是对女人感到一种神秘——不知她每天的日记里写什么东西，是不是写初恋情人或别的男人呢？

虽然拥有了女人的肉体，但他不知道女人心里究竟在想什么，她的精神世界啥样，这让他感到非常好奇，一直想知道。尽管外面的世界花花绿绿，但他觉得自己家里那个女人是一本耐人寻味的书，让他饶有兴趣去研究和探索下去。

相比之下，你跟你女友呢？她看你，就像看一个花几十块钱买来的普通花瓶，开始觉得精美，有点爱不释手，但看久了就腻了，索然无味，也就说人家看穿了你。而你看她，就像捧着一个有历史故事、有文化底蕴的古董来欣赏。你非常珍惜她，生怕摔破了，所以非常爱她，全身心去呵护她。

其实你爱她，不光是肉体上的爱，更多的是一种精神上的渴望：这个女人让你耐人寻味，总是若即若离，对你始终保持一定距离。虽然肉体上你能拥有她，对你不再有隐秘，但精神上，你看她，还是雾里看花——猜不透她心里究竟在想什么。

她以前一直没有向你袒露有过初恋。这或许有两种原因：一是怕你嫌弃，二是不坦诚，或者兼而有之。既然不够坦诚，说明这女孩子有心机，对你始终保持一种距离。和你相处的日子，她想方设法看清了你的为人，因为你在她面前"一丝不挂"———你把过去、现在和未来，全都暴露给她了，如此真实的画面都暴露给她，让她把你看得一清二楚啊。

而你看她，始终是朦朦胧胧（朦胧其实就是美），因为她有很多东西没有告诉你。你之所以爱她，是因为她和你有距离。距离产生神秘，神秘产生美。有神秘感，人就觉得好奇。人都有探索好奇的天性，所以你那么爱她。现在她离开了你，你感到生不如死，好像从身上掉了一大块肉下来，如此难过伤心。她要离开你，已经不是和你在同一个屋檐下的人了。

第三，如果迟早要分开，不如尽早分开。如果以后你们生了小孩，你们再离开，结果将是什么？你想过没有？你会更痛苦。

她与初恋男友重新好上了，说明了什么？她和他的爱情就像一个鸡蛋，虽然当年没有孵化成小鸡，但过了这么多年，现在条件成熟了，鸡蛋已经脱壳变成了小鸡。所以她经过慎重思考后才告诉你，要与你分手。你想想，当年的鸡蛋，现已被别人孵化成小鸡，她还属于你吗？人是会变的，迟变不如早变，早发现，早解脱。

老天提前告诉你，没有让你吃更多的苦，没有让你留下更大的遗憾，所以老天对你还是蛮照顾的，是不是？你只是暂时过不了这个坎。怎么过呢？你以为她会像你爱她那样爱你吗？你错了，你是单相思。

在微信朋友圈，有些好友开始和你聊得很热乎，后来不管你怎样跟他打招呼，人家爱理不理的，甚至根本不理你。说明什么？觉得你这个人没有他想要的东西。你现在最重要的就是要提高自己的实力，男人有实力才有魅力。

以前没有几个人看得起我，因为我没有品位，没有档次。十年磨一剑，当我出版了几本著作，发表了大量可读性的心理学文章，大家一下对我刮目相看。这种尊重来自我的实力，来自我的勤奋和努力。

从现在开始，你要振作起来，好好努力。男儿当自强，一定要自己有本事，把学到的知识尽快转化为生活财富。

第二十九节　被误诊的抑郁少女

雁儿在微信里急切地求我救救她同学。我说咋回事？她说她同学薇薇好几天没有来学校上课了，今天才得知她的情况，原来早在几天前被诊断为重度抑郁。

接着，她给我发来了一家某省级医院的心理测试结果：严重抑郁症状、严重焦虑症状、严重躁狂症状——抑郁状态。医生建议薇薇住院治疗，现在的问题是薇薇死活不肯去住院。

"我们几个同学都知道薇薇没有精神问题，她只是在家里爱发脾气而已！我不想她去精神病院，好恐怖啊！"雁儿哽咽说，"而且薇薇确实有自伤行为，手臂都被刀划满了密密麻麻的血痕和伤疤，并说她只要见到猫都会吓得浑身发抖。这可怎么办呀？"

听完雁儿的哭诉，我大概知道了一些缘由，以前也不知接待过多少类似的个案。我安慰雁儿没有多大问题，叫她和同学放心。

大约下午四点多一点，我家突然"闯入"了几个不速之客，雁儿和她的几个同学。打完招呼，我请同学们坐下，并用调侃的语气结束了开场白。

我问薇薇："是什么让你抑郁？"

薇薇默不作声。

"肯定有诱因吧？是你爸妈骂了你，严加管教了你？还是校园欺凌？或者学习成绩问题？还是女孩子的生理期出现紊乱？"

薇薇一一摇头。

"难道是失恋？"

薇薇害羞地点头。

原来如此，失恋引起的抑郁情绪。我心里顿时有底了。接着，我开始解释她的自伤和躁狂行为，几个女孩听后都表示十分赞同。薇薇也认为自己的问题就是失恋造成的。但孩子毕竟是孩子，或者说父母也是糊涂，看了医生的诊断和建议后，就以为孩子真得了抑郁症。

我问薇薇："医生除了让你填写测量表，有没有问你近期遇到过什么打击？你的心境为什么变得这么差？"薇薇摇摇头说没有。接下来，我开始帮她解开失恋的心结。

我讲了《狐狸和乌鸦》的故事。狡猾的狐狸是如何打动笨嘴乌鸦的心，最后残忍地将之抛弃。既然那男孩变心了，说明他现在不喜欢你了，他可能移情别恋，已经找到了自认为更好的女孩做朋友。虽然以前和你甜言蜜语、山盟海誓，那都过去了。

我又跟她讲了上街选衣服，当时随便挑选一件能看上眼的衣服就穿上，但过不了几天，你发现店里还有更好的衣服，就想换一件新的。接连讲了几个故事后，我问薇薇："男孩现在变心被你发现好，还是等你们结婚生子后变心被你发现好？"

薇薇说："肯定是现在发现好啊。"

"所以我要恭喜你啊，你现在就排除了身边的隐患，使你以后避免了一场巨大的伤害，而且还让你看清了一个人。话说回来，除了让你暂时感到伤心，你也没有受多大损失。要是等你们结婚生子后男人'叛变'了，后果不堪设想啊。"

薇薇拼命点头，大声喊道："对对对！"

雁儿问我："可是她的情绪经常失控，并且自伤，怎么解释？怎么办？"

"这很简单。失恋的人心情肯定会糟糕。这时候，一点火星就容易爆发。要么用自伤的方式以缓解精神上的痛苦，要么以向外爆发的方式释放负情绪——大发脾气。"接着我又讲了几个例子，特别讲了爱情和学习动力的故事。

这时雁儿感慨说："人的选择真的取决于眼光。"

"对！雁儿说得很对！一切取决于我们的眼光。买什么样的衣服，取决于眼光；交什么样的朋友，取决于眼光……而眼光的高低取决于你的高度。只有学习才能进步，只有进步才能登高，登高才能望远，才能一览众山小。

"如果你们今后想要找到理想的人生伴侣，追求人生幸福，就一定要学习文化知识，不然就会后悔当初的选择。只有站得高，才能看到更多美好的东西，选择的范围才能更广。"

几个女孩目瞪口呆，点头称是，并且都说："看来只有先学习文化知识，但是我们有些科目比较弱，现在努力是不是有点晚？"

"不晚！孩子们，你们还是初二，龟兔赛跑的故事知道吧？你们现在先把基础文化课程学好，等上了高中以后，再根据自己的兴趣偏好确定自己的高考方向。"

孩子们高兴地点头，并且互相加油！

薇薇突然站起来，非常高兴地说："我要学习舞蹈，走艺术的道路。"薇薇同学表示自己的心结已开，和大家相互拥抱。

我想，最高兴的还是薇薇的父母，虽然他们还不知道此时此刻自己的女儿已经打开心扉，抑郁情绪一扫而光。事实上，孩子的父母获悉女儿一下子颓废了，自伤了，就马上丢掉外面的生意，匆匆忙忙赶回来陪女儿，还准备将她送到省城精神病科住院治疗。

看到孩子们欢声笑语下楼，各自骑着车离去，我感到非常欣慰，当然也为自己的善行感到由衷的自豪。

第三十节　孩子为何退避在家？

来访者： 我一个外甥有严重的精神问题，家人正准备把他送到精神病医院接受治疗。

咨询师： 孩子有没有妄想和幻觉？有没有暴力或自杀倾向？

来访者： 没有这些，只是脾气躁狂，谁的话都不听。

咨询师： 不能动不动认为人有精神问题。孩子不过是对身边人、对社会、对世界抱有严重偏见，所以才叛逆。

你外甥出现的狂躁，多半是父母逼得太厉害，望子成龙心切造成的。他的确也到了成家立业的年龄。父母焦急，想叫他早点成婚，但孩子自己觉得很难适应这个社会，所以他有自己的想法。而父母总觉得他没有按照他们的意思去做，就觉得他有精神问题。

家人不理解，孩子的情绪才会一次一次爆发出来。即使他有病，也是现代病，就是以自我为中心，执一己之念，站在自己的尺度，不会站在别人的角度去看问题。

比如在人际交往中，孩子不喜欢拐弯，喜欢直来直去，结果到处碰壁。人与动物的最大区别，是人有思维和智慧，通情达理。善解人意，懂得拐弯。

孩子都有自己坦诚的个性，在孩子的心目中，世界应该是人人平等的，没有虚假，全都是真实坦诚的，这种理想化的世界应该是完美无缺的。他不知道世界不可能完美无缺。

你外甥总是站在自己的角度去看人，觉得世界应该朝着完美的方向，不知道这个世界是复杂的，不知道美与丑是必须并存的。不知道世界上不光有听话的良犬，也有狂犬，有疯狗；不知道世界上不仅有通情达理、大大方方的君子，也有小肚鸡肠、喜欢占小便宜的小人；不知道人的情绪不会总是开心高潮，也有心情低落的时候；不知道一年四季不光只有阳光灿烂的好天气，也有狂风暴雨的坏天气，不仅有明媚的春天，也有酷暑夏天，还有萧瑟的秋天、大雪纷飞的冬天。

世界是复杂多变的，而不是一成不变的。但现在的年轻人，从小在温柔乡里长大，在美好的环境下长大。在他们的眼里，世界都是美好的。一旦世界发生了变化，就觉得世界太肮脏，辜负了他们的理想和期待。

他就是对这个世界带有偏见，他想改变这个世界，但无能为力，所以他就恨这个世界，怕这个世界，于是他就躲起来，退缩起来。

你说这种情况有精神问题吗？我觉得最多算心理不健康，就是不能适应社会，也无法理解自己。

心理问题的本质就是世界观、人生观和价值观的问题。你外甥没有精神妄想，只是对现实世界看不惯，不是什么精神问题，只是三观出了问题。可是你们一次次说他有精神问题，难怪他会十分委屈，连自己亲人都不理解，叫他怎么想？

关键是大人，是孩子身边的人，没人能够理解孩子，没人能够开导和说服他。大人们只知道要把他绑到精神病院去，动不动说他有问题，其实他没有。只不过他的世界观有问题，现实不是他理想中的世界。

你最多可以跟孩子说：是这个世界辜负了你，我们也想改变这个世界，让它朝着我们希望的方向走，但如果改变不了，我们也就只能适应它。虽然你心地善良、美好，但适者生存。

只有走入他的内心，才能理解他，才能化解他的心，抓住他的人。

第三十一节　他为何忍不住狂叫？

一家三口来到我的咨询室。父母都是老师，孩子今年26岁，大学毕业后在外打工。

孩子说自己总是感到压抑，看不惯的事不敢说出来，不敢得罪别人，吃了亏，也总是忍气吞声，比如室友老是穿他的鞋，用他的卫生纸，借他的钱不还，喜欢占他的小便宜，等等，让他很难过，但不敢讲出来；单位领导老是喜欢指责他，让他非常气愤，却又不敢反驳；家里的父亲在电话里也喜欢拿别人跟他比，没完没了地教导和提要求……这些都让他心里总窝着一口气，十分压抑。

一年前，他在闹市看到喧闹的人群，突然歇斯底里地狂叫一番，而且手舞足蹈，像打人的样子。但他不会打人，因为有理性，人也很善良。宣泄完后，人就舒服了，也平静了。只是觉得这样不好，像个精神病人，从那以后，他就不敢去人多的地方（怕自己又会狂叫），因此很苦恼，以后每次临近相似的场面，都会让他感到极度紧张和不安，生怕自己又会失控而狂叫。他也想了很多办法想控制，但情绪反而愈演愈烈，只好辞职回家。

现在他每天窝在家里不出门，不交友，总是玩手机。家人叫他干点活也不干，但饮食和睡眠都正常，晚上也按时睡觉。两个月前，父母带他去了省城一附院检查，初诊为"心境障碍"。

父母说孩子的思维很正常，孩子自己也这样说。"我在家里总是喜欢躺着，但控制不住胡思乱想。我好像有强迫思维。"

孩子妈妈说："从医院开了药，每天服用，但没有效果，没有缓解。孩子26岁了，已经到了成家的年纪，却成了这个样子，我们都非常焦急。他爸爸经常会骂他，甚至还会动手打他。其实孩子自己也很苦恼，总是自责，也常常会哭。"

孩子妈说她是在电视和网上看了我的事迹，这才决定寻求我的帮助。我用画图分析法对孩子讲述了压力与情绪的关系，压力会导致情绪，反之情绪也会导致压力。

释放情绪是治标。像黄河，既要顺流而下，又要防止它泛滥成灾。认识情绪的因果是治本。孩子为什么会如此歇斯底里地狂叫？是因为长期压抑自己的愤怒情绪。星星之火，可以燎原，只要碰到特定的场合（比如人多喧闹的地方），就会一触即发。

让孩子明白他的"狂叫"是好事，如果没有这样的宣泄，他此时可能就躺到医院里去了，所以要感谢这种宣泄。虽然"狂叫"有些不文明、不得体，却是自我保护的好方法。

让孩子明白，过后的自责、内疚、耿耿于怀必然会埋下新的负面情绪的种子。本来"狂叫"是好事，却因为耿耿于怀，错误地管理了情绪，才让自己的负面情绪进入恶性循环。

孩子不断点头称是，并说自己厌世，感觉活得毫无意义。接着，我跟孩子讲了海龟航行万里到龟岛繁衍后代的故事，海龟的动力来自什么？只有播种、奉献，人生才有意义。我还和他讲述了越王勾践卧薪尝胆的故事。人要吃点苦，才能知道甜美。

父亲问："作为父亲，发现孩子有问题，应该帮助孩子改正错误，难道有错吗？"

我跟孩子的父亲讲了跷跷板让孩子失重和如何放下的故事，我也讲了一个自称善良的女人去庙里问师傅为何善良的人更痛苦的故事（师傅解答说，真正的善良，不是心善，也不是勤劳，而是理解和宽容）。接着，我又讲了如何引导孩子，而不是教导孩子，讲了吃亏就是福，讲了父母应该把权力下放给孩子，真正让孩子掌握人生的方向盘，不管孩子走弯路，还是吃亏，父母只需一路观光，除非原则问题，否则决不干预或提醒。

讲完，父母心悦诚服地说："你的话入心入肺，句句说到人的心坎去了。"

第三十二节　暴饮暴食的背后

来访者：孩子突然暴饮暴食。之前她抑郁了请假在家，后来她又因为发胖了而焦虑，现在又在暴饮暴食……

咨询师：你的孩子之所以暴饮暴食，是焦虑所致，而吃零食和玩网游是孩子缓解各种焦虑，如学业焦虑、家庭焦虑最简单、最普遍的办法。

迷上网络游戏或爱上吃零食，肯定会产生不良的后果。当你的孩子发现自己因吃多了零食导致体形变胖，就会很着急。对于女孩来说，体形变胖意味着什么？孩子比谁都清楚，不用你提醒。因此她会让自己赶快刹车。可问题就此变得不可收拾：越控制越糟糕。现在的恐惧会导致更大的恐惧，现在的焦虑反而会引发更大、更多的焦虑。这就是情绪的规律。

成年人为了缓解生活中的焦虑，有的去跑步、打球，有的去唱歌、跳舞，有的去茶座喝茶。

但孩子往往会通过吃零食、玩网游、叛逆、搞点小破坏，甚至攻击他人等方式来降低自己的焦虑。所以一定要让孩子认清自己的焦虑是什么，它和暴饮暴食的因果关系又是什么。

孩子开始吃零食仅仅是为了嘴馋和降低焦虑，当孩子发现身体受到影响后（比如发胖影响形体美），才开始引起重视（当然也有孩子照样我行我素），就会尽力控制吃零食。

然而，当"想吃零食的欲望"和"怕吃零食的理性"并存时，如果此时错误地管理了情绪，就会发生心理冲突——强迫思维。当率先萌发的欲望受挫后，就会更强烈。也就是说，较量的结果，"想吃零食的欲望"总是占领上风，于是孩子反而会拼命地吃。这就是暴饮暴食。

综上所述，以前她吃零食是为了缓解学业上的焦虑，现在暴饮暴食是因为害怕自己暴饮暴食而拼命控制，反而导致不得不暴饮暴食。

如何解决焦虑和暴饮暴食的问题？只有转变对待面临压力的态度，掌握正确管理情绪的方法。拙著《情绪心理学》里有详细的阐述，恕不赘述。

第三十三节　女孩突然大面积脱发

来访者：老师，你好！我的孩子因为成绩下滑，心情烦躁。前段时间又因拼命吃零食导致肥胖，最近又大面积掉发，而且掉得很厉害。去医院检查，看看是否和性激素有关，但医生说孩子的身体很正常，建议我们再看看心理医生，于是我们看了心理专科。经过几分钟的心理测试，医生说孩子没有精神问题，只是有些焦虑情绪，建议吃点药。

咨询师：你把基本情况简单说下。

来访者：我们家是离异家庭，在孩子5岁的时候我和她爸爸就离婚了，孩子现在18岁了，正读高三，在学校寄宿，周末回家住。有时候跟着爷爷奶奶，有时到我这边住。孩子的学习成绩非常好，在年级拔尖，老师对她的期待很高，可是她的体育成绩拖后腿了。老师让她别担心，只要多练练就能提高，但她说自己刻苦训练了，却还是不行，并且越来越糟。

我就问她，最近你是怎么想的，她说做什么都没兴趣。我说不怕，尽力就行了，可是她非常在意这个事情。由于体育成绩持续变差，导致她的情绪十分低落。一个星期后，她就开始脱发，而且脱得非常厉害，就像做了化疗的病人一样。她现在又非常焦虑脱发的问题，脾气也变得越来越暴躁，在家里动不动就摔东西，骂家里人。正因为如此，孩子的爸爸和爷爷想把她强制送去精神病医院治疗……

咨询师：大量脱发无疑会给青春期的孩子带来焦虑。现在我们基本弄清了体育成绩下降—焦虑—脱发—焦虑之间的因果关系。孩子有没有告诉你，听到有人在背后说她的坏话？

来访者：这个没有。她最多就是砸家里的东西，但是她自己的手机没有砸，而且她也没有打人和自伤行为。

咨询师：国家精神卫生法限制了心理咨询师对涉及的精神问题进行评估，我说的话只代表个人的建议，不能作为诊断标准。

如果没有幻听，没有被害妄想，没有伤人或自伤行为，也没有破坏公共环境的行为，而且孩子的逻辑思维很清晰，只是脾气差了一点，动不动就骂长辈和摔家里的东西，我认为不应怀疑孩子有精神问题，否则会伤害孩子的自尊心，更何况专科医院的心理医生也说孩子没有精神问题。既然如此，她为何看到金鱼缸要把它砸了呢？当时孩子的心理应该是：鱼缸里的金鱼无忧无虑、快乐地生活，而我却这么痛苦，这么焦虑，你还在我面前游来游去，摇头摆尾，你摆什么？

她以为"摇头摆尾，无忧无虑"的金鱼是针对她的，自然就会怒火焚身。其实，她心里面就像一个打饱了气的气球一样，经不起半点刺激，否则就会爆炸。如果没有让她找到引爆的理由，她就会伤害自己。所以，家里人时常惹怒她，让孩子把情绪爆发了，这是好事。如果你们处处顺着她，不说她的事，也不管她，让孩子在家里想爆也爆不起来，想想看，这对孩子有好处吗？

比如你跟家人生气，你把碗摔了，你摔给谁看呢？无非摔给对方看，气下他是吧？如果对方不气，反而理解你："宝贝多摔一下。"他这样说，你反倒不会摔，因为摔了碗也气不到他，摔了有何用？可是，你心中的气还没有出啊，不让气发出来，会如何呢？它就会伤害自己，就会内攻。

当孩子心中的愤怒就跟水库里的水满了一样，如果不让情绪释放，就得用躯体来堵住洪水泛滥。为什么洪水会泛滥呢？孩子心里肯定很焦虑，很矛盾。体育成绩上不去，控制不住的焦虑，控制不住的掉发，还有其他各方面的压力扑面而来。

感情似水，人的情绪总是往低处流，但也要看往什么地方流。如果用钢筋混凝土把它堵死了，它就没办法，只能变成一潭死水。然而水的本能都是往下流，时刻都在冲进堵截它的大坝。

没有人愿意心里窝着一团火攻击自己，也没有人愿意让自己变成一潭死水。孩子也不想用自己的身体来堵住这种情绪，做梦都在寻求宣泄。

她在家里不吃饭或者剩饭了，爷爷奶奶说下她，她可能会火冒三丈，找到发泄点，把碗摔了。虽然当时的情景很难让人接受，但这是好事。所以家长该怎么说就怎么说，说她几句比处处顺着她要好。当然这要掌握火候，见机行事。

如果站在孩子的角度，家庭破裂就是对孩子最大的伤害，最大的不尊重。父母为了自己的个性和利益不顾孩子的将来，让孩子失去了完整的家。

别看孩子平时对你们笑，但在内心深处却怀有"深仇大恨"。我们要承认，大多数单亲家庭的孩子很努力，目的就是想吸引父母的注意，他们想证明给父母看，他们是优秀的。所以他们就一直很努力，很要强。其实自尊心很强的反面，是自卑和脆弱，有多大的自尊心，必然有多大的自卑心。

你的女儿想用优秀来唤起你们对她的重新关注；想用实力证明给你们看，你们离婚，你们抛弃她是错的！但孩子知道父母再重视也没用，因为爸爸已经建立了新的家庭，也有了同父异母的弟弟，妈妈也有了自己的追求，知道重新回到以前温馨的家已经不可能，孩子最痛苦的心结就在这里。

再加上学业上的压力，单科成绩掉下来了，迟迟跟不上，马上面临高考了，这让她非常着急，也影响了学习。每个人都要看到自己的强项，也要看到自己的弱项，不一定学习成绩好，体育成绩也好，没有十全十美的事。

来访者：现在我没办法劝解她，因为她不过来，她恨我。可是她在那边，爷爷他们心里又受不了。

咨询师：把原因找到后，才能知道用什么方法去帮助她。不要盯着她的表象，要看到她的忧心如焚，很脆弱。为什么她开始胖，后来突然减肥，又瘦了呢？为什么她又暴饮暴食，后来掉头发呢？当然我们不能肯定脱发就是因为心理缘故，也有可能是生理引起的，比如打针或吃药引起的生理紊乱。

一般来说，突然掉发或白发，与情绪有关系，焦虑、忧愁、压力都容易引起脱发。孩子没有自伤行为，说明孩子找到了出气的地方，这是好事。她的情绪与叛逆的孩子是相似的。

我外孙女处于青春叛逆期时，我就跟我女儿说过，你是希望你女儿叛逆，还是希望她抑郁？叛逆就是把愤怒攻击别人，让别人（主要是家人和老师）感到难受一点。但如果你不让她叛逆，愤怒的火焰就会燃烧自己，她可能就病了，甚至会走入极端。

只有权衡利弊后才知道该怎么做。你的孩子虽然攻击别人，但不会伤人，只是摔摔东西。如果孩子总是伤人或有大的破坏行为，就另当别论。她只是有选择性地破坏一点东西，比如把金鱼弄死。

她为什么会这样做？她就是很难过，想找一个发泄的渠道而已。不要让她把愤怒的洪水堵在心窝里，否则就会心如止水，水就会发臭，就会变味，人就容易生病，形成躯体化症状。

人堵不过心头澎湃的焦虑和愤怒的情绪。虽然孩子发泄了一点，但大部分还没有发泄出来，或者即使发泄了一部分，比如发给了爷爷奶奶，但过后孩子也因为自责自罪，会感到更加愤怒和焦虑。

压抑在心头的情绪，很容易让人抬不起头，破坏神经系统的功能，让人的生理发生紊乱，比如头晕耳鸣，肚子疼，失眠，暴瘦，脱发等。根据这种情况，一定要帮孩子找到宣泄的途径。针对孩子这种情况，我们现在来研究用什么手段去干预。

她现在跟着爸爸和爷爷爸妈和奶奶，你就要跟他们说下孩子的情况，以便引起他们的重视。因为孩子出了问题，对谁都不好。有病就得治，她只是在家里搞点可以接受的破坏，把气出在爷爷奶奶身上，没有其他过激行为。这不是病情严重的表现，而是一种敢于发泄的表现。只能说明她心里有压力，而且还有宣泄的勇气。我觉得这是好事，应该给予接纳。

来访者：我们每个人都非常爱她，不会因为她砸一点东西就心疼什么，我和她爸爸也是反复纠结了很久了。

咨询师：你要看她有没有去读书，我觉得这很重要。孩子照样去读书，说明心理还比较正常，只不过承受的压力大，脾气大点而已。为什么脾气大呢？心头的怒火不是无缘无故来的，就像山洪滑坡，是因为下了大雨。孩子生气了，肯定有原因。

我个人建议，孩子发气摔了东西后，你们不用跟她讲什么大道理，因为她都知道。骂了爷爷奶奶，破坏了家里的东西，她肯定会后悔（如此又会加重她的心理负担）。

她砸了东西，你们应该感到高兴。因为这不是她的错误，而是一种宣泄。如果家长不让孩子宣泄，动不动就要把她送到精神病医院去，这不是明智的选择，而是对孩子极不负责。当然你可以带孩子到医院去问询。

要釜底抽薪，不要扬汤止沸。痛则不通，通则不痛。心理问题，不是通过吃药就可以解决的，要疏通情绪，打开心结。我们要做的，是教会孩子正确管理情绪，正确面对压力，只有双管齐下，才能标本兼治。

来访者： 我现在跟她讲话都讲不上。

咨询师： 现在你肯定跟她搭不上话，爷爷奶奶可以跟她说话吗？

来访者： 不行，大家都不敢管她，她想干什么就干什么，她甚至暴食以后吐了，我们都不能问，如果问了，她马上就发火。

咨询师： 到了这种地步，你可以采取"游击战术"。顺便问下，她的衣服谁洗？

来访者： 衣服应该是她奶奶洗。

咨询师： 她心里有气，我们就要让她把气发出来。可采取激怒法，就是不要处处顺着她。比如，奶奶故意不把她的衣服洗干净，或者"忘"了洗。循序渐进，不要过度。

我们现在已经明白了，孩子是有情绪堵在那里。如果她回家，你看到她的脸色很难看，说明她有情绪，这时你们都不敢惹她，任由她关在房内不出门。好像这是对她好，其实错了，因为她的情绪没发出来，闷在心里更难受。这个时候，要让她发出来。你们可以故意惹恼她，让她发泄一通，哪怕摔个碗都好。

惹怒她的办法很多，比如她在家哪方面做得不好，你可以说两句，等她发火了，你就不要接嘴，随她发泄。奶奶故意不洗她的衣服，就是让她心里怪你们。要知道，很多抑郁症患者最后觉得自己对不起家人，总是自责自罪，这说明患者已经在自我攻击，导致抑郁症患者走向极端。

从现在起，你们不要让她自己认为有罪，要让她认为你们不讲道理，不近情理。当然这要掌握火候，动作不要搞得太大了。你不是说爷爷送她去上学的时候，因为差点让她迟到，一路上被她数落吗？爷爷做得好，没有反击。否则，前面做的功夫（惹怒她）就白做了，做了无用功。

当孩子平静的时候，你就惹怒她——敌驻我扰；当她发火的时候，你们就不要反击——敌进我退；当她把愤怒的子弹全部射完了，你再去收拾她——敌疲我打。

比如她把鱼缸砸掉了，你不打她也不骂她，等她平静后，你再找她谈心。她砸了鱼缸，肯定会觉得内疚。当她内疚时，你们就说点别的事。比如可以说："不就是学习中遇到一点压力吗？那个算什么？"接着你现身说法，把自己的亲身经历或故事讲给她听。

你要做的就是帮她化解压力和管理情绪，帮孩子正确认识考试和学习成绩。每个人都有自己的强项，当然也都有自己的弱项。优点越突出，缺点越突出。你学习成绩那么好，可能别的方面就不好。人不可能十全十美，她就是极端追求完美的人。

来访者：我可以直接跟她谈学习吗？

咨询师：要看情况，她发火的时候不要谈，一定要等她平静下来后再谈。古代攻城，有一种策略叫"骂城"，派一些老弱病残上前轮番叫骂，城里的守军被骂得难受，气得打开城门迎战。这时候，骂城的人赶快逃跑。等敌人发泄完毕，没有力量的时候，我再进攻。

她骂了爷爷奶奶，知道惹爷爷奶奶生气了，也自觉内疚。等孩子平静后，爷爷奶奶才可以劝说孩子。

记住，不要把顺序搞反了，你要攻其两头。比如，你故意不洗她的衣服，她就会发怒：怎么搞的，我的衣服都没洗？她那么爱美的人，肯定会发火骂人。只要惹恼了她，你的目的达到了，就不用再接嘴，开始撤退。等她骂完，甚至把东西摔了，把花盆给踢了，等她发泄完毕后，你们中的一个再闪亮登场。一个装好人，一个装坏人。比如爷爷专门惹怒她，奶奶专做和事佬。

来访者：她老是闷着不说话。

咨询师：你不是说她上课去了吗？怎么会闷着呢？

来访者：她在学校里面倒是不闷，但在家里就闷着不出去，有时候不惹她，她都会发火，就是给我们感觉不知道要怎么做才能帮助到她。

咨询师：只要没有打人，没有自伤行为，没有出现幻觉或被害妄想，情绪越宣泄越好。

来访者：我不知道她是否有幻觉，她又不跟我说，我也不好拿捏幻觉是怎么回事。

咨询师：比如幻听，听到别人在骂她，而且非常清晰，因此她也破口大骂，其实当时家里没人。她有没有跟你们说过有人想害她？

来访者：她没有这些。假如她有幻听或被害妄想，在学校早就暴露了。

咨询师：你说得非常正确。如果在学校听到有同学说了坏话，怀疑有人想害她，她肯定会跟人吵架的，一下就暴露了，别人就知道她有精神问题。你可以再问一下班主任。

来访者：还有个问题，我现在非常想表达我对她的爱。我在微信里跟她讲，让她过来，就像以前一样，两边都来，但她没理我。我没办法让她跟我在一起。

咨询师：你们夫妻在她5岁的时候就离婚了。她觉得你们抛弃了她，她恨你们，这个时候，你再说怎么爱她，她都会觉得很虚伪。

对孩子的爱不只是通过语言来表达，默默去付出，包括帮她选择心理咨询。不要指望一下就把你的爱传递到孩子身上，不要贪图形式，要从内容上下手。你要把你的爱传递出去。只要你心中有光，自然而然就能照亮孩子的心。比如你可以跟爷爷奶奶说，孩子看问题的观点有点偏激，也不善于管理情绪，请给孩子一些时间，让她自我调整。

压力和情绪互为因果，压力是源头，情绪是结果。看到别人的体育成绩好，她就不服了，就给自己压力，接着就有了情绪。

让孩子学会正确管理压力和情绪，使之明白，有一失，必有一得，人贵有自知之明。体育不是我的强项，我不能老拿自己的短处跟别人的强项比，我尽量做好自己就好，这才是正确的态度。

有压力就会有情绪。如何管理情绪？八个字：疏而不堵，正受不受。

孩子内心波涛汹涌，但她却不让它宣泄出来。她总是想把它堵死，结果堵不住，心里就更难受，人就崩溃了，所以就乱骂。这个不顺心，那个看不惯，她就开始折腾。但在学校和外面，她不会找别人发火，说明孩子很善良，很懂事，行事有分寸。

你们一定要明白孩子的心。其实孩子已经宣泄了，但是还没有彻底宣泄。你一定要明白这个道理，帮她去管理情绪，让她多释放。

如何跟孩子沟通？当孩子吵完了，把东西摔破了，心里没气了。你再去跟她说，她应该会听你的。

第三十四节　与双向孩子的家长对话

来访者： 孩子前段时间情绪突变，脾气十分暴躁，但这段日子又消停了，但情绪很低落。每天关在房门内不出来，不和我们说话，也不吃我们做的饭，白天睡大觉，晚上通宵玩手机。这可怎么办呀？

咨询师： 抑郁犹如一个心魔，它会"借尸还魂"，欺骗世人。抑郁的心魔，喜欢孤独、阴冷、黑暗，不喜欢阳光、运动和聚会，所以它总是躲藏起来，目的就想发展壮大自己。你现在看到的不是曾经阳光的孩子，而是一个失去灵魂的躯壳而已。你的乖女儿的思想和灵魂被"恶魔"绑架了，塞住嘴巴，藏在你不知道的地方。

心魔为了达到它的目的，会想方设法诱惑或逼迫家长按照它的意图去做，比如让它躺着，让它安静，让它关在房内不出门，让它吃冰激凌，一切让着它，忍着它。

要想孩子好起来，除了让孩子吃药，你们还得和她身上的心魔斗智斗勇。知己知彼，百战不殆。只有撕破心魔的面纱，让其暴露在阳光下，它就什么都不是，因为它本来就是"小人"。

来访者： 以前我总是忍让，但忍多了就会爆发，而且爆发得越来越厉害，对孩子的伤害也越来越大了。

咨询师： 以后，你想怎样就怎样，不要把孩子当病人。该骂就得骂，不要忍气吞声，否则你也过得累，孩子的问题也解决不了。其实，有时候你骂孩子，孩子反而还会好受点。因为孩子现在不能说话（被心魔塞住嘴巴），看到自己的父母被恶魔利用和掌控，她的心其实也很难受。

因此，以后你不要跟她讲理，因为你是与魔共舞。你可以骂她（其实你骂的是心魔），孩子才知道父母没有被恶魔掌控，虽然她失去了自由，但心里却乐着。心魔一旦发现自己的诡计被你们识破了，不再受它操控，无法寄生在孩子身上，它就会悻悻离去。到那时候，孩子的身心就会恢复自由。

来访者： 老师，我明白了，以前我看到孩子出现躯体化症状后，总是一副楚楚可怜的样子，我就会百般呵护她，处处让着她。我以为这样，孩子的"病"才会好。

今天听了老师的一番形象比喻和分析后，我觉得十分有道理，跟我以前听到的道理完全不同。至于今后应该如何跟孩子（或心魔）打交道，我现在已经有了方案了。谢谢您的智慧对我们的帮助！

第三十五节　年轻同事抑郁了怎么办？

来访者： 我有个同事，今年22岁，前两年遭受了一些网络暴力。最近看他有一些抑郁倾向，有时有轻生厌世的念头，但我们不懂这个事。想向你咨询一下，看你有没有什么好办法。

咨询师： 谢谢你对我的信任。有抑郁不一定就有抑郁症。要把情况弄清楚，才能做些相应的建议。要么请他本人找我，要么叫他的家长找我，如果作为同事，你帮他咨询，恐怕没有什么效果。

来访者： 行啊，我先跟他父亲沟通一下，因为我同事现在有点儿偏执。另外我想问一下老师，如果到医院吃药治疗的话，这个药物会不会对身体产生一些副作用，或者产生一些不可逆转的东西？

咨询师：如果抑郁程度到了想自杀，一定要让他去医院找医生吃点药。但抑郁症的治疗要分三步走：一是药物治疗，二是心理干预，三是社会支持。作为同事，你们对他的关心属于社会支持。社会支持相对容易做到，药物更可以做到，最难的就是有效的心理干预。

抗郁的药物只是稳定求医者的情绪。药物可以快速控制人的情绪和生理问题，但药物没有治疗病因的作用。许多专业人士称药物有根治作用，这是不实宣传。认为精神药物可以治好精神病，我认为这种说法不妥。就像安眠药，可以让失眠的人睡觉，但没有治疗意义。因为离开了安眠药，照样又会失眠。

如何去理解"治疗"呢？不管哪种治疗，无论药物治疗，还是非药物治疗，一定要朝着治好的方向良性发展，但是药物治疗精神或心理问题就没有这种效果。

相反，药物治疗越久，心病会越严重，只不过病情被药物捂住，让患者暂时感觉不到罢了。一个人怕冷，如果冬天待在空调房，或者让他24小时抱着取暖器生活，虽然暂时不觉得冷，甚至感觉很暖和，但只要一出门就会觉得更加冷。

靠药物维持神志正常，靠取暖器安全过冬，这应该不算健康的人吧。躲在空调房里，虽然不怕冷，但是暖房并不能增强人的抗寒能力，反而会降低抗寒能力，或降低免疫能力。这应该是不难理解的生活常识。同样靠药物维持，虽然精神正常，但药物不能治本，反而会降低身体免疫力。不管是抑郁症、焦虑症、恐怖症、强迫症，任何药物都不能从根本上治愈。因为心病一定要心药医，解铃还须系铃人。一定要找到问题的症结，对因治疗，才是正确的方向。

来访者：我知道了，谢谢老师。我想问一下老师，如果服用这些药物的话，对大脑神经或者对他的身体有没有严重副作用？

咨询师：任何药物都有一定的副作用，但重度抑郁症不用药又不行。

尤其到了自杀倾向频发的程度，一定要通过药物控制。比起药物的副作用，生命毕竟更重要！你说呢？

来访者：是的，老师说得太对了。袁老师能不能给我这个同事进行一些心理辅导？像这样的辅导，我们也不是很懂。

咨询师：如果他躲在家里，咨询师就不需要跟本人对话，只需跟他父母对话即可。也就是说，对家庭成员进行理心治疗。事实上，如果他躺在家里，关锁房门，心理干预反而更容易成功。如果他已经在上班，让他本人接受心理指导。

值得一提的是，抑郁症患者大都不相信心理老师，或者说他们不认为自己有心理问题。

来访者：大概知道了。老师，我想问，可以进行远程心理干预吗？另外我还想说明，他的自杀倾向不是很严重，只是有时候会突然爆发，也就是突然会感到心里难受，然后爆发一下。说白了，还没有到自杀的地步。平时他的工作也很积极，只是因为以前受到过网络暴力，只要遇到某些情景，情绪就会突然急转，歇斯底里。

咨询师：抑郁情绪的心理干预完全可以通过远程进行，而且效果不会差。因为抑郁者的问题很多涉及个人隐私，不好面对面，一般通过远程干预，效果都比较好。根据实际情况，如果抑郁者跟父母生活在一起，但关在家里不出房，没有到外面上班或学习，这种情况，只需要进行家庭治疗就可以。否则，就不需要，直接跟他本人一对一进行心理干预。

来访者：明白了，谢谢老师！

第三十六节　社恐性抑郁

有个老乡在路上遇到我，谈及自己的孩子有社交恐惧，问我怎么办？老乡说，她儿子30岁，社恐抑郁，不敢出去上班。担心孩子这样下去，不知何日是头。

我们边走边聊。面对现实高压环境，谁都害怕，就跟冬天看到冰冷的水，谁都会胆战心惊。比如刚学开车，开始都害怕，因为开车有危险，尤其在高速公路上，车水马龙、争先恐后、风驰电掣，确实让人害怕紧张。

谁都不愿面对陌生的人群、难缠的客户、冷酷的领导，谁都不愿意看别人的脸色，不愿意厚着脸去求人。何况还有社交失败的记忆。这种记忆会影响人对现实的判断，让人感到心寒，望而却步。但有的人为何又敢涉险，大胆前行呢？因为有成功的经验，在某种场合，有过成功的体验。比如在工作中能够找到自信，在现实中能够得到欢乐。

有苦有乐，苦尽甘来。成功的体验、开心的记忆鼓舞着我们面对现实的挑战。虽然初学开车的时候会感到特别害怕，但当我们带着恐惧去面对，并且一次一次顺利到达目的地后，对开车慢慢有了自信，就不会再害怕了。如果想等不害怕后再去开车，永远等不到。一定要学会面对现实，带着害怕去面对去实践，只有这样，才会克服恐惧。

与其说是残酷的现实环境让孩子感到畏惧，对社交产生了恐惧，不如说是因为孩子有社交失败的创伤性体验或记忆。孩子并不是胆小，如果是这样，孩子就不会在毕业后"闯荡江湖"，但就是那次"闯荡江湖"后，孩子受到挫伤，再也不敢去找工作了。

如何战胜社交恐惧，让孩子敢于去面对现实环境呢？那就要帮助孩子正确对待恐惧和曾经有过的失败记忆。

每个人都有社交恐惧，如果加上曾经有过社交失败的不良体验，就会怕上加怕。开始的害怕是先天性的，是人之常情；后面的害怕是后天性的，是有过失败体验或记忆形成的。

趋利避害是人的本能，谁都不愿去面对恐惧。但人是有智慧的，会通过思考做出正确的选择。怎样才能战胜恐惧？如何才能超越自我？需要大智慧，而不是小聪明。聪明是动物有的，智慧只有人才有。智慧的人懂得，只有面对后才会不惧。

人的智慧通过自己摸索或通过老师讲道而获得。只有让孩子懂得任何事情只有去面对，才能迎刃而解；只有带着害怕去面对，才能够最终消除恐惧。运用这种思维，就会用成功的、开心的记忆替代失败的、痛苦的记忆。

第三十七节　为什么总是头晕？

昨天有个女性抑郁者在网上咨询：自己为什么会头晕，而且身体不断发胖？我说，高压锅为何会冒气？因为不断在给它加温，当气压到达一定程度后，里面的气体自然就会从阀门中冲出来，否则就会爆炸。

人也是这样，如果总是不断给自己施压，不断压抑自己的情绪，不去释放，久而久之，被压抑的情绪就会产生气压，达到极限后就会冲出来。结果要么唉声叹气，要么头晕脑涨，要么四肢颤抖，要么神经系统失调，导致肠胃不适或者容易饥饿。

头晕就想睡觉，嗜睡身体就容易发胖。感到饥饿，吃饭就香，胃口变好，就想吃肉。因为吃素容易饿，所以拼命吃肉，体形怎能不胖？

心里藏了很多事，压在心里没有释放，就像高压锅，到了一定火候，肯定就会冒气，就会往上冲，就会让你感到头晕脑涨，头重脚轻，走路就容易跌倒。

绷得太紧的琴弦，稍加一点刺激，就会断。快要被压垮的骆驼，只需一根稻草都能把它压死。当人压力大的时候，就会感到弱不禁风，稍微受一点点刺激，就不行了。所以抑郁症患者和有情绪问题的人，稍加一点压力就会受不了，因为他们心里已经承受了太大的压力。

如果换成能量很强大的人，或者没有什么压力的人（如压力释放了），不管你加多大的压力（当然也有限度），他都无所谓。胸怀坦荡的人，对外界的刺激丝毫不会介意，因为正能量太强。如果水库没水，连下几场暴雨也无妨，如果水库太满了，稍微下一点雨，大坝就岌岌可危，不安全了。

综上所述，若想让自己不敏感，就得增强正能量。对你来说，最好的办法应该是多和人交流，倾诉心声。出门运动，多释放自己。如果不释放、不放松，人就抑郁了，就这么简单。

第三十八节　如何调节生活中的抑郁情绪?

来访者：在日常生活中，有些抑郁情绪会混杂着焦虑，让人感到烦躁不安。这种焦虑性抑郁让人心情低落，虽然远远不及抑郁症的诊断标准，但让人痛苦。我们应该如何调节这样的抑郁情绪呢?

咨询师：如果你知道怎样管理黄河，你就知道如何调节抑郁情绪。堵截肯定不行，只有疏而不堵才可以。建议不要只顾着求解决方法，而应了解情绪的由来，明了它的因果关系。只有明因识果，才能欣然接受现状。所以古人说，正受不受。只有正面接受现实，才不受其害。

具体如何调节自己的抑郁情绪? 要明确情绪背后的压力是什么，你对它如何解读，将决定你的态度和你的情绪。比如领导批评了你，处处给你压力，让你有情绪，但你又不敢违抗，不敢反击，也不想跟别人倾诉，说不出来的痛苦硬是被你压抑下来，就变成了抑郁情绪。

要调节这股抑郁情绪，就得先了解给你压力的领导的真实用意和你的压力本身。当你明白了领导其实是为了磨炼你，栽培你，才会给你压力，你会做何感想呢?

一般来说，被领导批评的人在领导眼里是比较安全可靠的，也是领导比较在乎的人。明白这点，你就不再为此耿耿于怀，就会释然。换句话说，给你造成抑郁情绪的源头已经化解了，不会再有新的抑郁情绪。剩下的只有过去造成的抑郁情绪，它们现在还堵在你的心里，怎么办? 很简单，释放就是。如何释放? 方法很多，参加运动、踏实工作、听音乐，等等，都是发泄抑郁情绪的好方式。

最后温馨提示：不管是抑郁症还是抑郁情绪，都要找到致郁的原因，打开心结才是关键。

第三十九节　被同学孤立怎么办？

这是一个典型的校园霸凌案例，我一共做了两次咨询，第一次是与孩子的妈妈对话，第二次是直接与孩子对话。第二次对话一共分四个部分。

第一部分

来访者：我是一名高二女生，成绩还行，在班上是学习委员，课余喜欢书法。因为在学校被同学孤立和打击，让我感到抑郁和恐惧，不想去上学。

咨询师：你妈妈向我介绍了你的情况，并且给我发了一张你的照片。你看上去像一个很努力的女孩，你现在的痛苦可能都源于这种好强的性格。我也非常好胜，我今年58岁，每天五点钟之前起来坚持写作和冬泳。

以前包括现在，我从不服输。我在班上一定要拿第一，全年级一定要拿第一，如果不拿第一，我就吃不下饭，睡不着觉。但人的能力总是有限的，有时候总是力不从心。像冬泳，看到别人早早就去了江边，我也想赶超他们，黎明前我就驱车到江边。后来我想这究竟是图个啥啊？干吗要冒着黑暗开车的危险去游泳呢？我想比个啥呀？别人那么早，兴许人家有自己的缘故，比如当早班，要出差，要送孩子早读，所以他们必须得起早啊。

我发现有的泳友游得非常快。当我游完一个来回，他已游了两个来回，速度比我快很多，但我也用了力啊！我觉得自己也蛮厉害，但为什么速度就是比不过别人呢？我有点郁闷了。好在泳队里也没人因此看不起我。因为我的年纪也大，没人跟我比，也没有什么好比，毕竟都是业余的。

但在学校就不一样。同学们年龄差不多，每门功课，大家都想拿优，但每个人的能力有限。这个能力包括智力，也包括精力。光有智力，却没有精力，比如晚上没睡好，白天没吃饭，怎么跟人家去比拼？你怎能用心写作业？怎能安心听课？

人若生病了，学习就会力不从心，人就会不开心，就会感到苦恼，认为自己不给力。比如到了考试的时候，发烧、拉肚子，生病了，就会认为运气不好，怪老天不公平。这都会导致心情抑郁。

木秀于林，风必摧之。越是冒尖的人，越会受到众人的"围剿"。学习冒尖，有妒忌你的，也有祝贺你的。有些恭喜你的人，脸上挂着微笑和祝福，眼神里却含着嫉妒。谁叫你那么优秀！

优秀的人并不会有自己预期的那么荣耀。虽然拿到第一，别人都会羡慕，但你并没有感到有什么快乐。就像吸毒，虽然当时有种飘飘欲仙的感觉，但很快又会感到一种空虚和寂寞。然后你又想用一种更大的刺激——让学习更上一层楼，来填补内心的空虚和荒芜，你因此变成了学习机器和"孤家寡人"。因为你太优秀了。

像我这个年龄，别人都到外面享受去了，而我每天埋头研究和写作，还要帮人做心理辅导，另外，我还要思考，还要运动。当然，我在运动的同时也在思考。当我们付出真心和努力后，一旦得不偿失，汗水付之东流，我们就会感到伤心和郁闷。

拿了奖，按理应该高兴，但是你却高兴不起来。看到同学们一步一步地远离你，而不是亲近你，让你感到孤独和凄凉。同学为什么要远离你？按照常理，大家都喜欢阳光，喜欢靠近正能量。你那么优秀，充满着正能量，同学却为何孤立你呢？

月明星稀，你的出类拔萃会让身边的人感到黯然和自卑。因为很多时候你在咄咄逼人，不一定是语言上的，更多是在你的实际行动上，比如，有时候同学也想邀你一起出去玩，但看到你没完没了地写作业，专注于学习和思考，人家不忍心打搅你，所以不愿意跟你玩，你的朋友因此越来越少。我在读大学的时候，也几乎没有朋友，因为我性格孤僻，不合群。

后来我到各地去讲课，我也在思考，怎么才能够交到朋友？其实我们可以从朋友的"朋"字得到诠释。"朋"由两个"月"构成，两个明"月"聚在一起，就成为朋友。互相借光，报团取暖。月亮本身不发光，完全靠太阳反光。它跟镜子一样，把太阳的光反照给地球，所以明月如镜。

两个都想借光的人在一起，就能变成朋友，各取所需。比如你学习成绩好，我学习成绩差，我就想跟你做朋友。因为我希望你能帮我，希望你平时能辅导我……但特别优秀的你，自己都忙不过来，哪有时间去帮别人？更何况你也不屑于这样做。所以别人就会感觉你高不可攀，高处不胜寒。既然从你身上借不到光，别人就渐渐地远离了你，重新寻找需要的光。

到了初三和高一，你和同学们住在宿舍里，发生的事更多。小宿舍里，你这么努力，那么用功，学习成绩那么好，样样都出类拔萃，无形中就把别人给比下去了，让室友黯然失色。虽然你没有骄傲自大，但别人跟你在一起无形中会有一种压力和自卑感。当那种自卑无法逾越，而你又帮不上别人，人家反过来就会损害你。

刚才我说了，你有镜子，你有光，按道理成绩差的人要向优秀的人学习，但想跟你学习的人，如果借不到你的光，学不到你的东西，肯定不高兴，背后就会损你。比如一个长得漂亮和一个长相差的女孩走在街上，容易引起男性回眸。看谁呢？肯定是漂亮的女生。如果漂亮女生聪明点的话，就会把光让给长相差的，增加她的曝光率，而自己低调点，这样跟你的人就会越来越多。

第二部分

来访者：我每天都感觉头晕，去医院检查也查不出什么病来，但就是头晕难受，全身无力……

咨询师： 你就是因为这个事感到难过，不想去学校？你是学习委员，说明你成绩很好。平时你跟同学不善于开玩笑，也没有一个玩得特别好的，说明你的性格有些孤僻。你的学校离你家那么远的路，回来住也不方便，所以选择寄宿是对的。但与同学们住在一起，产生一些矛盾，这是很正常的。

刚才我讲了两个朋友如何相处的要领，就是互相借光，彼此尊重。在学校里，每个人都有不同的个性，但在宿舍里过集体生活，大家就要求同存异。虽然你不喜欢有些人的观点，也看不惯某些人的做法，但我们都要包容对方，而不是随意去责怪或改变对方。

有个成语叫疑邻盗斧，说的就是我们看一个人，当自己的心态改变后，看到的完全是不同的一个人。怀疑对方，我们看到的对方是坏人，信任对方，看到的对方却是一个好人。其实，对方没有变，变化的是我们的心。

我是一名警察，也是心理老师，身边的人也因此给我戴高帽子。好像我应该比普通人高一点，跟他们似乎没有共同的语言，但恰恰相反，我跟普普通通的人打成了一片。因为我要研究心理学，我不能脱离生活，不能脱离群众。我必须深入平民生活，包括我每天在外面锻炼，还有冬泳，我都会主动和普通的人问好。这样可以活跃气氛，缩小距离，让我们之间有话可说。如果高高在上，谁都不愿意跟我说话，我还能捕捉到接地气的心理学知识吗？

适者生存。人与动物最大的区别，人有思维，有智慧，比动物更能适应环境。每天在微信群里看见很多人在说恭维讨好的话，我也很难受，也想退群，但我没有。虽然我难受，但我选择理解和接受。

一个人的心理健康与否，主要看其是否能适应社会环境。如果觉得跟室友话不投机，没关系，但可以带上一双耳朵和一颗真诚的心去听。当然不是24小时听她们瞎扯，我有自己的原则。比如到了学习时间，我要看书，要写作业。除此之外，我可以跟同学融合在一起。

另外，一个人适不适应社会，要看自己在社会中担任怎样的一个角色。简单来说就是识相，懂得自己的分量。所以一定要中肯评价自己：我究竟是什么样的人？我不是地球的拯救者，没有我地球照样转。只有中肯评价自己，你就不会让自己变得清高、孤僻。

虽然我不玩游戏，但是我并不反对别人玩。我爱人、我儿子，甚至我外孙他们都会玩网络游戏，虽然我觉得他们在浪费时间，但我不反对。也就是说，我不会轻易干预别人的人生观和价值观，但我可以提出见解，很多时候我会表示理解，愿意去包容。如果这个看不顺眼，那个看不顺眼，你会发现最后你连自己都会讨厌。

水至清则无鱼。如果人太清高了，就没有朋友。以前我在大学里就是格格不入，所以我没有几个朋友，活得非常痛苦。我就是不明白做人的道理。

微信群和现实中，每个人都在演戏，这就是生活和现实。大家都有压力，因为每个人都戴着面具，穿着厚重的铠甲。这个铠甲就是伪装，常常伪装自己，能不感到压力吗？

到家里就不用穿铠甲了，跟家人在一起，你就会敢于表达自己的真实，甚至叛逆。像我的外孙女，她"骂"妈妈，她妈妈就很生气。她说这孩子一点都不懂得感恩。我笑着说："骂得好啊。说明孩子在学校里面表现非常优秀。"在外面要交朋友就得适应别人，装笑，装好人。

明明你讨厌他，却还要笑脸相迎，对其说好话，让人家对你有好感。伪装就是压抑自己。本来我想骂那个人，但我不敢。明知老师冤枉了我，原本想发火，但我只能忍气吞声。如此伪装自己，如此曲意奉承别人，能不难受吗？

来访者： 某同学说我的坏话，本来我想跟他吵架，但我不敢，因为我有理性，我知道后果是什么。就因为怕后果，所以不断去压抑自己的本性，没有让它去爆发，没让它去表达，所以我们活得如此痛苦，如此焦虑。

咨询师： 其实我们大人也会经常遇到类似的情况。明明喜欢的东西，却假装不喜欢；明明讨厌的事，却假装喜欢，去接受。

人都有隐私，为了保护隐私，往往活得很累。我们所有的痛苦，几乎都是因为隐私。个人隐私不想让别人看到，包括自己的父母。因为孩子们都希望在父母长辈面前展现自己的优秀，不想让关心自己的人觉得自己没用。很多时候我们不想暴露自己的弱点，而伪装所带来的心理包袱会让人深感压力。

假如你把什么事都告诉父母，甚至"忤逆"了父母，也许你的压力会得到缓解。就像河流，本来要奔流而下，但你欲横加干预，想切断它，阻止它往下流，从而变成了死水。

我们的心就像被堵住了的河流一样，你不让它咆哮，不让它发泄，结果心如止水，郁郁寡欢。表面上它碧波荡漾，内心却激越澎湃。

你在学校是一个乖乖女，是个优秀生，而且还是一个团结同学的好班委，但站在你的角度，你都是顺着别人，一直在曲意讨好别人。看似心如止水，但你难受啊！因为你在委曲求全。在你温柔可人的外表下，每时每刻都在酝酿冲杀，想冲破理性的大坝，想表达自己的真实。你在宿舍被孤立，你在校园遇到了冷暴力，让你感到有苦难言。

在中小学校园，冷暴力现象十分普遍。就像刚才讲的河流，虽然它被你切断，不能下流，但是上游来的水，照样流进来，给大坝带来巨大压力。你不敢释放自己，不敢表达自己的情绪，但别人却不断地给你压力，对不对？学业不断给你压力，回到宿舍里你又有压力。这些压力源源不断地涌进，但你又不能释放，只能一次次用自己的理性做大坝，去堵自己的情绪。

来访者：老师在课堂上冤枉了我，我很想反击，但伦理不容，我知道学生不能骂老师，所以我不敢去争吵。但这口气我咽不下去，实在难受！我只能用理智拼命去压制自己。我堵截愤怒情绪的大坝，不是钢筋混凝土，而是用自己的血肉之躯！如此，不出现躯体化才怪呢。

咨询师：这一切都是因为有抑郁情绪，你在压制自己的情绪。因为你善解人意，总是一个人把苦、把窝囊气承受下来，也不敢跟父母说，更不敢跟同学说，就这样默默承受。孩子，你有这个能力吗？你能堵住情绪吗？你是在与客观规律对抗啊！你因此得了抑郁症，你病倒了，因为你一直不敢去释放，却总是拿你的身体、用自己的生命去堵、去扛。让你的躯体受到影响，让你的身体变糟糕。

第三部分

咨询师：你为什么不敢去学校？因为你害怕，想到同学冷漠的眼神，想到被孤立和受欺凌的校园环境，让你颤抖。趋利避害是人的本能。

冬泳的人如果隔了好久没有下水，是不是很难适应？你已隔了两周没去学校，如果现在要去，也会有些不适应。这事不是靠你的决心和勇气，而是要靠智慧。因为人的决心是嘴上的，勇气也只是一时心里冲动罢了，智慧是人的思维。

受了校园冷暴力的同学都有一种思维：我不想去，我想请假休息两天，等休息好了以后我再去。再加上头晕，要到医院去检查，要好好休息，这是最合理的理由。学校不得不同意，家长也同意了，你自己也认为可以。

但我想告诉你，你的根本问题并不是头晕，而是校园冷暴力给你的打击，你也讨厌做作业，你不喜欢那个地方。如果时间隔得越久，你越会发现有一种陌生的感觉。比如每次放了寒暑假后到学校里去，都有一种陌生的感觉。相隔久了，距离拉开了，自然就会产生恐惧。你不愿去学校，就是因为有距离感。

孩子，你现在心里很想读书，对不对？

来访者：我想读书，很想读书。

咨询师：但想读，又怕去读书，对吧？想去又怕去，怎么办呢？在家里，又没有人管你，你自由了，你放松了。人一定要有正确认知，要有正确思维，要靠智慧。要知道，有些事可以请假在家，养精蓄锐，比如摔伤了、感冒了，但如果是心理上的毛病，比如害怕、焦虑，千万不要坐下来歇息，否则只会越来越严重。

也许你会说"我头晕，人也很累，我只想待在房间内躺下休息"。

要知道人的累有两种累：一种是身体累。比如我今天打扫卫生，我在学校里跑步，我今天参加长跑运动会，所以身体很累。还有一种是心累。被别人打击了，让你心烦，让你心累。但孩子一定要明白，当身体累了，只要坐下来休息，很快就能恢复元气。但是心累了，大脑就会胡思乱想，尤其意识之间对话和博弈，导致心更累，比跑马拉松还要累。只有站起来，动起来，才能有效切断胡思乱想。要有这个思维，记住袁老师的话。当人心累的时候，千万不能坐，感觉人要倒下，这时站起来到外面去走走或者跑跑，看看外面的阳光，看看郊外的景色。

一定要有智慧。越是难过的时候，你越不能躺在家里，一定要到学校去，从哪里跌倒就从哪里爬起来。到宿舍去，多听多做。将心比心，不管别人怎么对自己，自己都要一颗心对别人好。千万不要有这种思维：只要别人先对自己好，别人先对自己笑，自己才对别人好，对别人笑。错了！一定要先对别人笑，对别人好，别人才会对自己笑，对自己好。

处理同学关系应该自己先付出，如果你感觉到同学背后说你坏话，说明你已经跟她们有距离感，缺乏自信和正能量。缺少正能量，就会心虚。心虚就不敢面对现实，就会逃避，就会躲在家里。当你躲起来了，外面和现实中发生了什么，你就不知道。你就会怀疑别人是不是背后说了你的坏话，是不是背后害了你，搞了你的恶作剧，以后就会疑神疑鬼，产生精神妄想。所以一定要补充正能量。

第四部分

咨询师：怎么才能获得正能量呢？上面我说了，千万不能坐下来，因为你现在不是身子累，而是心累。如果实在不想读书，或者读不下去，你可以去做别的事情，读技校也可以。当然，老师还是建议你去读现在的高中，只有读书才可以让你今后有更好的前途。

如果去学校了，不要指望你的心情马上就会愉悦。你今天去了肯定会胆战心惊，甚至想到要去读书，你就会感到恐惧不安。这是正常的，请不要介意。

听到书声琅琅，在网上看到同学们都在做作业，老师在讲课，作为一个好学生的"我"竟然躺在家里，自己都觉得憋屈，自己都会头晕脑涨，胸闷心慌。人虽然在家里，其实心早已飞到了学校。从明天开始，你一定要到学校去，哪怕它是刀山火海，你都要去。就像我现在冬泳，明明知道那里很冷，但凭着我的记忆和经验，只要跳入水中，慢慢就会适应。

我今天跟你上了一堂课，你应该学到一些人生智慧，你也要到那个地方去，虽然它很"冷"，但一定要去面对。人都有个消极的思维，想等自己不害怕、不紧张、不焦虑、不心慌、不头晕、不烦恼，等一切安排妥当后，再去面对现实，那样你永远都面对不了，永远都会害怕、烦恼、头晕……只有带着恐惧深入生活里面，才能适应生活，才能真正消除烦恼，才能治好自己的头晕。

不要躺在床上，一定要站起来！不管害怕还是头晕，或是四肢无力，一定到校园去！不管同学对我怎么样，我一定要对同学好，包容一切不友好。也许当时会难受，但过后我都要理解。尽管笑不出来，但我心里一定要有温暖，有烛光，要用自己一点点温暖、一点点微弱的光，去换取更多的温暖和阳光。

有了这种逆向思维后，一切会安好！你明天就去学校，准备迎接好奇的眼光，甚至冷漠的眼神。孩子你能做到吗？你书画那么好，很有智慧，有智慧的人能听懂老师的话。

第四十节　又一例家庭治疗

我曾帮一个问题家庭调解矛盾，打开心结，让对方满意。因为孩子出了一点问题，夫妇就开始吵闹，互相责怪对方。女方泪水涟涟诉说男人的不是，称自己被男人打压，在家没有一点地位。女人说自己自小就失去母亲，把全部希望寄托在孩子身上。每次和丈夫吵架，孩子都会痛哭流泪，求爸妈不要吵架。看到孩子伤心无助地蜷缩在墙角下，妈妈痛苦极了。

女人回忆说，孩子从小就聪明乖巧，学习成绩优秀，又善解人意，懂得照顾妈妈。初二的时候，有个同学调侃地说了下她：你的胸这么低啊，太另类了。孩子就关注起来，叫妈妈带着去看医生。虽然医生百般解释是正常的，但孩子就认死理，认为自己发育不正常。这事纠缠了很久才消停。

高二时，孩子突然出现"心理异常"，老盯着教室的吊扇，生怕它掉下来，胡思乱想，无法集中注意力听课。孩子生怕自己不优秀，生怕父母会因此离婚，导致家庭支离破碎。孩子一心只想潜心学习，所以她努力去排除干扰，欲控制自己的注意力，但老天似乎总是与她作对，身心的"异常"总是形影不离，牢牢地缠着她，并且愈演愈烈，最后导致无法学习，成绩也因此一落千丈。家长只能帮孩子休学一年，把孩子送到精神病院住院治疗。

一年后，家长帮孩子转到另一个中学续读。还好，补习一年后，孩子考上了一所好大学，全家人都很高兴。"在大学，孩子喜欢文艺，热爱体育，成了班级和学生会的活跃分子。"妈妈不无自豪地夸着自己的孩子。然而，谈到孩子的现在，父母低下头，眼睛噙着泪水，忧伤地说："期间好了几年，但当孩子面对生活，走向社会后，以前的老问题还是复现。如今孩子已经退避在家，关闭房门，不肯见外人，尤其不愿意见熟悉的人。孩子每天盯着伤痛，对着天花板，时而自怨自艾，怨天尤人，时而摇头叹息，胡思乱想。"

孩子的境况牵动着全家人。父母心急如焚，焦虑万分。那天我和爱人被邀请到了他们家"做客"。在一座视野开阔的中档小区高楼上，我和这对夫妇展开了对话，其中一段话让对方心悦诚服，连连点头称是。

我在纸上写了一个大大的"回"字。我望着男人说："外面的大口就是你；我望着女人说：里面的小口，就是你。它们各司其职，各负其责。女人在家相夫教子，男人在外拼杀疆场。男人累了，回家歇歇，第二天继续出征。因为男人的使命不在家，而在外面。女人累了，就等男人回家，只想靠一靠男人的肩膀，撒撒娇、诉诉苦。这就是家的意义。"

我盯着男人说："别指望在家里用武力征服女人，因为女人不屑也不惧。"

男人跟我说："她老是对我唠叨，总是说我这不对，那不行……"

女人说："我怕他生病，怕他不注意身体，所以才一次次好心地提醒他……"

夫妇因此吵闹了几十年，闹得鸡飞狗跳。要想让孩子心理健康起来，家庭和睦是关键。于是我又在纸上写了一个硕大的"宽"字。诠释笔画"宝盖头"覆盖下的"草原"，源于下方的"正见"。

不管妻子说什么，男人都要通通接受，就像孩子"无理取闹"一样，大人都要接受。因为无理取闹的背后肯定有其理由。正如"回"字里的小口，女人被男人圈在里面，相夫教子，洗衣做饭，勤俭持家，一辈子只为这个家。就凭这点，男人就要礼让妻子。

我指着室内的墙面说："你们在屋子里，看着低矮的天花板和狭小的空间，还有四壁，是不是有压抑感？而且你们发现墙上有许多斑驳和划痕，是不是心情有些不爽？"

他们说："是的，是的。"

"你们再看看窗外的远方：行人、汽车、高架桥、重峦叠嶂、小桥流水、花草树木、金色田野、白云蓝天，小鸟飞翔，地面忙碌的人和一座座拔地而起的建筑，一览无余。瞧，有个小孩在奔跑，爷爷奶奶在后面追着……欲穷千里目，更上一层楼，窗前开阔处，江山尽在掌中看。"

"此时此刻，你们会怎么想？注意力是不是被外面的秋色和景观吸引？是不是赏心悦目，心一下就开阔了，眉毛舒展了，心旷神怡了？此情此景，哪里会有心思去盯着别人的缺点看呢？"

"女人为什么会唠叨？因为待在狭小的房子里，触目之下只有四壁和家人，其中的不足和缺陷一览无余，继而怨声载道。"

我叫女人站在落地阳台边朝下看，绿色的草坪，繁花似锦，车水马龙，是不是觉得很美，富有动态的美？

女人点头说是。

"其实你在地面看到的却是另一番景象，甚至有点脏乱。在高楼和在地面看到的之所以不同，是由于距离缘故。距离产生美，近看才现丑。"

"如何对待你的家人？怎样看待老公和孩子？你需要睁一只眼闭一只眼，而不是同时睁开双眼。那样的话，你只会看到对方的不足，而看不到别人的优点。因为任何人都经不起用放大镜放大检查。亦如再高清的图画，无限放大后，都会变成马赛克。"

我再望着男人说："你也一样。回到家，看到的景象，肯定与外面的世界是不同的，但即使是猪窝狗窝，都是你的家。狗不嫌家贫，夫不嫌妻丑。

"男人在外遇到压力，回家卸下'铠甲'，身心很快就能调适。所以家是男人温馨的港湾。昔日的美娇娘，今日的黄脸婆，就是维护它正常运行的免费清洁工。男人可要珍惜啊！不要一遇到压力，以女人唠叨为由，就把火气出在妻儿身上。即便女人唠叨几句，又何妨？

"男人放松的方法很多：电视、网络，读书写作，甚至吸烟、饮酒、和朋友喝茶。女人有什么？一年四季在家，除了围绕孩子和丈夫，就是永远干不完的家务。

"男人心烦，可以吸烟，有酒、有诗、有远方。女人除了家务，就是寻找特价商品，最多与几个女人搭个"戏台"，回家还得侍奉孩子、男人和公婆。女人焦虑了，烦躁了，发些唠叨，向男人诉诉苦，又何妨？

男人被我说得低下头，再也不吭声。咨询快结束时，夫妇俩问我孩子怎么办。

"不要等你对我好，我才对你好。而应转变思维：我只对你好，不管你如何对待我。相信皇天不负人，相信精诚所至，金石为开。

"有个农村老人，她喂养母鸡的思维是：等母鸡下蛋后，她才抓米给鸡吃。不下蛋的母鸡，就不给米。结果呢？母鸡很少下蛋了。于是我建议她改变思维：不管生不生蛋，都应该先喂食物给鸡吃。后来老人喂养的母鸡下蛋就多了，也大了。

"我的意思是，母鸡不下蛋，或者少下蛋，肯定有其原因。要解决问题，不去急着消灭结果——怪母鸡不下蛋，怪老公和孩子不争气，而应该去改变形成结果的原因。不管你老公和孩子怎么样，你尽管做好自己的事，尽到母亲和妻子的责任，就可以了。"

接着我又提出欲擒故纵和游击战术，让父母去叫醒孩子沉睡的心。这就是人们常说的，用生命影响生命，用灵魂唤醒灵魂。相信不远的将来，在父母的感召下，孩子也会挺起来，重新回到正常的生活，并且会发现，孩子过去经受的磨难，将成为他今后一生的财富。

夫妇俩默认了我的话。持续一天多的家庭咨询结束后，我在心里祝福这个家庭从此走向心的光明，为社会带来积极的能量。

第四十一节　孩子欲轻生，父母怎么办?

来访者：袁老师好，我的孩子经省级医院精神科诊治，重度抑郁，医生开了抗抑郁的药来吃。

咨询师：去了专科医院就好，但一定要注意"三结合"：药物稳定情绪、心理疏导、社会关爱，三者缺一不可。

来访者：好的，药物是不是得吃很长时间呀?

咨询师：药物要吃多长时间，要看效果如何。药物的作用主要是稳定情绪，防止失控。当情绪稳定下来后，再寻求有效的心理疏导。因为只有当患者情绪稳定后，才愿意听别人的开导。与此同时，还要组织社会力量的支持，尤其亲人的关心和理解。心理疏导的作用是打开心结，这是患者能否走出来的关键，但前提必须用药稳定情绪，没有药物，肯定是不行的。只有当心理疏导和社会支持到位，患者完全走出来了，心理和躯体症状也得到缓解并且稳定，才可以在医生的指导下慢慢地停药。

在你女儿情绪稳定下来后，你可以向她介绍我的情况，讲讲我是如何从重度抑郁症患者成长为一个心理咨询师，以求达到与之共情的目的。只有当她觉得跟我交流对她会有帮助，她才会欣然接受我的帮助。所以亲人的支持非常重要，一定要把握好。

来访者： 谢谢老师！那孩子在治疗期间能不能去工作？

咨询师： 如果情绪稳定，为何不能去工作？工作，其实也是接触社会，学习社会知识，何乐而不为？只要没有大的情绪波动，适度的工作是必要的。毕竟天天待在家里也不是办法，即使没有病也会弄出病来。对一个自杀倾向强烈的人来说，稳定情绪最重要，所以还是先看药物的效果。

来访者： 好的。因为是她的工作影响了她的情绪，她跟同事关系没处理好，然后就越发不自信，后来就有轻生的念头。所以我叫她暂时还是不要去工作，但她心里还是有点想去，却又担心跟同事关系处理不好。

咨询师： 这个需要心理疏导和社会支持同时跟进，所以你们一定要了解一点社会心理学方面的知识，懂得如何处理人际关系，你可以帮她去理解和分析人际关系，为其化解心中的怨恨，建立正确的"三观"。

事实上，抑郁症的人大都是看问题的角度产生了偏见，而患者自己浑然不知，又不敢发泄自己的愤怒。这才导致急火攻心，被压抑的情绪发生倒流，冲击了大脑，焚烧了躯体，导致各种身心异常反应，如精神恍惚、记忆减退、头晕脑涨、四肢乏力、腹痛、腰痛、胃痛，等等。当你掌握了一些心理学知识，了解了抑郁症的前因后果，知道她所思所想，你才可以跟她对话，才能釜底抽薪，从根本上解决她的问题。

问题孩子的背后，大都有个问题家庭。解铃还须系铃人，父母才是孩子心理问题的最好医生。抑郁症一定会好，一定要对她有信心。

第四十二节　抑郁症想休学怎么办？

来访者： 我初一上学期确诊重度抑郁症，但我大概小学就有了，因为我第一次自残可以追溯到小学二年级或更久，在小学我就会用伤害自己发泄情绪，但当时没想到过抑郁症这件事。初一下学期，我身边的人包括我的父母都不承认我有病，他们仅仅只是觉得我很搞笑，觉得我是装的，拿祖上三代从没有过抑郁症来说事。

我现在住宿在学校，和舍友都闹翻了，因为上学期请假很久的原因，在班里的朋友没多少，人也没认全，很讨厌这个学校、这个班和这个班的老师。我感觉所有人都很恶心，父母亲人都一样，我在和别人聊天的时候，心里都会觉得好恶心，很反胃，想吐。

我总会觉得自己很多疑，总会想这想那，但我总觉得直觉是对的，我很想请假休学，父母不同意。我们班上也有一个男生有抑郁症，前两天我和父亲谈话提到他，父亲说，人家是心理有问题，你心理有问题吗？这个时候，我都会自嘲。现在热了起来，但我永远要遮住手臂（刀痕），他却从来不问，或者说是不想问。

这种情况我要怎么办？上个学期我因为这个事情和他吵了很久。如果我不想住宿，他就嘲笑我没朋友。现在我也不反驳，每次都是笑笑而已，因为一旦我表现出不高兴，他就要骂我。

明天要开学了，我一想到学校就觉得好恶心，我到底要怎么办？我父亲停掉了我的药和心理医生，我现在心里的话只能憋着，谁都不能说，我到底该怎么办？

咨询师： 看你能打这么多字，能细腻地表达自己真实的想法，说明你比同龄人智商和情商都要高。

对现在的一些孩子来说，家庭和学校是永远的痛。父母逼着我们去读书，我们不能干自己想干的事。本来初一的孩子应该是灿烂天真的，在这个年龄段，应该能说能笑，能尽情展示真实想法，可以去玩游戏，可以撒娇，可以捣蛋，可以打闹，但这些最原始本能都被家长和学校剥夺了。我理解你心中的痛，我理解你现在的处境，当你看到别的同学都在拼命学习，积极向上，变成了"一切唯分数而论的奴隶"，让你感到恶心。

真实的自己呢？真实的想法呢？我不能总捂着、憋着，我不能成为家长利用的工具。父母老是用道德来绑架孩子，让孩子感觉到非常累，而学校每天又要孩子完成作业，没完没了的学习任务，把孩子们变成了答题的机器。

上课的时候，我们还要规规矩矩、按部就班去听老师讲那些我们根本不喜欢的课。老师你为什么不能讲点孩子们喜欢的东西？为什么不能让孩子放飞自由？为什么不能让我的灿烂童年，让我的澎湃青春得到舒展？

10岁到12岁的年龄，是内心最躁动的时候，也是最容易叛逆的年龄。因为这个时候，孩子们开始认识世界，但不一定能与这个世界吻合。很多孩子还停留在梦幻般的童话世界里，当理想与现实发生碰撞的时候，孩子不善于思考，而是直接产生叛逆，或者伤害自己的内心。

春天是一个躁动的季节，是万物勃勃生发的季节。在春天，一颗跳动的心、一腔浪漫激情，突然间被一盆冷水浇灌，被残酷现实无情地碾压，原本生机勃勃的心，一下子被打回到冬眠，这就是抑郁。

春天应该是蠢蠢欲动的时候，但现实环境不允许孩子任性，孩子只能一次一次压抑内心，一次一次憋着自己，因此出现抑郁一点都不奇怪。可家长说，给孩子提供这么好的学习环境，为什么还不珍惜？为什么不好好读书，反而要叛逆？

家长不理解孩子，总是拿自己的想法，拿自己的过去来衡量现在的孩子。一个人从小被宠在温室里成长的孩子，现在突然把他赶到风雨阳光中，让其直接与现实环境接触，大家想想其后果是什么？孩子能适应吗？

父母长期在现实环境中生活，当然无所谓。但孩子呢？没有过渡期，一下子怎么能适应呢？父母吃得香甜可口的食物，在孩子嘴里不一定如此。因为孩子从小泡在蜜罐里不知甜。以前我们一个月能吃一次肉就觉得幸福，现在孩子每顿有吃不完的肉，还是不幸福，因为吃腻了。这是谁的错呢？不是孩子的错。所以家长们一定要理解孩子此时此刻的心情。

所以我们都不能怪孩子，孩子没有问题，有问题的肯定是家长或学校或社会。当然根据现在的情况，你应该要给家长、给老师有个转变的时间。至于休学问题，如果你没有躯体症状，只是眼睛里尽是恶心的人，我建议你还是坚持升学。因为出现这些心理或生理反应，是因为心里有不良情绪。就好比一个人要是心情特别好，见到任何人都觉得可爱；反之，碰到谁，尤其那些兴高采烈的人，都想上去刮他一耳光。所以你的情绪问题需要家长配合，你可以把我的文章转发给你的爸妈看看。

第四十三节　抑郁的妻子

来访者：我老公长期对我冷暴力，对我不理不睬，拒绝过夫妻生活。

咨询师：是不是你对婆婆不好？或者太强势？夫妻生活太刻板、没情调？太唠叨？这些都会让男人感到厌恶乃至影响性生活。

在夫妻生活中永远不要让男人猜到你下一步会做什么，否则会对你失去新鲜感。夫妻生活中，不要让男人猜出你正想什么，要不断变化你的策略，最后加上温柔体贴或善解人意，这才是最智慧、最讨老公喜欢的女人。

来访者：凭什么要我温柔体贴？凭什么要对他妈好？他就是一个渣男，为了孩子，我可以委曲求全。

咨询师：如果你们都不想改变，这种名存实亡的婚姻还要继续吗？要知道，父母长期冷战，对孩子的伤害最大。你找我，说明你想挽救这个家，想做出改变，但不是以牙还牙地强势反击或以眼泪坐等对方施舍。只有先改变自己的思想而不是性格，对方才会改变态度。如何改变思想？不是曲意讨好，而是学习中国传统文化，明白相夫教子，百善孝为先，才能摆正自己的位置。

来访者：凭什么要我做出改变？

咨询师：夫妻关系破冰很简单，谁求谁改变。如果一方不想求助，说明他不想改变。如果你想改变，就不要把希望寄托在别人身上，不如内求，靠自己的能量去温暖和感化对方。

家庭就像一只在汪洋中飘摇的小船，稍有不慎就会翻倒。男主方向，女管动力，夫妻各司其职，各负其责，小船才能乘风破浪，到达希望的彼岸。

第四十四节　公务员抑郁问题咨询

来访者：我是一名多年的抑郁症患者，也是一名冬泳和篮球运动爱好者。

咨询师：把你的问题简单说一下吧。

来访者：我现在处于抑郁发作期间，生活习惯一下被打乱了，情绪很不好，喜欢坐在一边胡思乱想。就想以前的事情，想多了以后就食欲不振，开始失眠。也不是完全失眠，睡着容易，但总是半夜两三点就醒来，之后就睡不着了。

咨询师：你现在还在游泳和打球吗？

来访者：没有。我从初一时候开始，就感觉到自己有抑郁的问题。

咨询师：你去医院做过检查吗？今年多大年纪啊？

来访者：我今年39岁，没有做过检查，但我看网上的介绍，对照自己，认为自己有抑郁症。

咨询师：你感觉是抑郁症还是抑郁情绪？

来访者：开始是抑郁情绪，后来越陷越深，变得反应迟钝，自己更痛苦，就成了抑郁症。

咨询师：你的文化程度怎样，学什么专业的？

来访者：我是本科，学土木工程设计的。

咨询师：平时工作压力大不大？

来访者：工作压力也没什么大的，就是感觉没有出头时，工作没啥起色，活得很没意思。

咨询师：抑郁和抑郁症是完全不同的概念。抑郁只是有差的情绪，但是抑郁症有心理冲突，就是脑子里常常有两个不同的声音在争吵。比如抑郁情绪上来以后，你就想着把这种情绪赶走，结果大脑里面会出现两个不同的声音在对话。

来访者：对对，我感觉脑子里有两个自己，两个声音在日夜不停地斗争对抗。

咨询师：脑子里出现什么画面？

来访者：老是想自己很失败，老是去跟"混得好"的同学或好的亲友去比较。感觉脑子里有两个自己在对话，把自己折腾得够呛，活得好累，尤其晚上又睡不着，睁着眼看着天花板到天亮。

咨询师：你有几个小孩？爱人干什么的？爱人怎么看你？

来访者：我有两个孩子，大的上初中，小的还在上幼儿园，爱人是在社区工作，她平时很忙，尤其是疫情期间，非常忙。

我跟爱人、朋友说自己有抑郁症，但没有人相信。他们都说我阳光开朗，怎么会有抑郁症呢？但我自己感觉有抑郁，他们理解不了我的痛苦。

咨询师：你的这种阳光开朗是发自内心还是假装的？

来访者：发自内心。除了抑郁的时候，我确实很阳光、很开朗。

咨询师：你的抑郁一般多长时间发作一次？有没有呈周期性变化？

来访者：不规律地发作，一般两三年一次吧，有时候一年一次，甚至一年几次。要么在夏天发作，要么在冬天发作。春秋两季很少发作。从初中以来一直是这样，高中和大学的时候都会发作，但我从未向家长倾诉过。

我不顺心的时候，只要钻到里面去了，心境就会低落，并且会持续几个月。

咨询师：你吃过药吗？

来访者：没有吃过药，也没有去过医院检查。

咨询师：你爱人不理解你的抑郁问题，你自己的感受呢？

来访者：她认为我是装的。我晚上睡不着，白天对什么都不感兴趣，包括打篮球和冬泳，也不愿意做了。我现在也不想出去参加社交活动，不想见人，不想跟人交流，只想把自己封闭起来，但今天和您打电话是个例外，因为感觉到您能理解我。我看过您的不少文章，感觉就像我的知己。

咨询师： 你打篮球也是为了转移注意力吧？

来访者： 打篮球是我长期的兴趣爱好。现在抑郁的时候，什么兴趣都没了。

咨询师： 也不去上班吗？

来访者： 上班还是要去的，但因为心境差，所以不想讲话。

咨询师： 每次抑郁发作的时候，睡眠情况怎么样？

来访者： 睡眠是最痛苦的时候，刚上床能睡着，但很容易醒来，一根针掉下来都能听到，大脑里不停地胡思乱想，怎么也睡不了。我在网上查过，也在网上找医学专家咨询过，说我的情况属于抑郁症或精神病，这点我也清楚。我不敢看医生，怕传出去不好。

咨询师： 你的性格应该属于内倾向的人，不愿向别人倾诉。

来访者： 是的。其实，我想跟人聊天，也想告诉亲友我有抑郁，但他们就是不相信，后来我干脆就不说了。后来就不愿意见人，不想跟人交流，什么事情都压在心里。

这样扛过一段时间，最长的时候有三个月吧，后来突然又从抑郁的泥潭中自己爬了出来，没有一直往下掉。

咨询师： 有轻生的倾向吗？

来访者： 有，而且有时很强烈。但到了最后，真的想轻生的时候，又舍不得，下不了那个决心，觉得自己不能这样。如果没有结婚，没有生小孩，我可能会轻生。想着张国荣那么成功的人也因为抑郁而自杀，自己又算什么？特别能理解那些自杀的人。抑郁实在是太难受了，到了生不如死的时候，真的想解脱自己。

咨询师： 很无奈，是吧。你的问题并不是抑郁本身，比如你跟同学比，跟那些比你"混得好"的人去比，或者稍微遇到压力，老是想到一些不好的事，其实这些并不是导致你的问题的根本原因。你的问题是被一张无形的大网牢牢圈住，你左冲右突，任凭你百般挣扎都冲不出去。就像困兽之争，你已经筋疲力尽了，难以支撑下去。

也就是说，并不是你想的那些事导致你抑郁，而是你被这些烦琐的事情牢牢缠住，挥之不去，斩不断，理还乱，像魔影一般缠着你不放，无能为力，或者根本使不上力的感觉，让你陷入其中不能自拔。

来访者： 您这句话形容得特别到位，两个不同的自己在脑子里一来一回地打个不停，谁也阻止不了。

咨询师： 真正让你抑郁的，并不是原发性伤害（比如某某因为生意亏本导致抑郁），而是错误管理了自己的压力或情绪。

你不是被抑郁打倒的，而是卷入其中，困"死"其中。你也想振作起来，想给人家做一个阳光帅气的表率，但你的大脑里面有两个人在那打架，根本使不上劲，用不上力，而且这种战争没有硝烟，却比任何战争都要惨烈。我也曾经历过这种生死较量，感同身受。

来访者： 我有一些头晕和肠胃不适的躯体化，我知道这是失眠引起的。因为我爱人是学医的，我知道这不是什么生理疾病，而是心理疾病。但我还是想问，可以通过药物来治愈抑郁症吗？

咨询师： 大多数患者搞不清自己的抑郁是怎么回事，当然包括很多正常人也仅仅是凭着抑郁症的表现胡乱猜疑，说什么慵懒，装病，想不开。患者几乎都认为抑郁症是一种生理疾病，甚至很多专业人士也这样认为。

我不知道医学是怎么定义生理疾病的，但按我的理解，疾病就是病理结构在改变，细胞受损伤，比如肺炎会导致人咳嗽、发热；肠炎会引起消化不良；颈椎突出会引起头昏……这些都属于生理性疾病。

医生说抑郁症有躯体化反应，当然属于疾病。小狗听到铃声，不停地流口水，也是生理或躯体化反应。但我们知道小狗听到铃声流口水，是因为建立了条件反射，这种躯体化是功能性的而不是器质性的。

如何才能帮小狗消除听到铃声后流口水的生理反应？显然治本疗法是根据条件反射消退的原理下手，而不是做什么手术或吃药。

药物没有根本性治疗的意义，只有暂时控制神经的作用。退烧药不能消炎，却可以降温；安眠药不能治失眠，却能安眠。药的作用可以控制情绪，活跃或抑制神经，但没有治病的作用。所以你要明白药物的意义。

来访者：我的抑郁症属于精神病吗？

咨询师：这是一个界限或称呼而已。通常意义上，有精神问题的人没有思维逻辑或者思维逻辑常常发生紊乱，但你有清晰的思维逻辑，你的病怎么是精神问题呢？你只是心理问题。

既然是心的问题，心病一定要用心药医，这个心药就是开心的药。所谓开心，并不仅仅只是让你开开心心，而是打开你的心扉，打开你的心结。

你现在大脑里边有两种声音斗个不停，总是排除不了，就好比两个人在你家里争吵，吵得你日夜不得安宁，让你心境低落，糟糕透顶。

如果是别人吵架，我可以把门关上，安心睡我的觉，可吵架的两个人是在你的大脑里，这可不是一般的问题，换成谁都受不了，都会崩溃。你的心情不好，就是因为有两个声音在脑子里不停地吵，老是想以前的事，明明知道不应该想，却偏偏控制不住去胡思乱想。为什么你会想不好的东西？因为不好的、让你伤心的画面最容易被自己关注。

导致抑郁症的因素有两个：第一个外部压力。现实的打击，比如做生意亏本，事业失败了，爱情受挫，婚姻、家庭出问题了，人际关系障碍，身体糟糕了，晚上睡不着觉，慢性病，等等，都会导致心情抑郁，尤其尽了全力，却于事无补，就会让人更加抑郁。比如努力经营的爱情，还是遭对方抛弃，这个打击很容易导致精神崩溃。

失恋让人心境低落，而抑郁又不好跟人家倾诉，别人也不理解，你也说不出口，人都害怕自己的心思被人窥视，尤其害怕不好的一面被别人发现。选择不说，硬是憋在心里，又很难受。被长期压在心里的负情绪，渐渐地就变成了一种抑郁情绪。

这种抑郁，每个人或多或少都会有。想得开的人，很快就走出来了；想不开的人，会把自己陷在里面，作茧自缚。比如你老是用自己的弱项跟人家的强项去比，就会觉得自己太差了，就会感觉自卑。人比人气死人，说的就是这个意思。

当你脑子里冒出了抑郁情绪，本来它是人皆有之的常态，但你却不允许它的存在，非要干掉它，结果干不掉它，反而被它牢牢捉住，无法脱身。

人生、家庭、婚姻、事业方面的挫败，地震、火灾、亲人离世等造成的打击，都会导致人抑郁一段时间，本来这都是可以理解的情绪，但你非要自己像无事一样，不允许自己萎靡不振，结果反而导致更严重、更持久的抑郁。

人都想把最好的一面留给别人，而把最难看的一面留给自己。

当自己努力了，但还觉得做得不够，还没有达到预期的效果，也就是说，当自己付出了巨大辛劳，但理想与现实仍然相差甚远，人就会产生挫败感、自卑。

你仕途亨通，家庭和睦，孩子健康活泼，妻子贤淑，顺风顺水，人人羡慕。如果你跟别人说你有抑郁，别人不会相信。然而，别人看到的只是你光鲜的外表，却看不到你破碎的内心。你的内心伤痛在哪儿？就是因为第二个因素——情绪管理问题。

人的压力从哪里来？前面我已经分析了，生活中经常会遇到不如意的事，给人压力或刺激。如果你的格局大，即使压力再大也影响不到你；假如格局小，即便遇到很小的压力也能严重影响你。格局大的人，再大的事在他心里都是很小的事儿，因此你的问题不在这。那问题到底在哪儿呢？

你是有小小的一点情绪，长年累月地淤堵在那里。像下雨，今年下一点，明年下一点，积在一起，变成了水库。虽然你也会感受到现实的一点压力所致的负面情绪，比如失眠，会让你有些难受，但不至于把你打垮。打垮你的是错误地管理了情绪。因为压力会产生情绪，就跟下暴雨会形成河流一样。如果河流管理不当，被你堵截，就会越涨越高。

你有一点情绪波动，比如老想过去的事，让你心潮澎湃。回忆往事，每个人都会。人脑有思维和记忆的功能，储存的记忆会动不动在眼前回放（即触景生情），以做梦或回忆的方式呈现。过去的事和放电影一样，一遍一遍不停地回放，弄得人特别累，就像心魔一样无法叫停。

来访者： 对呀，我知道自己在跟心魔斗。

咨询师： 如果你懂得管理情绪，在大脑回放的时候，你做你的事，互不相干。但你总是认为自己有这种能力：工作上我都可以摧枯拉朽，一个小小的情绪或一个闪现的想法，又岂在话下？你想搞死它，但它却像病毒，看不见摸不着。

来访者： 为什么大脑会像放电影一样一幕一幕地回放着过去的事，让我这么纠结？

咨询师： 因为你对它心存芥蒂，耿耿于怀，一直想压制它却搞不死它，揪心的往事就像你的情人，形影不离，缠着你不放。其实你的心里早已埋下了这个种子，它就是抑郁症的种子。抑郁的种子就像一把无形的魔剑正朝着你的心脏刺去，你因此被迫反击，与之抗争。

它是小人，你只有防它，怎么能反击呢？就如病毒，你看得到它吗？你只能戴口罩，让着它，自我隔离起来。当你又在回放过去的时候，不堪回首的往事一幕幕浮现在眼前，会让人很痛苦。"不行！它怎么老是出来，影响我的休息，影响我的生活。"

其实它就是想出来吓吓你，它虽然来势汹汹，但只要你避其锋芒，放它一马，就像当年大禹治水，暂且放任自流，不久后它自然就会消停。

可是你不懂它的本意，不懂情绪的规律，你去堵它，想干掉它，这可是螳臂当车，自取灭亡啊，所以你被它搞惨了。每次心魔出来逞凶的时候，每次你被它打得落花流水的时候，你更加怀恨在心，它什么时候出来，出来时是怎样的一个情景，你把它刻录在你的记忆中。这意味着，你又强化它的记忆，让抑郁的种子发展壮大了。

你的大脑每次回放后，它对你造成的伤害，你都在不断地总结，不断地评价，不断地回味，不断地自责，常常自怨自艾，你恨那个小人，你诅咒那个小人，反而让小人越加茁壮成长。

面对小人，你只有躲，不能骂它，越骂它，它越起劲。与小人斗，等于赤手空拳击打石头，招招见血啊！所以你越斗越疲惫，而它却越斗越勇。

所以我把抑郁的种子称为心魔。心魔的目的就是诱惑你，让你跟它过招，让你鲜血淋漓，惨不忍睹，它就是吸血的魔剑，是你用鲜血喂养它，使之不断壮大，并且在你的大脑中孵化了很多小魔，它们会搞死你。

来访者：比喻得真形象，确实是这样的。但我想不通的是，它为何有时不发作，有时又发作？

咨询师：抑郁症有周期性，和蛇一样，漫长的冬天也会休息，到了春暖花开，气候宜人，它就会出来，目的就是发展壮大自己，繁衍后代。你的抑郁症之所以平时没有发作，并不是你的抑郁好了，因为你平时的注意力没有放在这个上面。

什么时候会出来？什么时候让你想起这个事？当你遇到不快乐的事，当你百无聊赖，当你身处特定的情景或遇到某些压力的时候，它就出来了。比如晚上睡觉的时候，它突然蹦出来了。它出来以后，你还能休息吗？

来访者：晚上睡不着觉，心脏跳得好快，甚至一夜做噩梦，好烦。

咨询师：晚上失眠也是记忆问题，所以失眠了千万不要去总结，不管睡多少，不要讨论，因为它是小人，小人你惹不起，只能一次次让它。

2003年到2008年，是我的抑郁症最活跃的时候。这么多年，我没有一个晚上睡过好觉，睁着眼睛，看着天花板和墙上的挂钟。

如果没有抑郁，心中没有极大的愤恨，我怎么会研究心理学？晚上我对声音极度敏感，连我自己的心跳声都能听到。为什么会如此敏感？只因为心里有它，天天念叨它，它是你的仇人，仇人相见分外眼红。

我曾经可以在车水马龙的南昌八一大道辨别出"仇人"的汽车喇叭声。那天我跟妻子正在南昌八一大道路旁打车，我说"仇人"的车来了！妻子说，见鬼，哪有啊？不久后"仇人"的汽车真的来了，从我们身边经过。

开始我也以为是碰巧，以为是幻听，但后来只要"仇人"在离我数百米的地方出现，我准能听到他说话的声音，而且不久后我和妻子还能碰到他，真是冤家路窄啊！为什么我这么敏感？说明我心里被压抑的愤怒或抑郁的种子非常强大，它就像一个功率强大的无线电收发机，能接收到很远的地方与之关联的信息，而且功率越强大，接收的范围越广。

2008年，我在云南回程的火车上豁然大悟，发现所谓的"仇人"，其实是我的恩人。我发自内心放下了仇恨，对"仇人"极度敏感的"特异功能"也突然消失了，即使在路上与"仇人"擦肩而过，我也很少发觉，倒是妻子提醒我。

我为何要恨那个"仇人"？因为他是我的老板，因为他老是骂我。站在我的角度，我不服气。可是站在对方的角度，他骂我肯定有他的理由。他是我的老板，我是他的员工，老板骂员工天经地义，何错之有？而我却与他对着干，吃亏的肯定是我。

当我心里压下仇恨以后，我开始到网上"漂游"，发现了许多跟我相同命运的人，我们在一起聊天。从别人对相似问题的描述来看，我一下就发现有些不对劲的地方。每个人看别人的问题都似洞若观火，看得很清楚，就是看不到自己的问题。这就是所谓的"当局者迷，旁观者清"。

当年妻子不止一次说我与老板之间的恩怨，问题不在对方，而在我自己。她说："领导骂你不是出于私心，而是站在全局的高度，出于公心，而你认为领导对你不公平，为了捍卫自己的权益，你与领导对着干，仅仅站在你自己的立场去考虑。"

当时妻子的话我丝毫听不进去，还怪她胳膊肘往外弯，长他人志气，灭自己威风。

当人冷静下来后，才会站在对方的角度换位思考。后来我发现我的领导其实不是我的仇人，反而是我的恩人。但当年彼此造成的伤痛，永远都在，没法抚平。尽管如此，我对他已经没有恨，因为我已经完全放下了。

好了，我们就聊到这里了，希望今晚睡个好觉。

来访者： 听完您的精彩讲解，犹如醍醐灌顶，我现在心情很轻松，谢谢老师！

第四十五节　爱心牵手相遇幸福

12月5日是"国际志愿者日"，应乐平市爱心牵手公益协会的邀请，我和几位爱心人士专程赴该市参加这次志愿者的盛大活动。我们参与活动的内容是抑郁症和家庭教育心理咨询。

我们几个志愿者还没坐下来，就来了一个三十五岁左右的女人，自称有双向抑郁，不久前从精神病医院出院。她来咨询，就是想打开心中的疙瘩。袁肖琳老师仔细询问了她的情况，我一一做了记录。

从外省嫁到当地，公婆和丈夫都不相信她，总像防贼一样防着她。那一年她生下了一个女孩，坐月子的时候，婆婆对她又凶又狠，丈夫天天在外不回家，没有娘家的人来看她，心中的愤怒和痛苦不敢倾诉，不敢发泄，一直压抑着。可怜的她一次次想自缢身亡，可她没有这样做，觉得自己太对不起自己，但又不想再待下去，否则会疯掉。三十六计，走为上计。孩子满月后，她离家出走。丈夫以为她逃回了娘家，可她没有。她隐姓埋名，在外漂泊。钱财被骗，感情被骗，吸过毒，两次进戒毒所。九年后，她突然"若有所思"，重新回到了夫家，回到了孩子的身边。

"奶奶，这个女人是谁啊？"一个九岁的女孩目不转睛地看着眼前这个陌生的女人。

"孩子，这是你失联多年的妈啊！"没有妈的孩子终于找到了自己的亲妈，孩子紧紧地抱着妈妈。

看到失联多年的儿媳回家了，婆婆没有骂她，反而很高兴。丈夫也为当年自己的行为深深自责，夫妻俩抱头痛哭。然而女人却常常莫名地感到烦躁和焦虑，白天饮食无味，夜里难以入眠。丈夫带着她去医院检查，一查是重度抑郁症，这是当年坐月子和那些年颠沛流离落下的后遗症。

不久前，女人带着药物出院回家，说自己现在状态还好，只是隐隐觉得内心有一道难以愈合的伤痕。曾经也有过相似经历的袁肖琳老师，十分理解这位女子的内心感受和百般无奈，情不自禁地聊起了自己的故事。

朱利老师说："你应该是产后抑郁。"我们都认同这个看法。

找到病因后，我们就顺藤摸瓜，抽丝剥茧，把来访者曾经的伤害和面临的现实，尤其是婆媳关系一一做了梳理和分析。特别是袁肖琳老师与来访者的深度共情，让女子的内心产生了共鸣。要想真正获得康复，走向阳光，我们建议来访者从今天开始，要对婆婆好起来，放弃过去的怨恨。朱利老师说："只有你对别人好，别人才会对你好。不管婆婆对你好不好，你依然要对她好！"

这才是正确的态度。相信天道，相信功到自然成，相信精诚所至，金石为开。女子不断点头，带着泪光，双手合十地离开咨询台，并在广场不远处，用双手架在头顶做了一个"爱与感恩"的造型。

看到女子愉悦的肢体语言和内心的灿烂笑容，想到她今后的幸福生活，我们心里也涌起了爱的旋律……

第二十章　危机干预

第一节　解救一名意欲自杀者

下午一点半，刚进入午睡不久，接到余干县公安局副局长的电话，说一名患有抑郁症的男子要跳楼，正在城西海尔小学对面一栋高楼顶，叫我去现场提供心理援助。

十几分钟后，我匆匆赶到现场。这时，附近道路已经实行交通管制，公安局出动了上百名公安民警和辅警，消防队、120医疗队、蓝天救援队、绿舟救援队等都来到了现场。但从早上五点一直到下午，多方劝说无效。我一口气爬到楼顶，看到局领导和特警大队、玉亭派出所的民警，以及蓝天救援队、绿舟救援队的队员都在楼顶做工作。

毛副局长跟我介绍了这名欲自杀男子的有关情况后，我对这名男子的心情表示理解。男子的哥哥前一天因酒精中毒突然去世，父母悲痛至极，家中有人说了一句："该死的不死，不该死的却死了。"男子本来就认为家里人都不喜欢他，父母对他有很大成见，加上自己做生意亏了很多钱，妻子又屡屡数落他，觉得自己活得没意思。

看着亲朋好友都很伤悲，左邻右舍也在议论纷纷，好像哥哥就是被他害死的。他感到从未有过的孤独和凄凉，觉得自己活着就是多余。于是昨晚他就从自己家里的二楼跳下来，摔断了腿，又连夜逃到外面，爬上这栋宿舍楼的楼顶。

了解了男子的基本情况后，我就与坐在屋顶隔热棚外沿上的男子说话。开始男子对我不理不睬，连看都不看一眼，隔空喊话一段时间，嗓子快不行了，局领导安排人拿来喇叭。

这次自杀危机干预，完全采用本土文化心理学，以拉家常的方式与自杀男子聊天。我把自己曾经身患抑郁症多次自杀的经历讲给他听，以及我是如何对待家庭矛盾和个人怨恨的。

大约二十五分钟以后，我讲到他刚刚去世的哥哥时说：你哥哥的猝死对你的打击是不是很大？你们兄弟感情是不是很深？你哥哥走后留下两个未成年的孩子，你会怎么做？是不闻不问还是负起做叔叔的责任？

他马上接话："我会把哥哥的孩子视如己出，只要我有饭吃，绝不会让侄儿侄女饿着。"显然，他动情了，开始抬头看着我。这时我趁热打铁地说："你饿了吧？"我知道，他从昨晚到现在一直没有进食，尽管救援队员买来饮料和快餐，但都被他拒绝了。人在这个时候都会很敏感，对旁人的好意都会警觉。为了打消他的顾虑，我端着盒饭，一边吃，一边跟他聊着。

在我的理解和共情下，他开始接受进食的建议。我说：你一边吃饭，我一边讲我的故事。果然，他在上面一边吃饭，一边侧起耳朵听我在下面说，真的听得入神。大约半个小时后，男子不无顾虑地说：公安局不会抓我吧？

我说：肯定不会。你没有犯法，你只是跟家人赌气，想以死解脱；你没杀人，又没伤害群众，警察怎么会抓你？

他指着下面的人群说："下面这么多警察围着干吗？"

我说："他们都是来保护你的，而不是来伤害你的。你看这是我们余干县公安局的两位领导，他们都保证不会追究你任何责任。"

我们的话，他有些相信了。开始胆战心惊地走近我们事先准备的木楼梯。危机解除后，现场所有的人都报以热烈的掌声，纷纷称赞这是一次成功的救援。

从楼顶下来后，男子紧紧拉着我的手不放，要我陪他回家，说是怕父母伤害他。我答应陪他一起回家，一边安抚他，一边安抚刚刚失去大儿子的父母。

回到局里后，副局长再次打来电话说："今天终于见证了心理学的魅力，你立了大功。"对领导的鼓励，我憨憨而笑，表示感谢。

这次"自杀"场面，惊心动魄，围观群众提心吊胆，现场指挥调度及时高效。考虑到该男子的抑郁问题比较严重，我答应今后为他无偿提供心理援助。临别时，男子的全家老小对公安民警和社会救援组织的无私帮助表达深深的谢意。

第二节 意欲自杀的大学教师

那天下午，我接到一名大学教师发来的微信，他说自己不想活了。下面是他给我的留言：

> 袁老师，您在吗？我浑身发冷哆嗦，很想很想永远离开这个地球，我不想再回到这个地球，我感到地球很可怕……

这名老师因为工作遭受了重大的精神创伤，陷入了严重的自杀危机中。他有那么高的学历，我一下也不知如何安慰他。但我还是不加思索，立即用微信语音跟他通话。我跟他讲了越王勾践的故事，试图扭转他的偏执。心里有巨大的仇恨和伤痛，不能做无谓的牺牲。留得青山在，不怕没柴烧。先放下心理包袱，让自己歇息下，保护好自己，再从长计议。

先放过"别人"，其实就是放过自己。这个别人，不是指放过坏人，而是指放下让你耿耿于怀的沉重心理包袱。

越王在吴国受尽了侮辱和折磨，但他仍然忍了下来。当时的情景，不忍又能怎样？除非不想活了。对越王来说，活下来的唯一理由就是报仇雪恨。忍气吞声后，他没有对自己发闷气，更没有活在后悔自责中，而是暗暗发誓，暂且放过仇人，先把命保住，再图将来。这就是：君子报仇，十年不晚。

三年奴役后，吴王认为勾践彻底臣服，没有反心，就放了勾践。勾践回国后，怕自己安于享乐，忘记报仇，他没有住进王宫，而是搬进了马棚。每天与马为伴，卧薪尝胆，韬光养晦，发愤图强，意在厚积薄发，东山再起。励精图治二十年，越王率领越国子弟兵一举灭了吴国，终于报了国恨家仇。

如果勾践像你一样，一心只想着报仇，或许早就死在吴国的监狱里了。凡成大事者，都是大智若愚，目光远大，不拘小节，因为大智者都会谋定未来。

把仇恨先放下，把事业做大，让仇人对你胆战心惊，活在提心吊胆中，惶惶不可终日。到那时候，你的仇恨不用你去报，老天也会替你收拾他。

说完后，对方的情绪平缓了下来，表示会再考虑。

第三节　坐在高楼窗台上的少年

15岁的抑郁少年陈明（化名），因为严重恐惧、心慌等问题，住进了精神病医院，姐姐陈洁（化名），接通了我的咨询热线。经过多方了解和几次短暂交流后，陈洁决定请我为其弟弟做几次心理咨询。经过一个月（每周一次）的心理疏导，陈明的病情有所好转，并开始带药出院了，但不久之后，因为生活中的一件小事，陈明又开始感到心慌。他说这次出来后，比进去之前更加心慌，更加恐惧。他想再回到精神病院去，彻底治愈后回家。他认为那里让他感到很安全，加上里面都是同病相怜的人，他感到倍加温暖和放松。但家人叫他不要去医院，孩子就以死相逼，结果出现坐在窗台上的一幕。

以下是我与他的电话录音转成的文字。

咨询师：你好！你姐姐告诉了我你的电话。我今天说了你姐姐，你弟弟也不是小孩了，应该有独立的行事能力。

对方静默几秒钟。

咨询师：虽然我们的系统咨询已结束，但我还是想给你打个电话。这么多年的心理咨询，我没有从来跟来访者主动打过电话，你是第一个。因为你的情况有点特殊，你姐姐对你的关爱让我很感动，她是一个好姐姐。

陈明：嗯。

咨询师：我听说，前段时间，你姐特意从北京请假回家陪你这么久，对吧？

陈明：嗯。

咨询师：我还听说，你在医院里认识了一个有共同语言的女孩。我觉得这不是坏事，至少你找到了一个可以说说话的人。但你姐姐跟我说，为了见她，你闹着要到医院里住院？我觉得没有必要，为什么呢？如果有名男士认识了一名医院护士，为了天天与她见面，竟然装病住进医院，你说这是不是很荒唐？

陈明：我回医院也不是为了她，我上次是装着病好的样子才办理出院的，其实我的病没好，我这次想住院，只是想彻底治好自己的病。

咨询师：我知道。我上次跟你讲了，精神病医院（现在很多叫脑科）治病，是治你的症状，而不是治你的病根。你的病根是思想和心理问题，病的症状会让你感觉心慌意乱，恐惧紧张，对现实感到怨恨、痛苦，甚至感到生无可恋。为此，医生会让你吃各种抗抑郁、抗焦虑的药，让你心理感觉不到痛苦，甚至还有快乐感，是吧？

虽然药物不能解决你的根本问题，但你暂时又不能离开药物，所以药物是你当前必需的。你说上次出院后觉得心慌和恐惧，你现在还有没有这种感觉？

陈明：有。

咨询师：要知道，医生是帮你调理生理症状，缓解你的心慌意乱和恐惧紧张，而不是帮你治疗导致这些躯体化症状的根本问题——思想认知问题。

我以前抑郁的时候，也心慌得厉害，难受得要窒息。这种感觉持续了一段时间，实在难受，我就跑到医院开了点药。我知道这是解决病的症状。

你的病根在哪里？你自己必须搞清楚。药物只能帮你缓解病的症状。你可以把药带回家，当然也可以住到医院里去，这看你自己。我在你面前自称是你的老师，因为我跟你有点缘分，对不对？帮你上了四次课，你姐姐经常跟我聊天，说的都是你的情况。所以你姐姐今天请我给你打这个电话，就想看看，你能不能听我的建议，你不要抱着在医院里根治这个病的想法。

真正的治疗，要攻心为上。解决根本问题，才叫治疗。你为什么会心慌、难过？就是因为心里有气堵着。也就是说，你的心结还没有打开。我上次跟你讲过，如何处理与妈妈之间的问题，你把怨恨先保留着，等以后懂事了，好多事情慢慢也能理解。

任何人做事都有其理由。我叫你姐姐站在你的角度去理解你。你为什么要见那个女孩？肯定有你的理由，所以我叫你姐姐让你去，但你姐姐没有按我的意思去做。站在你姐姐的角度去想，她这样做，肯定有她的道理。但我觉得，你姐做得有点不妥，她应该尊重你的选择。

当然，她是一个好姐姐，如果没有她，我也不可能跟你打这个电话。你们姐弟情深，她对你所做的一切让我非常感动。希望你能跟姐姐和解，原谅她。好吧？

陈明：我没有怪过她，我没有怪过任何人。

咨询师：我知道你没怪过她，但你姐姐有点自责，她感觉到你因此不高兴。我觉得，你还是跟你姐姐和家里人商量好，你想出去打工或者当学徒，我都跟你姐姐说了，叫他们尊重你的选择。

陈明：我不想活。

咨询师：为什么？

陈明： 我为什么要活？

咨询师： 我也曾无数次想过这个问题，我以前也跟你一样，我为谁活？我为什么要活？后来才明白了我为谁而活，我为那些爱我的人而活，既然来到这个世界，那我要怀着感恩的心。你现在不想活，是因为自己的欲望得不到满足，自己活在痛苦之中不可自拔，苦难的日子看不到尽头，是不是这种情况？

陈明： 是。

咨询师： 你不是说心里堵得慌？

陈明： 我的病一直都没有好过，在医院好好的，离开了医院就不行。

咨询师： 我偶尔也会有这种情况。2019年，我母亲卧病在床，我心里也一直堵得慌。这种情况得不到缓解的时候，确实很难过。后来我是怎么缓解过来的？因为我知道，人的情绪发作都有时间段，有低谷也有高潮。不管心多么堵得慌，它也是间歇性的。如果不良情绪被你堵截，就会推波助澜，火上浇油。

这种心慌意乱是人人都有的正常生理反应。因为你有精神创伤，遇到特定的或者熟悉的环境，尤其遇到家里的人，虽然你说现在不恨他们，但是你只要听到他们的声音，感受到熟悉的情景，你的躯体就会瑟瑟发抖，心里就会莫名其妙堵得慌。这就像火山爆发，其实，它在释放负能量。当身上的负能量释放完毕后，你的创伤阴影就会由活火山变成死火山。

我也曾有过心慌的感受，那时候我几乎天天都活在恐惧之中。人心都是相通的，所以我能理解你这时的感受。

说实话，昨天晚上我心里又堵得慌，也感到非常心烦。因为我一个非常喜欢的学生家长告诉我，孩子又说活得没有意义。这句话的意思我懂，这个学生一年前刚刚从抑郁症的死亡线逃了出来。昨晚通宵我没睡觉，因为我心里堵得慌，好像天塌下来的感觉，我现在就和他们在一起。幸好是一场误会，原来孩子只是因为工作压力大，向妈妈倾诉一下而已，可敏感的妈妈却误以为孩子的抑郁症又复发了。

根据我的亲身体会，患上抑郁症就像掉进一个黑咕隆咚的山洞中，如果有一天你走了出来，就没事了，就彻底好了。因为人不可能再犯同样的错误，不会再掉进那个山洞里。当然后遗症——躯体化，还需要一段时间的淡化康复期。任何疾病的康复都是一样的。

所以今天我主动跟你打电话，想帮你解决当前的心理困扰问题。因为我有这种感觉，所以我又把这种再熟悉不过的感觉告诉你，本来它就是一时的难受，就跟河流一样，它要流，让它流过去，然后它就没了，但如果你想堵住它，就等于火上浇油，推波助澜。你把这种心慌意乱的情绪堵在这里，不让它释放，它会更加咆哮，更加澎湃。吃药或者住院治疗，只是让你暂时感觉还好，但你的病根还在，对吧？你在温暖的空调房里待了很久后再出来，是不是觉得外面更冷，更难受？当你从精神病医院出来后，是不是感觉自己的病更加严重了？

陈明： 嗯。

咨询师： 其实，住进精神病院和住在温室里是一样的。那怎么办呢？当你感觉心慌的时候，可以适当做下呼吸操，或者跑跑步，也可以听音乐、玩游戏。不过，一定要听那种跟自己的心情同频或同样伤感的音乐，让忧伤的眼泪流出来。你心里有很多委屈，有太多的恐惧和悲伤，必须通过一些熟悉的与你能发生共鸣的东西，才能把内心的忧伤引出来，就像火山喷发一样，是不是？

大哀莫如心死。你不想活在世上，感到生无可恋，是因为你看不到任何希望。就像一只被困在屋里的麻雀，拼命地飞向光明的通道——窗口，结果被玻璃撞得头破血流。一次次努力，一次次惨败，这无疑会让人感到忧伤，甚至绝望。一次次看着病魔发作，一次次忍受痛苦折磨，心都被揉碎了，是吧？一次次心慌，一次次害怕，感觉活在黑暗无边的世界里。

其实，这说明你的精神创伤或创伤记忆被环境因素激活或唤醒，让你的负性能量得到了释放。它是条件反射的结果，你应该允许它的存在，千万不能去堵它，唯有如此，它自己慢慢就没了。如果老是不允许它，老是把它藏起来，捂住它，或者想方设法逃避它，这样做对你的病非常不利。

　　1988年，经历了无休止的心慌，我毅然去上海找到我的恩师——张景晖老师，通过21天（实际用了16天）的心理疏导，堵在我心头的一块巨石终于落地了。那是一种什么感觉？我终于吐了一口恶气。当然，在以后的生活中，我的心慌和恐惧等症状还在频繁发作，就像影子一样跟着我。有2~3年，慢慢地它就呈波浪形减缓，直到消失。所以这个病，并不能马上就好，而是有个渐进的过程。

　　这就是古人说的：病来如山倒，病去如抽丝。

　　你年纪尚小，可能听不懂老师的话。你想让自己的病马上"好"，就想办法躲到医院里，抗郁的药可以让你感觉立竿见影，但它只是控制你的病情，稳住你的情绪。这意味着，你只要离开医院（因为你不可能永远躲在里面）就不行了。温室里的花朵永远放在温室里培育，人永远躲在空调房里生活，你说说看，会怎么样？以后你能回到现实中来吗？到现实中来你就感觉到很冷，很难适应，是不是？

　　所以，孩子，你要慢慢地跟现实接轨（比如带着药物出院，回到现实中来），要允许自己有一点不愉快的感觉，要包容自己有一点异常生理反应，比如心慌、恐惧，就跟凤凰涅槃一样。凤凰涅槃是什么？就是让自己经历痛苦，慢慢地你会发现自己就会变得强大，能适应现实了。

　　我现在过冬只穿两件单衣，每天都去冬泳。这不是一下子就能够练出来的，我从夏天训练到秋天，再到冬天，一步一个台阶，一步一个脚印走出来，是不是？不要动不动就把生命看轻，因为你还有很多东西没有看到，很多人生哲理你不知道。你姐姐为什么要帮你请心理老师？就是想帮你认识生活，认识自己，是不是？

　　这么多年来，我帮助过很多有各种心理或精神问题的人，让他们从黑暗中走了出来。为什么你不懂我的讲解和我的语言？因为你年纪太小，因为你想有立竿见影的效果，因为你想不经历痛苦就能彻底康复到跟正常人一样。你认为有这个可能吗？

　　住到精神病医院里去，是不难过，就像躲在温室里或空调房里，你是感觉不冷，但这能解决根本问题吗？温室里能增强你的抗寒能力吗？空调房里能提高你的免疫力吗？不解决根本问题，你回到现实还是害怕，还是痛苦。虽然你在医院里待着暂时觉得很舒服，但你出来后，是不是还和从前一样？所以我希望你能听懂我的话。

陈明： 我发现我不恐高了，以前我恐高。

咨询师： 不恐高是吧？但你是不是还害怕别人拿木棍？是不是害怕面对现实生活？

陈明： 对，怕棍子！

咨询师： 你为什么害怕木棍？因为你曾经建立了"木棍—挨打"的条件反射和创伤记忆或创伤阴影。怕是来自你的潜意识、你的本能。你为什么现在不恐高？因为你现在视死如归，你现在把生命看轻了，你觉得自己跳下去跟不跳下去一样，生命就是一刹那间，是不是？

陈明： 是。

咨询师： 我以前在极度心慌和绝望的时候，也不恐高。当我坐在校园里的一口深井边，看着深不见底的井水，心里一点都不怕。

昨晚，这种熟悉的心慌感觉又来了，我突然也觉得人活在世上没什么意思。当心爱的人离你而去，也会出现这种情况。当自己辛辛苦苦付出后，结果还是一败涂地，人都会不同程度地感到悲哀，甚至绝望。

为什么连死都不怕的人，却害怕别人拿着棍子？因为你小时候有这种阴影，是它在作怪。你现在的问题就是一直摆脱不了创伤阴影的纠缠和折磨，所以导致你对生命漠视，导致你对人生感到绝望。你要跟老师多沟通，把心里的话、心里的苦跟老师说一下，倾诉下，可以吧？我可以帮你解开心结。一定要答应我，不管遇到什么事都要三思，不要只是一根筋。不要像老师以前一样，那时候没有高楼，我每次迷茫和绝望的时候，都是从井口"溜"下去。那时候没有人帮我，也没有心理老师，更没人知道我有严重的心理问题。

你知道我痛苦了多少年吗？从12岁开始受口吃和强迫的折磨，抑郁了很多年，一直到24岁遇到了张景晖老师后才获得解脱。后来我因为家庭原因抑郁，再后来工作原因导致抑郁，更因为抑郁而抑郁。直到45岁那年

（2008年），领悟了抑郁和人生的一些真谛后，我才恍然大悟，并创立了秋水理论。

你当然可以说：你有权利选择死。我知道你现在活下去的唯一想法，就是舍不得关心你的人，尤其是你姐姐，深爱你的姐姐，是不是？

陈明：嗯。

咨询师：你知道我为什么要帮助你？因为我也舍不得你，我不忍心看到那么疼爱你的姐姐伤心流泪。我们以前素不相识，是网络把我们连在一起，对不对？我为什么要这样做？因为我觉得我有话要跟你说，因为我也多次有跟你一样的想法。

其实人就是一下子想不通。我父亲在我一岁的时候就去世了，寡妇门前是非多，我母亲带着五个嗷嗷待哺的孩子生活，人世间什么苦她没吃过？但我母亲为什么活了过来？因为她活在希望之中。当一个人在苦水里泡大，能看到希望，她就会扛下去，坚强地走下去。

你现在生无可恋，因为你的问题迟迟得不到解决，看不到希望，并不是你怕痛，对不对？你的病症是什么？你的病根就好比树根，病的症状，就跟树上挂着的果子、树叶、树枝和树干一样。

你到医院里去，医生就帮你把树上的果子或树叶摘下来，但是树根埋在地下，岿然不动。树根在那里会怎么样？来年，它是不是还会让树结出果子？

陈明：嗯。

咨询师：这说明你没有解决病根，所以出院以后，你发现自己的问题比以前更严重了。如果不相信，试试看，住一年，即使住十年，你都这样。就跟刮胡子一样，你把胡子刮得越干净，刮得越勤，你的胡子长得越快、越粗。因为胡子的根在皮肤里面，你没有动它。明白这个道理吧？

你现在怎么办？把病根挖掉，就是把心结打开，明白你的病是怎样来的，明白它的来龙去脉。当你知道这个病大概需要两到三年才能彻底康复，你就不会这么焦急，这么慌乱。

当然，前提是必须先打开心结，然后像火山喷发一样，频频向外喷发负能量（症状发作——心慌、恐惧、紧张）。当你心里的负能量慢慢释放完了，你心里的活火山就会变成死火山。到那时候，病树上的果子就真没了，因为病树根全部被除掉了。明白吧？

你一定要看到自己的希望，看到自己的出头日。当年就是因为我的老师让我看到了希望，我才从心灵痛苦中走了出来。一个人如果看不到美好的未来，自然就会绝望了。

你很聪明。听你讲话的声音，我就觉得你很成熟，很懂事，所以你要多跟老师沟通。我希望你能走出去，我会帮你。你想想，寒冬来了，春天还会远吗？就像现在的疫情，虽然大家少了近距离的交往，但一定要相信，我们会等到不戴口罩彼此拥抱的那一天。相信春天一定会来到，你的病一定会好！

我母亲当年为什么要坚持？为什么没有改嫁？因为她在守望，望什么？当然是望子成龙。她为什么没绝望自杀？因为她看到了希望。

想死还不容易吗？死是逃避，死了，就一了百了，不痛苦了。你现在为什么活得这么痛苦？就是吃不了苦中苦。要知道苦就是甜，现在吃的苦，将来就成了甜。

如果一个人在温室里长大，在蜜罐里泡大，就会身在福中不知福。你现在虽然是在苦中煎熬，但你要相信，苦久了以后，甜就来了，晚来的幸福更加甜蜜。我之所以会帮助那些素不相识的人，因为我觉得现在生活甜如蜜。

大道理你都知道，我就不说了。我曾经跟你讲过"火把思维"，在黑暗的山洞迷路了，大家都喜欢举着火把，照亮前方，避免受伤。人都是趋利避害的，但我建议你尽量不要用火把。用了火把，虽然可以让你现在不会碰到头，但你可能永远迷失在山洞里。因为迷路了，里面很多是死路，只有一个洞口。你点着火把，还能看到洞口照进来的微弱光吗？

陈明：不能。

咨询师：没有火把的人，你说一下，他会活吗？

陈明：会。有火把的人只盯着火把看，没有火把的人反而能看到远方。

咨询师： 对，举火把的人看不到洞口射进来的微弱光，没有火把的人，他的眼睛慢慢适应黑暗，能捕捉到很远的洞口照进来的光，那是生命之光。这就是秋水理论的"火把思维"。你说麻雀进到屋子里，它往哪里飞？

陈明： 当然是窗户上。

咨询师： 窗户是什么做的？

陈明： 玻璃。

咨询师： 如果撞过去它会怎么样？

陈明： 出不去，还会头破血流。

咨询师： 对，是死路一条。但小鸟以为那个地方就是希望之光，还会死撞南墙不回头，是吧？

陈明： 是。

咨询师： 那个地方是假的还是真的？

陈明： 假的。

咨询师： 对，那个玻璃窗其实就是希望的陷阱。要跟老鼠学习：从哪里进来的，就从哪里出去。这就是秋水理论的"老鼠思维"或"蝙蝠思维"。你现在该怎么办？解铃还须系铃人，是吧？

如何解开你对父母的恨？你的痛苦和恐惧从哪来的，我们就原路返回去，就这么简单！你要相信老师有这个能力，我能帮你走出来。

陈明： 我现在不恨他们。

咨询师： 虽然你现在已经不恨他们，但你有曾经留下的创伤记忆，它现在成了你的问题病根。我们要淡化创伤记忆，明白吗？只要你把过去的创伤记忆（病树根）淡化后，你就不会产生症状（果子），知道吧？这就是从根下手。你说连根拔起好，还是刮胡子好？

陈明： 连根拔。

咨询师： 对。这只是时间问题，孩子。你现在对未来有没有信心？

陈明： 嗯。

咨询师： 那你现在可以下来吗？重新思考下未来，可以吗？

陈明： 好。

孩子接受了我的劝告，从窗台上下来了。

第四节　高三学生自杀危机干预

咨询师斐老师跟我发微信说，她正面临着一个棘手难题：一名高二男生走进咨询室，交给她一本血淋淋的笔记本，说自己心理已经崩溃，想结束生命。

这名男生，叫他小汪吧。斐老师颤巍巍地翻开几页，双手抖个不停，呼吸几乎暂停。这是一本伤心血泪账。

小汪的爷爷是一名老兵，性格暴躁，经常家暴妻儿。小汪的童年也是在父亲的棍棒下度过的，母亲为了保护他，也经常挨父亲的暴打。

为什么父亲会家暴？因为父亲曾经也被家暴过。人的攻击性在某种程度上源于曾经的受挫。除了棍棒，父亲的语言非常刻薄，边打边骂，说他是没用的东西、窝囊废、饭桶、垃圾、废物……小汪多次想离家出走，但想到母亲，自己又走了回来。

小汪的父亲是一名木匠，他是家中的独生子，身高1.76米，是女生热捧的小鲜肉。可有谁知道，男孩的内心早已千疮百孔，伤痕累累了。为了不让父亲看不起，为了让母亲开心一点，为了不成为父亲说的那种人——垃圾、废物，他开始发愤图强，但命运似乎总是与他唱反调：越努力，成绩越下滑。成绩越下滑，他心里越恐慌，仿佛听到了父亲的嘲笑，看到了父亲鄙视的表情。他一次次爬起来，重整旗鼓，然而结局依旧。

当他的成绩滑到底的时候，他绝望了，他真的成了父亲眼中的废物。只要他坐到教室，脑子里就会浮现父亲凶狠怒目的表情和母亲可怜的样子，这些画面像走马灯一样在脑海晃动，让他想抓起一把凳子朝父亲的头上砸去，可心里立即就会蹦出另一个声音：他是生我养我的父亲，我不能大逆不道！

小汪说他只要看到刀，就会立即想把父亲杀死，并且想象杀死父亲的画面，就像完成一幅作品一样，让他酣畅淋漓，自我陶醉。但不久后，他就会自责，想起母亲失去父亲和儿子的情景，让他陷入极度的恐惧和不安……每天都是这样地纵情幻想，接着就会自责和内抗。

他觉得活在世上毫无意义，毫无自尊，他放弃了自己，开始堕落。为了麻痹自己，他开始吸烟、喝酒，沉醉于科幻小说，主动接受异性朋友的眼神和求爱信。交过几个女友，但不久后都分手了，身边也没有一个男同学跟他交往，每天像行尸走肉般活着。

成绩不好，浪费了父母辛苦赚来的钱，女友也抛弃了他，同学也远离他，觉得自己没有任何优点，只有一身的缺点。

自己何尝不想朝着父母期待的方向走？可是命运不公，努力全部白费。小汪喃喃自语："我是屎，我是乞丐，我是垃圾，你们不要靠近我……"他想到重新清零，想到另一个世界，那里或许能找到自己的归属感和存在感。

他一次次问自己，怎么不被车撞死？怎么不病死？他不是不想活，而是认为自己无路可走，活着的分分秒秒都在痛苦中煎熬，生无可恋，一心求死。

斐老师问我如何干预？刚刚我给这孩子上了一堂心理课，一共60分钟，孩子脸上露出了灿烂的笑容，自称心结已开，理解了父亲，理解了自己。

我用秋水理论对小汪同学激越的情绪进行了心理疏导，再采用其中《攻心36策》对他冰冻的心结进行了化解。

第五节 跟儿子交代后事的河南老乡

河南的一名学生李波（化名）给我发来求助信，说他爸爸得了抑郁症，情况糟糕，担心他会自杀。

我问什么原因得了抑郁症，他说前段时间河南洪水泛滥，加上现在的疫情和生意上不顺心，觉得活着没意思，不与外人接触，什么事也不管，天天睡觉。他说这次休假回到家里，想陪陪爸爸，顺便也用秋水理论开导下爸爸，但效果不大。而且他感觉到爸爸好像在跟他交代后事，妈妈又在旁边哭，他意识问题很严重，这才想到了我。他说他爸爸今年51岁，在农村帮人加工外贸产品。

上午九点，我和李波的父亲通了电话，我先采取一问一答的咨询方式。从他的回答，我基本知道了李师傅抑郁的原因。于是后面我采用了大约半个小时的心理疏导，帮他打开了心结，稳定了情绪。

其实李师傅的问题很简单。凭着我的人生知识和咨询经验，抓住他的问题要点进行分析，并采用接地气的传统文化进行心理疏导。我着重从"得失有道"铺开，把我自己遇到过的相似案例讲给他听，让他明白了俗话说的"破财消灾""吃亏是福"的道理。

因为帮人加工外贸产品的质量出现了问题，一下让他损失了几十万元。本来想赚点钱给孩子买房，谁知道最后却亏了大本。这一打击非同小可，他开始有点撑不住了。妻子怪他，亲戚朋友也说他糊涂。他自己也觉得很憋气，犯了一个不该犯、不可饶恕的错误，总在后悔、自责和纠结。觉得自己对不起家人，尤其对不起刚刚成家等钱买房子的儿子。加上洪水和疫情，李师傅心情一直处于低迷状态，觉得未来没有希望，活着没有意义，当然也没有任何欲望、激情和动力，人一下就颓废了。

妻子陪他到精神专科医院检查，填写了几张心理测量表，医生告诉他有重度抑郁，并建议住院治疗，但李师傅只是开了几个月的抗抑郁药物带回家吃。吃了一个月的药，人还是没有精神，没有欲望，每天嗜睡。

在电话询问中，我得知李师傅没有心理冲突，只有抑郁情绪。人一直沉浸在过去，总在后悔自责中，说自己活着没有希望，又难以接受现在的状况，所以人就抑郁了。根据他的实际情况，我对因下"药"，攻心为上。大约35分钟后，李师傅乐不可支，连声称我的一番开导让他什么都明白了（有电话录音为据）。

以下是我与学生之间的聊天记录——

李波：袁老师中午好，我是您之前的一名学生。现在我爸患有抑郁症，想寻求老师的帮助。

咨询师：确定有抑郁症？

李波：去医院开了药在吃了，确定是抑郁症。

咨询师：有什么症状或反应？

李波：自我怀疑，自我否定，觉得生活没意义，自己没价值，觉得一天很漫长。

咨询师：哦，知道。起因呢？

李波：一来做生意不顺心，压力大；二来洪灾、疫情，在家压力没及时宣泄出来。刚开始他说不想跟朋友出去，觉得自己很失败，我都没当回事，后来严重了才去医院。我爸这种情况您看能否给心理疏导下？因为我们对抑郁症真的是一窍不通，就跟当时我对待口吃一样，后来听了您的课才走了出来。我也知道抗抑郁的药物只能暂时活跃情绪，但不能治本。其实我也尝试着一直跟我爸说，但是感觉我这功夫还不够，说不到点上。我爸现在彻底不跟人接触了，全面否定了自己，所以我也不知道怎么去开导他。我星期天抽空回来的时候就会去陪他，但是感觉效果不明显，所以还是想请老师给我爸亲自做下心理疏导。

咨询师：好的，被你的一片孝心感动。老师尽力帮助你父亲走出抑郁。明天上午叫你父亲跟我打电话就可以。

李波：好的，老师。您帮我从口吃的痛苦中解脱了出来，现在又在拯救我的父亲，您的恩情学生谨记在心，也替我父亲向您表示感谢。

远程心理干预录音转文字——

咨询师：喂，你好。

李波父亲：你好，是袁老师吧？

咨询师：你是李师傅吧？

李波父亲：对，我是河南洛阳的。

咨询师：我知道，李波是你的儿子，他是我的学生。你把自己的情况说下吧。

李波父亲：我这一段时间什么都不想干，看到什么都很烦躁。

咨询师：你遇到了什么吗？

李波父亲：我没有遇到什么。

咨询师：比如生意、家庭、人际关系上面的问题。

李波父亲：哦，有的，就是做生意有点不顺。

咨询师：是不是别人欠你的债不还呀？

李波父亲：不是欠债的问题，就是做了点小生意质量没有搞好，后来一直想着质量的问题。

咨询师：这个问题还没解决是吧？

李波父亲：对。

咨询师：这事有多久了？

李波父亲：有一两个月了。

咨询师：大概损失多少钱？

李波父亲：总共有三四十万块钱吧。

咨询师：对你家来说，这个损失属于一般还是很大？

李波父亲：反正是不小的数字吧。

咨询师：你家的生活水平在当地算一般还是中上？

李波父亲：中等。

咨询师：你有几个孩子？

李波父亲：只有一双儿女。

咨询师：你们夫妻多大年纪了？

李波父亲：我51岁，孩子妈比我小一岁。

咨询师：你们感觉到压力很大，是吧？

李波父亲：对。

咨询师：为什么觉得活得没意思呢？

李波父亲：反正就是看到什么都烦，什么都不想干，每天就是吃吃饭，睡睡觉，觉得白天特别无聊，什么都不愿意干。

咨询师：生意上的这个事还没有解决是吧？

李波父亲：还没有给人家交货。

咨询师：对方是本地还是外地的？

李波父亲：外地的。

咨询师：人家不接受你的货？

李波父亲：他们现在也没有提出质量问题，但是我自己感觉到这批货做得有点粗糙，因为是出口的。

咨询师：你有自己的加工厂？手下有多少人呀？

李波父亲：我没有工厂，我也是委托别人加工的，我只是自己注册了一家公司，就几个人。

咨询师：这三四十万如果让你自己赔，你能赔得起吗？

李波父亲：可以赔得起。

咨询师：你儿子结婚了吗？

李波父亲：已经结婚了。

咨询师：李波是我很看重的一个学生，长得帅，也很懂事，他对你很关心，是吧？

李波父亲：对。

咨询师：李波都能从口吃的心理纠缠中解脱出来，不简单啊，要知道口吃的问题比抑郁症的问题还要复杂。我本人也曾患有严重口吃，口吃的心理问题会导致抑郁。以前我也不愿与人交流，总是悲观厌世。我不想打扰别人，也不愿意让别人来打扰我。所以我想躲到世外桃源，总是逃避现实。其实，人受了伤，都想躲起来，尤其看到别人比我过得好，心如刀绞，这是人之常情。连一句简单的话都说不好，就连喊"老师好""大家好"这么简单的日常用语，我都喊不出来，怎能不让人崩溃？口吃并不是结巴那么简单，生活中那些说话结巴的人，往往不是口吃患者，因为他们不痛苦，他们没有逃避现实。

真正的口吃患者是在心里就开始结巴，嘴巴张不开的那种。你活了这么大年纪，应该见过很多结巴吧，你说他们会痛苦吗？没有吧？

李波父亲： 对，确实是这样的。

咨询师： 你儿子看起来口吃很轻是吧？

李波父亲： 对。

咨询师： 看起来他没事儿，但你知道他的内心有多痛苦吗？他曾经多次想自杀，很无助，很无望，很痛苦，所以李波一知道你抑郁了，就知道你心里有多么痛苦，因为他也有过这种切肤之痛。

我们口吃患者都有过这种感受，也曾因为口吃问题让我非常抑郁，感到生不如死。尤其在40岁后，我的心境非常低落，有时也狂躁不安，这主要源于我的工作压力。尽管我勤勤恳恳，但我怪领导不提拔我，反而提拔那些不干事的人。我工作能力那么强，工作效率那么高，竟然没有被领导赏识，反而被责骂，而且还当着别人的面痛骂我。

有一次，我在走廊里跟领导吵了起来，之后我们发生了很多针锋相对的事，2006年我因此被下放到乡村工作。我觉得活在世上很窝囊，很委屈，觉得这个世界太肮脏，觉得自己活着没有任何意思，我每天唉声叹气。我多次跟我年仅10岁的儿子说：如果有一天我死了，你要记住杀父之仇不共戴天。交代完后事，那天我开着车踩足油门，想冲进江中……那个时候我干什么都没有劲儿，人总是像失了魂一样。

李波父亲： 对，没有劲，无精打采。

咨询师： 那个时候我天天后悔，就像你现在后悔当初没有把好质量关，你想到未来没有希望，无缘无故赔掉几十万块钱，害了自己的家人。你总是这样怪自己，后悔不已，是吧？

李波父亲： 对对对。

咨询师： 本来你对这批货还是寄予厚望的，但是你知道希望越大失望就越大，对不对？

李波父亲：对对。

咨询师：但是这种希望落空了，失败了，所以你的失望就更大了，对未来就失去了希望。过去让你感到后悔，但你又回不去。过去虽然有很多东西值得留恋，但时光不会倒流。你又不想接受现实，因为你觉得自己的能力不是这个样子的呀！

李波父亲：对对。

咨询师：你又不是那种不守诚信的人，如果你是那样的人，你就不会这么难过。

李波父亲：对，我不是那种人。

咨询师：就跟赌徒一样，你说赌徒输了钱他会难过吗？会难过，但他会抑郁吗？不会。因为他事先做好了思想准备，他本来就是赌嘛，赌就会有输赢。你当时不是抱着赌的态度去接单，而是一种马虎心理，只不过当时你确实没有意识到问题有这么严重！

李波父亲：对。

咨询师：其实你的出发点是好的，你就是想正正经经地赚钱，赚良心钱，自己赚得安心，别人用得也放心，但出口产品确实出乎你的预料。

那么多不守诚信的人，为什么只有我们难过呢？因为我们不是那种人。如果我们真的是那种坏人，怎么会难过呢？正因为我们是有良知的人，是好人，所以我们才会难过。李波现在已经结了婚吧，有孩子了吗？

李波父亲：结婚了，但还没要孩子。

咨询师：现在家庭都好是吧？

李波父亲：都好。

咨询师：有句古语："破财消灾。"在某种意义上，这句话对身处逆境中的人有些帮助。古人的意思是说，如果没有破财，人或许会有灾难。正因为你破了这么大的财，或许能免除你们家的一场灾难呢。你能明白吗？

李波父亲：明白明白。

咨询师：世界上每天都会发生一些天灾人祸，比如河南的洪灾，你家里没有一个人出事的吧？

李波父亲：没有。

咨询师：这两年疫情严重，你家没有一个人感染新冠病毒吧？

李波父亲：没有。

咨询师：这就是"上天"照顾你们，知道吧！

接着我把"四兄弟"的故事讲给他听（由于书中已有案例展示，这里恕不赘述）。在四个兄弟中，只有老大一人在家照顾长期生病的父母，虽然照顾不算周到，但在农村，老人有吃有穿，生病能看医生，老大就是尽孝了，所以天道就格外照顾老大。明白这个道理吗？

李波父亲：明白明白。

咨询师：几年前我碰到一位熟人，我问他最近身体怎么样？熟人说最近不大好，心脏刚搭了一个支架，真倒霉。我和他说，塞翁失马，焉知非福？这或许是好事啊！

熟人瞪着眼睛问，做心脏手术还是好事？我说，你挨了这么一刀，生了这个病，也许你儿子就没事了呢！何况现在科学这么发达，心脏装个支架不算很困难的事情，也不大会影响人的身体。你看你儿子那么有出息，领那么高的薪水，多让人羡慕啊！人不可能完完整整，总得有点残缺。就像一栋房子，总得有个出气的烟囱，还要有个下水道吧。

一个家庭就是一个系统。系统内有"高山"有"峡谷"，峡谷低，高山高，峡谷里的泥巴都填到高山上去了。高山比喻人的优点或好事，峡谷表示人的缺点或坏事。得了心脏病，就像峡谷，泥巴被挖掉了。外表看来是坏事，其实是好事。

我跟他说，你的"泥巴"都挖到哪里去了？你的身体有病是什么原因呀？是你把福报给了你的家人，而你做出了牺牲。李师傅，你破了财，但你没有生病，这已是万幸了！

破财消灾，你说这个灾是哪个灾呢？那个熟人被我说得笑了起来。他说：你竟然这样说，我接受！孩子们顺顺利利，平平安安，原来是这样，我明白了!

李师傅,你是愿意发生灾难还是愿意破点财呀?

李波父亲: 那还是破财吧。

咨询师: 对呀! 宁可破财也不要破我们的家。你儿子昨天求我,他说,老师您要帮帮我爸爸,您无论如何都要帮我爸爸挺过难关。

李师傅,你生了个好儿子,对你那么孝顺,你该知足了!

李波父亲: 对。

咨询师: 其实你就是一直活在过去。你要知道,后悔没用,过去就是过去了,虽然它有时让我们很伤心,但我们不要斩断它,就把过去当作回忆。再想想孩子们,想想未来,我虽然赔了三四十万,但是我赚到换来了一家人的平安和健康,有身体我们就有未来,对不对?

李波父亲: 对,有好身体就有未来。

咨询师: 你就把注意力放到家庭上去。有个女人的丈夫得了脑出血,躺在病床上,生活不能自理,天天照顾他,苦不堪言。后来我去给她做思想工作,我说你丈夫是因公负伤,她说他哪是因公负伤,他是自己走路摔成这样。

为什么他走路会摔倒?别人怎么不会呢?她说"他不小心呗"。我说一个家庭总要有一点残缺,比如我家,我的父亲用年轻的生命换来儿女们的平安成长。明白吗?

李波父亲: 明白。

咨询师: 我们都活得好好的,就是因为我们有残缺,有过代价,所以我们感恩生活,感恩国家,感恩上苍,尤其感谢吃过的亏。从现在起,你要感谢这三四十万块钱的亏损!因为这是上天安排的,因为上天已经让你们一家人过得平平安安,身体健康,你们的心不能太贪,不能再怨天尤人了,否则就是与天道作对,就会得罪上苍,而上天是得罪不起的!明白了吧?

李波父亲: 明白了,明白了。

咨询师: 你赔掉这个钱以后,你的家就平安呀,你要是不赔这个钱,也许你和家人就要出问题，你知道吗？所以我们说，一个家庭总要有一个破绽，有个出气的地方，明白吗？

李波父亲：明白明白。

咨询师：现在还有问题吗？

李波父亲：没有了，老师讲得通透！现在什么都想通了。

咨询师：除非身体有问题，精神实在煎熬，一般不要到医院里去，也不要一天到晚躺着，一定要面对生活，接受失败，大不了重新再来！

李波父亲：明白明白。对，一定要面对。

咨询师：现在已经完全明白了吧，还会抑郁吗？

李波父亲：不会了，老师。

咨询师：李师傅，以后不要多想。塞翁失马，焉知非福？有一失必有一得，你现在就等着抱孙子吧，这应该就是你破财的福报。

李波父亲：非常感谢！

第二天（2021.11.14.9：50）

咨询师：你爸的抑郁情绪解决了，放心吧。年纪大的人一说就透，一点就通。

李波：谢谢老师了，感激之情无以言表，铭记于心。谢谢！

李波：我爸拿的药已经吃了近1个月了，如果好点的话能不吃吗？我怕那种药有毒副作用。

咨询师：这个你们要问医生。

李波：好的，老师，谢谢您的热情帮助！

第六节　抑郁躁狂的高中生

那天中午，我正在午休，电话响了，一名高二男生因为考砸了，想自杀。开始是孩子的叔叔打来电话，后来孩子的父亲又打来电话，他说了大致的情况，接着我电话连线了该男生。

来访者： 老师好！因为这次考试考得一塌糊涂，现在我总是胡思乱想，大脑混乱，意志力不坚定，我都不知道怎样调节。这次期中考试只考了252分，班里最高590多分。以前我能考500多分，成绩一落千丈，让我实在无法接受。

总是压抑自己的心情，我知道这样不好，但我就是不能冷静。我看电影也有这样的情绪，总是喜欢问为什么。这样的情绪从上个星期六开始，现在同学都在讨论成绩，他们背后都说我读成了书呆子——死读书，但又读不进去，让我无地自容，我现在越来越不能融入他们。

我现在连最基本的标点符号都不会了，书看不下去，卷子上的字似乎也不认得了，整个人都恍惚了。我是不是真的有抑郁症啊？我该怎么办？我不想让爸妈担心，他们已经够累了。

现在别人说一句坏话我就想哭，笑也很假。以前我多么开朗啊！也不知天高地厚，现在有一股气堵在心里好难受啊！老师对不起，对不起，对不起，打扰您了！其实，我并不想放弃自己，不想自甘堕落。请您不要让我爸妈知道，我妈妈身体不好，我爸身体也不是很好，对不起！对不起！对不起！

经过大约40分钟的危机干预，我对该男生学习和考试存在的心理问题进行了分析和梳理，一切都在合理的解释之中。利用秋水理论和攻心之策，对孩子的心理进行疏导，孩子激越的情绪暂时得到缓解。下午家长发来微信称孩子的情绪平复了很多。

几个月后男生情绪又开始低落，无法正常上课。在一个周日，男生的家长陪他来到秋水工作室。

男生说他很烦。一开始是因为同学笑他是死读书的呆子，他确实很努力，但学习成绩上不去，这让他感到心烦意乱，挥之不去，让他无法集中注意力投入学习。

家长和老师不断提醒他，关心他，把他当有"精神病"的人，叫他到外面去治病。这让他感到非常心烦，无法集中注意力听课，而且看见书就烦，心浮气躁，所以父母一说他，他就暴跳如雷，但老师说他，他不敢顶撞，而是忍气吞声。

每次去学校，每次进教室，每次上课，他都如临大敌，如坐针毡，恐惧紧张，全身冰凉，虚汗淋漓。他实在听不进课，老师也很着急，建议家长带他去治疗。家长先帮他请了几天假，让他在家休息几天，这才请我帮孩子做心理疏导。

男生说同学们的眼神让他受不了，老师们对他的关心更让他很惭愧，他每天心神不定，更担心自己会得精神病。

我从这三个方面下手：一是叫他把目标降低，二是学会管理情绪，三是补充正能量。以前的目标太高，是因为过去的学习成绩很好，但现在成绩一落千丈，目标也应该降下来。所以本次疏导的重点，我叫他面对现实，降低目标，不能强逼自己，否则就会力不从心，欲速则不达。

咨询师：你为何心神不定，起坐不安？就是因为现在离自己的目标越来越远，遥遥无期。

古人说：知之而后定。一个人只有知道自己的止境，才会定下心来做事。鉴于目前的状况，我建议他把目标定位二本，甚至专科，而不是一本。通过讲述几个典故，"床下牛斗""君子与小人"的故事，男生和家长津津有味地听着，并且表示接受。

几天后，父母又陪着男生来找我。

我讲了越王勾践忍辱负重、卧薪尝胆的典故，告诉孩子凡成大事者，都会遇到许多磨难。就像弹簧，如果没有遇到压力，怎么会有动力呢？所以要感谢给你带来压力的人。无论他们怎样笑你，看不起你，都是别人的事，那是别人的自由，关键是你怎么对待别人的看法。

如果明白这点，从现在起，你一定会尊重自己，始终朝着目标和理想进发。虽然别人早已捷足先登，但现实中后来者居上的比比皆是！你可以先上专科，后升本，再考研，只要你有毅力，有决心，还有什么不可以做到？无非就是时间的问题。

一定要有清晰的思想认知，正确看待自己的优势和劣势，不要急于求成。你现在越想赶上他们，越会往下滑。你们落差很大，人家已经遥遥领先了，距离感会让你感到自卑，而自卑心理又会极大伤害你的学习热情。

事实上，你现在跟同学们有这么大的差距，加上心里受伤，这让你的学习效率大大降低，就像折翅的雄鹰，只能望天兴叹了！你现在应该要学《龟兔赛跑》中的乌龟，慢慢地爬，努力地坚持。

当晚，男生要求回到老家散心。第三天，孩子的母亲给我打电话，称孩子这两天状态很好，和在学校判若两人。我说孩子只是暂时忘记了过去的烦恼，不是真正的好，问题的本质没变，请家长务必注意。

接着，她把孩子在老家白天做了什么，晚上做了什么，睡得怎么样，详细告诉了我，可谓无微不至的关心。

我说你干吗要对孩子关注得那么详细呢？如果一个男人在路上老盯着你看，你是不是觉得很不自在？怀疑自己的脸上有东西，是不是一天到晚拿个镜子照？是不是觉得自己走路的姿势不好看，于是一天到晚练习自己的走路姿势？想想看，你这样走路会自然吗？你如此关注孩子，等于逼着孩子关注他自己，等于在暗示孩子：你有问题！孩子想知道自己哪里做得不好，所以才会不停地关注和检查自己，导致他无所适从。

妈妈说，她想跟孩子说些事，想关心下他，可孩子动不动就发火，叫她别管。这说明孩子心里还是有气，有向外攻击的能力，这也意味着孩子的抑郁不是问题。孩子现在只是心烦，想一个人静下来，想真实地表达下自己的情绪。

孩子去老家是想散心，想把注意力转移到外部，所以请家长不要关注孩子，把注意力转向别的方面。如果你一天到晚丢掉自己的事不做，一门心思关注他，守着他，肯定会让他心更烦，压力更大。只要你们轻松了，孩子也就轻松了。

不仅你自己不要去关注孩子，你还要帮孩子解除外部干扰源，比如爷爷奶奶、外公外婆都不要过度表示关心，就像平时一样对孩子。

孩子妈妈说，孩子每天都在长跑，晚上还用冷水洗澡，说是要学袁老师，磨炼自己的意志。

　　这孩子本身就缺少正能量，除了一颗躁动的心，全身都是冰凉的，怎么能用冷水洗澡？虽然孩子想磨炼意志，但当下这孩子亟需补充正能量，比如接受阳光浴、热水泡澡、郊游赏景，等等，当然听同频共鸣的伤感音乐也非常好。

　　由于孩子来到教室就会瑟瑟发抖，心里堵得慌，无法学习，学校咨询师帮他做了心理测试，说可能是中度抑郁和焦虑症。班主任怕出事，叫他请假回家调养或去医院治疗。

　　按常理，在家调养对其"病"有好处，但我想告诉大家，不到万不得已，不要回家调养，在家调养不仅没有好处，反而有坏处。如果身体上的病，比如发烧、感冒等生理疾病，当然需要调养，最好在家里卧床休息，但心理上的问题，比如抑郁、焦虑、害怕等，一定要去面对，不能躲到家里调养，否则会给今后埋下隐患——导致更大的心理或躯体问题。

　　家长说孩子一回到老家就正常了，而且现在表现得很好，每天上网课，写作业，学习很认真，但只要回到学校，回到县城原来租的房子，又回到从前的状态——心烦意乱、头晕腹疼、吃不下饭……家长不得不另外租房，并且准备让孩子长期休假或休学，回老家调养。

　　孩子为什么回到教室或原来租住的地方就情绪突变？这都是创伤记忆导致的，以条件反射的方式表现出来。只要离开了原先的环境或条件刺激，就不会触景生情，触发条件反射，但这样做（比如回到老家调养）的结果，就像天冷躲藏到暖房内一样，虽然暂时感觉不到冷，但以后会越来越怕冷。

　　人的本能都是趋利避害的。寒冷天，大家都喜欢躲到暖房里。在暖房虽然不冷，但不能提高人的抗寒能力。相反，在里面待久了，再回到现实环境，就会越来越难以适应，也就是说不仅没有提高抗寒能力，反而削弱了抗寒能力，所以"回家调养"是一个思维误区。

　　我告诉家长，如果你的孩子想继续读书，一定要让他学会面对，可以通过渐进的方式，而不是一步到位。如果不想面对也可以，就离开是非之地，比如休学一年，远离原来的同学。

可不在一个班，却在同一个校园，还是会经常遇到那些同学，还是会引爆不良情绪。不过也不要紧，只要孩子的成绩上来了，就会有底气，有自信，就不再害怕那些笑他的同学，毕竟用实力说话最靠谱。如果再不行，你还可以让孩子换一所学校，彻底远离是非之地。

以上我们都是从改变外在环境入手。

如果孩子有智慧，能听懂我的话，就会逆行：带着心理和身体不适去逐渐靠近现实环境，而不是远离现实。其实家长描述孩子的种种不适，都是人在特定的场景中诱发出来的合理的情绪变化或生理紊乱。这种躯体化反应，我们可以把它看成触景生情或者创伤记忆被唤醒。

家长说，她要孩子写保证书，保证以后复读时要好好上学，努力控制自己的情绪，不能再犯相同的错误。

我告诉家长，当孩子置身于特定的场景中，就会情不自禁地爆发躁狂情绪。情绪是按捺不住的，狂躁更无法控制，越控制越严重。虽然情绪不可控，但由此导致的行为可以控制。只有正面接受自己的情绪，不与之正面对抗，我们只需控制由情绪导致的行为即可。否则，行为必然会失控。

第七节　意欲自杀的抑郁少女

一天晚上，我接到同城胡女士的电话求助，称其女儿近一星期突然变得默不作声，常常发呆，神志不清，在卫生间待很长时间，晚上通宵睡不了觉，用手机查看抑郁症的信息，有强烈自杀倾向。

我意识到问题的严重性，立即找了女心理师刘老师一同前往。晚上八点左右，我们到了求助者的家中。这是一个六口之家，租住在一栋偏僻的民房内。一家人挤在一个不到10平方米的小房间内，厨房、卫生间和客厅都是与别的租户共用的。

见面后，女孩婷儿（化名）脸色凝重，神色呆滞，走路、反应迟钝，却很警觉地看着我们。妈妈说女儿很爱打扮，买衣服很挑剔，一次打扮常常就要花一个小时。给我的初步印象，女孩情况的确如此。

一起来的刘老师先把孩子带入房间内沟通，大约20分钟后她们出来了，女孩却什么都没有说。我们围着一张八仙桌坐下，我和女孩唠了起来，女孩仍然默不作声。也许看着我一脸真诚，孩子还算配合，似乎用心在听。于是我讲了一点通俗易懂的道理，女孩的脸色开始出现好转。临别前，刘老师建议家长帮孩子买个手机，让她有个精神寄托，听听音乐，发泄下抑郁情绪。

第三天上午八点许，我给家长打电话，对方称马上要去外地出差，丈夫在建筑工地做工人，只有婷儿一人在家睡觉，房东家有人。

上午九点，我和另一名女咨询师卢老师一同前往女孩家。

房东夫妇正在大厅闲坐，主动帮我们叫开了婷儿的房门，卢老师一人进去与女孩私聊，我就坐在外面和房东夫妇聊了起来。房东太太说，女孩这几天经常站在屋外发呆，在卫生间洗澡或洗衣服，一洗就是几个小时。

在里面大约聊了一个小时，卢老师出来了，结束了上午的回访。路上卢老师说，女孩说了一些话，告诉她一些我昨天不知道的隐情。我的直觉告诉我，婷儿冰冻的心房在渐渐开启，可能卢老师一番启发式的谈话找到了切入点。

两天后，晚上七点，我一人前往婷儿家里，婷儿和妈妈从外面吃饭刚回家。我们在客厅聊了一会儿，我叫婷儿拿了一张白纸和笔，在桌子上画了一个回形图，让婷儿辨认。

婷儿说这是回家的"回"字。我指着里面的"小口"说："这就是现在的你，你关在家里沉默不语，而以前你像只快乐的小鸟总是说个不停，伶牙俐齿，正因为如此，让关心你的人发愁。孩子，你一定是受了刺激或承受了压力。"紧接着，我单刀直入地问："你是不是在学校被人欺负了？或者看到了不该看到的画面？你懂我的意思吗？"

婷儿摇摇头说："不是，我只是心情不好。"

孩子为什么沉默不语，神情木呆，反应迟钝？因为她有伤心的过去，她只是不想回忆过去的伤痛，不得不选择沉默和遗忘，但现实环境总是不断勾起她伤心的回忆，所以她不敢面对现实，只有退避在家。

我顺势切入："你白天睡觉，晚上不睡，这样黑白颠倒，容易胡思乱想，导致精神出问题。你愿意变成那样吗？"

婷儿摇摇头。

我再指着回形图说："你现在就像水库里的水，虽然温驯，但你的内心却暗流汹涌，时刻都想冲破阻挡它的大坝，却无法撼动它。你不得不向薄弱的地方冲击，这意味着你时时刻刻都在折磨自己的躯体。比如你现在神情有些发呆，头部和身躯动作迟缓，目光无神，像刚生过一场大病的人一样。

"你夜里无眠，白天嗜睡的状况还会进一步恶化，甚至最后可能就会变成'精神病人'。"

婷儿说自己也意识到了。

"你为何彻夜无眠？因为你晚上想得太多，白天睡得太多。如何切断你的思维奔逸，让自己不要胡思乱想？我建议你去医院精神科开点抗焦虑的药。"

婷儿马上说："药会产生依赖性，有副作用。"

这孩子什么都懂。我一阵感动。就趁机对她说："对，你现在白天关在家里，睡觉也会形成依赖。"

"我是习惯！"婷儿辩解说。

"既然是习惯，那就可以改变。要知道白天大家都上班，你睡大觉，家里人肯定不会高兴，你自己也不喜欢自己这样。"

婷儿没有解释什么。

我进一步劝说："即便夜里睡不着，你第二天早上还是要坚持起床，照常工作，虽然暂时会感到精神不振，但挺挺就过去了，慢慢就会恢复正常的生活习惯。"

婷儿点点头。

因为八点半有个网络课要讲，我就告别了。得知婷儿家里生活艰难，临走前我给女孩妈妈微信转了几百块钱，让她帮孩子买个手机，打发时间，转移下注意力。

婷儿不要，说不想欠我的人情。我再一次感动，多懂事的孩子！

我说："以前我也和你一样陷入了严重抑郁中，感到生无可恋，后来也是好心人帮我渡过难关，把我从死亡线拉了回来。所以这钱不是我的，是好心人给的，我只是传递下爱心。将来等你有钱了，过上好日子，你也会和我们一样，把爱心传递到有困难的人身上。"

婷儿点点头，表示愿意接受我的善意。

随后我和卢老师又上门帮孩子进行了两次心理干预，婷儿的状况渐渐有了一些好转。考虑到女孩的心理问题比较严重，其中必有隐情，我准备去孩子原来的学校做详细的调查。

第二天，我和蓝天救援队的志愿者一起前往女孩以前就读的初中，找到班主任陈老师和她的室友李玲（化名）。

班主任说，这个孩子因为性格有些另类，班上没有同学愿意与她同桌。李玲也说，有一回婷儿在寝室内搞了一次恶心的事，大家都不愿意和她住在一起。班主任说婷儿的学习成绩也越来越差，而且越来越不守学纪。更为严重的是，老师发觉婷儿的精神明显异常，就告诉家长让孩子退学。就这样婷儿退学在家。

临别时，班主任告诉我们说，他准备择日去一次婷儿家找她谈谈心，但家长反映说学校老师始终没有去安慰孩子。

三个月后……

"袁老师，您好！我女儿的抑郁症现在已经完全好了，正在当地一家公司学习技术，我每晚接女儿下班。女儿说要去上班帮妈妈减轻负担，说她有四个弟弟、妹妹，弟弟妹妹还小，需要用很多钱，说她是老大，既然选择了出入社会，她就必须帮家里分担些压力。当我听到女儿说这番话后，感动得流泪了，觉得孩子长大了，懂事了。谢谢袁老师，同时也谢谢好心人的帮助，千言万语说不尽的感激，谢谢你们……"

这是婷儿的妈妈给我发的微信，称她女儿现在变得积极阳光了，不再被抑郁折磨。她还说，女儿以前非常痛恨这个社会，恨她的母校，让她尊敬的老师们除了对她严格就是选择放弃她，一次又一次加深她的悲伤情结，致使其发展成抑郁症……

自"抑郁少女妈妈求助信"在我的微信朋友圈发布后，得到了许多好心人上的捐款，让婷儿和家人十分感动，对社会不满的心结和情绪逐渐瓦解和平复，说她已经认识到社会上还是好人多。女孩很懂事，表示要好好向生活学习，努力学得一门技术，将来好好回报社会。

她母亲再三感谢所有给予她们帮助的好心人。当我读着女孩母亲发来的信息，听着她们一家人的感激声音，禁不住热泪盈眶。我也感谢许多关心婷儿的公益人士，是大家的爱心让社会少了一个问题孩子，多了一份和谐。

我自己也曾身患严重抑郁症，我深知，决定抑郁症患者的生命的不是药物，而是亲人的理解和社会的关爱。正如抑郁少女的妈妈说，孩子转变的最大动力是社会和亲人的关爱，让孩子抑郁的心灵注入了阳光，重新燃放了青春活力。

后来我再次回访婷儿的妈妈，孩子的妈妈回答说：自得到大家的帮助后，婷儿早就走了出来，现在在某职业学院读书，一切正常，而且孩子始终没有去医院精神科检查，更没有服药，完全自然康复。

第二十一章　实践与思考

第一节　有点绝望的女孩

一夜翻来覆去，想着晶晶的事。那么小的女孩怎么就抑郁了呢？视频中看着苍白无力的孩子躺在床上呻吟，说着要跟我告别，我的心揪着，泪眼模糊。这个时代究竟是怎么啦？动不动就是叛逆的孩子、抑郁的孩子。难道真的是家庭娇生惯养？还是幸福时代的娇贵病？

这几年大家都在盯着食品问题，关注的是添加剂和健康养生问题，但儿童的心灵呵护少有人提及。虽然天天有人喊着嚷着关心孩子，但许多是光打雷不下雨，或者雷声大雨点小。智能时代，每个大人几乎都有一部智能手机，览微博，刷抖音，玩微信，孩子们也不落伍，大人们一停下来，就立马抢你的手机。

人为何斤斤计较？为何一点小事就会心烦意乱，躺在床上翻来覆去，夜不成寐？我做不到遇事波澜不惊，但我不会推波助澜，因为我懂得情绪的规律和奥妙。

古人说：管别人者心有魔，管自己者心有佛。看到不顺眼的事，就想唠叨几句，按理不算什么，问题是总盯着别人的一些缺点不放，这就是你的问题。人都是这样，盯着别人的优点看，越看越喜欢，盯着别人的缺点看，越看越恶心。人的优点和缺点都是一分为二的，优点越多，缺点越多，就看你站在哪个角度。

心里装不下事，说明你心胸狭小。人在高处，自然就会看远方，哪里顾得上眼前的世俗，所以登高望远，心静如水。多见不怪，少见多怪。道家的无为、儒家的中庸、释家的随缘，都是做人的最高境界。

对儿童的某些偏常行为，其实最好的纠正方法就是不用任何方法。但望子成龙的父母怎么能眼睁睁看着自己的孩子往下滑呢？这不是堕落吗？他们振振有词，以为这就是父母的监护责任。说老实话，我看到自己的孩子这样，也会管一管。

大智若愚，以前我不理解，现在我知道了。人的许多功能是你"有意识"关闭的，心理学把这叫选择性失聪。为什么有不少人提前进入"老年痴呆"？就是因为不愿受儿子儿媳的气。

为什么青少年颓废了？因为不愿听父母的唠叨。生活中许多人耳朵不好使，并非生理问题，而是心理原因。大凡妈妈或妻子喜欢唠叨，子女或丈夫的听觉功能就会慢慢减退甚至关闭。

晚上睡熟了，听觉就"关闭"了，耳朵听不到外面的噪音，包括过往汽车，甚至滚滚雷声，但当有人叫你的名字，哪怕在屋外，哪怕声音很小，你都会从梦里醒来。这叫什么？事不关己高高挂起，一旦关系到切身利益，人的感觉器官就会很灵敏。

看到这里，读者朋友就不难理解我的话。孩子为什么对你充耳不闻，视而不见？现在的孩子为什么越来越没有礼貌？大人应该检讨下自己的原因：是不是你管得太多？你的话就像嗡嗡叫的蚊子一样让孩子讨厌。难怪孩子要关起房门，以求耳根清净。

这些看似叛逆不听话的孩子，其实都是好孩子，他们大多为了自保，才躲起来。而那些乖乖听你训话的"好孩子"们看起来俯首帖耳，其实他们的心在滴血。父母的教诲等于拿着快刀架在孩子的脖子上，这样的孩子不抑郁才怪。你以为对孩子不管就失责，就耽搁了孩子的前程，其实，你的做法恰恰相反，只会让孩子背道而驰。

第二节 弑母背后的心理冲突

父母之恩，终生难报。但在现实中，弑母事件频频发生。山东青岛15岁的女孩，谎称给妈妈按摩，用绳子将其勒死。

死者是一名律师，早年离异，和女儿玲玲（化名）生活在一起。

死者曾称"女儿是自己心中蓝色的忧伤，有缺口的爱虽不完美，却想在不完美中爱到极致"，但极致的母爱让孩子感到窒息。人们怎么也想不到，平时文文静静的小姑娘竟然会做出如此大逆不道的事。

下面摘自玲玲弑母后的一封信——

妈妈，您是我生命中最爱的人。既然这么爱，怎么就下得去手勒死妈妈了？妈妈，您又何尝不是天天往我脖子上套绳子？玩命地勒！

我们都爱得太拼了，但根本不知道如何去爱！到最后，我们都用自己的爱让自己最爱的人活活窒息！我只不过是您证明自己是女强人、自己很成功的工具，是您让爸爸感觉羞愧、后悔的工具。但我后来发现，您连自己都不爱，您根本不知道爱是什么，除了被要求、被期待、被控制，我从来没有自己的自由和生活。考了个高分、拿了个好名次换来妈妈瞬间的开心，成了生活中唯一的亮色。但我何尝不知道，这丝转瞬即逝的亮色只不过是点燃更大压力、更高要求的导火索。

学业摧毁了我所有的自信，而您无时不在、从不停歇的要求、指责、失望、抱怨，无疑成了压垮我的最后的稻草。您的要求、期待如同巨蟒缠身，我在您的缠绕下、血盆大口下，瑟瑟发抖，恐惧到无法呼吸。每当周五时，我充满恐慌，我不知周末该如何与您相处，我担心您的批评、指责、抱怨，更恐惧您的失望，然后，便没有然后了。

妈妈，我杀死了您，但我何尝不也杀死了自己所有的未来和生活，我知道逃不掉，也从来没想过逃！若有来世，我做您的母亲。我一定会让您生活得轻松、快乐。因为轻松、快乐才是幸福，才是生活，争强好胜、成功、压力不是!

从信中可以看出，孩子心目中的母亲简直就是祸国殃民的坏女人，所以她要替天行道，判她死刑。

从湖南衡阳12岁男孩杀掉母亲，再到震惊全国的北大高才生弑母，到底是什么把本应该相亲相爱、心连心的母子逼到了以死相搏斗的地步？有人对大中学生进行心理测试，发现一个现象：成绩好的学生心理不健康的程度远远大于成绩差的学生，这些心理不健康的来源主要是学习压力、成绩焦虑以及父母的期望。心理还没有完全发育成熟，就要背负这么大的压力，心理健康可想而知。

在许多家长和老师的眼里，评价一个学生，几乎是唯成绩论。只要你成绩好，做什么都是对的，只要你成绩差，做什么都是错的。为了孩子考个好成绩，为了给家族长脸，为了不让孩子输在起跑线上，家长们煞费苦心，从幼儿园到上大学，无微不至地照顾。

正如玲玲写道：

15年来，您（母亲）把您大部分的时间、精力、金钱给了我，您竭尽所能地给我最好的吃穿，帮我找最好的学校、辅导老师，十年如一日地按时接送我上学，生怕我冻着饿着，生怕我在外面被欺负！但您所做的这些，并未让我快乐。先前对于这些我都是感动，后来更多地成了压力，都转化成了我对您的愧疚和亏欠！妈妈，诚然，您非常爱我，但这些爱在我看来都是有条件的：我必须无比听话，无比优秀，能够满足您实现争强好胜和消解过度焦虑的需求！

杀母事件发生后，很多家长胆战心惊，生怕冷不丁就被孩子杀害。正如一位妈妈在微信群里说：这年头，孩子到了青春期，家长还要学会如何保命。

　　我关注的不是弑母行为本身，而是其背后的心理活动。首先，"果"并没有错，要错就错在"因"。我不想说什么大道理，只想谈谈这个"因"。孩子谋划了好几天才杀母亲，显然是有预谋的。这个预谋又是什么？玲玲弑母应该经过了漫长的心理博弈过程。我们不妨换个角度思考：如果女孩没杀母，又如何消解自己的仇怨？她要么攻击别人，要么自我毁灭。如果是后者——孩子被母亲"爱得"自杀了，谁来买单？这样的例子还少吗？

　　诚然，杀害母亲，大逆不道，但这只是另一种选项。如果死，在孩子或母亲之间必须选一个，人们会怎么选？也许大家会问：孩子为什么不给自己的妈妈一次改过的机会？也许在孩子看来，如果不杀死母亲，后患无穷。有人说，孩子可以离家出走，为什么非得残忍地剥夺自己母亲的生命？这个问题孩子事先也一定想过，只有结束对方生命，自己才能一劳永逸，不再受母亲束缚。

　　我分析，玲玲当时杀人的心理活动如下：环境刺激（周五回家）—唤醒仇恨的记忆（妈妈每次的关心和唠叨）—想灭了给自己带来伤痛的人（想杀害妈妈）—用理性压抑（道德和法律评判）—拼命忍耐—忍耐不住—爆发—杀人。也就是说，虽然情感上孩子想弑母，但理性上她在竭力控制自己的情感冲动。恰恰是压制情感才导致更大的感情波澜，最终造成失控行为。因此，孩子弑母是对母亲"不当教育或关心"的认知态度和对情绪的管理不当造成的。

　　有人说玲玲抑郁了，对此我不否认。但有一点可以肯定，女孩肯定压抑了很久却无法宣泄。孩子受委屈，不会像大人一样可以随意疏泄，比如找个好友聊天倾诉。在倾诉过程中，一来发泄了负情绪，二来朋友也会劝说，帮助打开心结，化解危机。可孩子如何宣泄呢？要么顶撞你，拼命玩游戏，与你的愿望背道而驰；要么忍气吞声，拼命地读书。

　　玲玲应该是个懂事的女孩，自律性很强，发奋读书是她唯一宣泄的途径。但学业越来越让她感到力不从心，这才回头张望："是谁把自己逼到这个地步？原来都是自己的妈妈。这个用'精神绳索'往死里'勒'女儿脖子的妈妈，该死！"为了自保，自然就会奋起反击，杀母就不足为怪。虽然未成年杀人不够死刑，但从杀母的那一刻，孩子就已经给自己判了死"刑"，这辈子都将活在伤痛之中。

该案发人深省，要说有错，错在这个社会太功利。畸形的教育必然孵化畸形的人格。温室内培育的花朵能经得起风雨吗？畸形心理是这个时代造就的怪胎。我们一边高呼关心下一代，却一边把孩子送进了"成绩唯上"的人间炼狱。优秀的孩子确实给父母长脸，但并不是每个孩子都会优秀，否则就没有差异。

弑母事件给我们上了一堂发人深省的家庭教育课。温馨提醒各位家长：千万不要把孩子的出息当作自己争强好胜的砝码。一定要智慧地让孩子明白：努力读书既是为了国家，也是为自己，而不是为了父母。这样的教育，孩子才会主动学习。如果孩子看破了你的心思——努力读书只是为你长脸，孩子就会变成被动学习，而被动学习的效果自然是低下的。即使将来出人头地，也是昙花一现，如弑母的北大才子。

不要让孩子觉得欠你太多，在孩子身上不断施恩、倾注心血，只会让孩子备感压力。大人应该站在孩子的角度去看，虽然你自己认为施恩不图报，但在孩子看来，容易产生错觉，认为你另有所图，施恩只是一种投资，而且利息很高，觉得是一种负担，渐渐地由爱生恨。总有一天，当他觉得欠你太多，还不起你的债，或者扛不起你赋予的期待和责任，就会奋起反击。

中国有句俗语："斗米养恩，担米养仇。"意思是在一个人快饿死的关键时刻，你给他一斗米，让他活了下来，他会感恩戴德，把你奉为恩人。可是如果你一直帮助他，他就会养成依赖，把你的帮助视为理所当然，一旦某天你没有帮助他，他会把你当作仇人，这就是"小恩养贵人，大恩养仇人"。这句话值得大家深思。

一味地给予，只会助长他人的贪欲，养出恩将仇报的"白眼狼"。你帮他一百次他不知感恩，但只要一次不帮他，他就会心生怨恨。所以爱得太深，就会恨得太切。

　　许多妈妈问我，孩子叛逆，动不动就顶撞大人，怎么办？我说：好事啊，虽然让你面子上挂不住，但至少你的孩子不大会得抑郁，不会杀你。叛逆的孩子是用言行表达了心中的不满，不像一些乖孩子逆来顺受，实际上是在埋下定时炸弹，也为家庭和社会带来隐患。

　　小时候听我母亲讲过一个故事：一个罪犯即将砍头，母亲探监问孩子有什么心愿，儿子说：想再吃一口妈妈的奶。母亲含着泪解开衣襟，让儿子含着奶头，不想儿子一下把母亲的奶头咬了下来，嘴里哭喊着：不是您的溺爱，小时候我就不会偷鸡摸狗，不是您的纵容，我就不会成为现在的死刑犯。我开始理解古人奉行"棍棒出孝子"的教育理念。

　　过度施肥或揠苗助长都会导致庄稼减收甚至绝收。养孩子就像种庄稼，凡望子成龙心切者，孩子少有成就。父母默默陪伴或巧妙引导，孩子多有出息。家庭教育应内松外紧，因势利导，既给孩子营造适度的活动空间，但又不能听之任之，比如孩子泡网吧、吸毒、偷盗，当然要管。教育孩子就像治理黄河，既要顺其自流，又不能放任自流。对孩子的天性应从侧面管控，而不从正面拦截。当孩子耍起脾气来打人、摔东西，如果家长一味地迁就，长此以往就会把孩子养成骄纵的脾气。这样疼孩子就是惯孩子，如此惯子，无异杀子！只有让孩子吃点苦，才会在逆境中成长，只有让孩子吃点亏，才能长经验和智慧。

　　也有一些父母仍旧奉行"棍棒出孝子，不打不成器"的古训。要知道，棍棒政策对以前的孩子作用明显，而对现在的孩子往往不奏效。如今的孩子都是宝贝，长辈们不知怎样稀罕才好，含在嘴里怕化了，捧在手里怕摔了。孩子因此恃宠而骄："你打，你打啊？打死我，就解脱了。"孩子让你打，你真敢打吗？

　　过分溺爱和过分严厉都不好。家长既要做到言出必行，奖罚分明，也要防止出现另一个极端：动不动抡起棍棒打人。如此权威化管教，容易培养出个性格内向的"呆子"，什么事都没主见、没胆量。那应该如何管教孩子？有人说：一流的父母做榜样，二流的父母做教练，三流的父母做保姆。而父母能够给孩子最好的榜样，便是自己学会正确的三观。

我们还是回到弑母背后的话题。网上许多人说：连母亲都敢杀，这孩子心太毒！孩子真的心狠手辣、蛇蝎心肠吗？如果懂得情绪的规律，你就不会下此结论。我见过许多杀夫的女人，也曾听说有个女人趁丈夫睡着时将一锅开水泼在其脸上，场面惨不忍睹。古今类似的案情很多，因此人们都说最毒妇人心。

然而，当我走进故事里面，才发现内有隐情。原来杀夫的女人长期被丈夫家暴，肉体和精神饱受折磨，但为了孩子和娘家人，忍气吞声，最后才痛下杀手。当剧情有了反转后，我开始思考：人心究竟是什么？

"人之初，性本善。"为何有的人心如此狠毒？其实，心之毒都是忍出来、用刀刻出来的！忍得越久，复仇的欲望就越大。问题就在一个"忍"字。忍，就是对一些看不惯、受不了的事隐忍不发，但忍字头上一把刀，所以用"残忍"形容之。许多乖孩子看起来文静，一旦忍到极限，就会发射出仇恨的毒弹，本文的玲玲就是其中之一。

第三节　向往世外桃源

十几岁的时候，我为口吃焦虑，想藏到一个无人知晓的地方，那里没有嘲笑，没有辱骂；二十几岁的时候，我为青春所困，想与心爱的女孩躲到世外桃源，男耕女织，独享天伦；三十几岁的时候，我为健康所困，想远离故乡，云游四方；四十几岁的时候，我为人际所困，想出家为僧；五十几岁的时候，我为生命所困，想去大山深处，暮鼓晨钟，与木鱼、袈裟为伴。

现代社会，许多人觉得生活没有意思，心情浮躁，有很多困扰。看到许多不想看到的事情发生，总做无奈的选择，没有快乐。只想找个地方静下来，好好地看看自己的内心，领悟生活的真谛。

到哪儿去修行？我相信这个话题困扰过很多人，现在也有很多人正在错误的路上滑行。大多数人认为，既然是修行，就得有个修行者的样子，把钱财施舍出去，到深山老林度过余生。

那天在网上偶遇故友A君，方知他在异地带发修行。离家前，A君已把自己的全部家产（包括几套价值数百万的房产）施舍给亲友。

按A君说法，只有放弃财产，才能断了还俗的退路和私心，就会死心塌地地在山里修行。我对A君散尽千金、破釜沉舟的壮举，不敢妄议，更不敢横加指责，毕竟每个人都有选择如何生活的权利。我唯有扼腕叹息。当我一次次听闻其背后的故事，还是忍不住想与A君商榷一二。

每个人都有父母，都有关心自己的亲友。如果不顾及亲友，我也想离家而去，云游四海。若果真如此，亲友怎么办？能由我一意孤行？

我跟佛学自小就有不解之缘。以前对出家之人很敬重，是因为他们甘愿守着清贫，可现在我有些瞧不起他们。我觉得更有意义的修行是那些居家信徒（居士），虽然每时每刻都被现实所侵扰，被爱恨情仇所牵挂，但他们照样过得坦然。

A君再三强调：我现在很快乐，基本上没什么烦恼，不回忆过去，也不畏惧未来，我热爱生活，欣赏身边的花草树木，这是我现在真实的感受。我不知道A君遭遇过什么，为何要避开现实，但我相信他一定有过极大的人生困扰。A君说自己尚未出家为僧，只因母亲健在，还需尽孝。事实上，人活世上，谁没有痛苦，谁能尽失烦恼？

人受了伤，都不愿意回到伤心之地，以免触景生情，撕开旧伤疤。因此，大家都想逃避伤心之地。如果语言惹祸了，人就会变得谨小慎微，甚至缄默不语；如果自己的做法惹了祸，就会后悔自责，耿耿于怀，以后为人做事就会不知所措——大脑痴呆，形同木僵，甚至躲藏起来"反省"自己。孩子如果受到伤害，就会关在房内不出门，不与外人接触，因为害怕再次受伤。这些都是人趋利避害的本能，但都不利于心理伤痕的修复。

人的本能不一定就符合现实。看到别人数钱，我的本能想去抢夺；看到别人的豪车，我的本能想据为己有，这当然不行。人要不断修正本能（而不是压制本能），让自己的做法利益众生，不断修炼自己，修身养性。

古人说：世事洞明皆学问，人情练达即文章。意思就是把人情世故彻底弄明白，就能够在社会人际关系中应付自如。这就是本事，就是学问。这需要投身其中，多维度观察了解这个世界和所处的社会环境。春秋时期，孔子的学生曾参勤奋好学，深得孔子的喜爱。同学问他为什么进步那么快，曾参说他每天都要多次问自己：替别人办事是否尽力？与朋友交往有没有不诚实？老师教的自己是否学好了？如果发现做得不妥就立即改正。

古人还说：以铜为镜可正衣冠，以史为镜可知兴衰，以人为镜可知得失。意思就是要善于观察和学习，从而提高自身修养。除了向生活学习，还需要静心思考，此思考不在深山，而在闹市，在事情的发源地。思考的意义主要是捋顺问题的来龙去脉，找到因果关系。只有摆平得失，权衡利弊，才会心明坦然。

另外，在学习思考的基础上，还需懂得分享。一个人的学问再高，领悟再深，如不去传授学问，就会止步不前。就如一池水，光承接上游的水源，却不去流动，也不去浇灌，就会变成一潭死水。我认为，修行应该遵循"学习或观察，思考或反思，实践或分享"三个原则。为此，修行可选择出家隐居，也可以居家。

受了伤，自然就要养伤。但人之伤，包括身体和精神两种，前者属于客观性伤害，后者属于主观性伤害。两者性质完全不同，疗伤的途径也迥然不同。在哪儿落下心伤，就到哪儿去疗伤，而不是躲到深山，这样徒添忧伤。也就是说，哪里跌倒就从那里爬起来。在现实中受的心伤，你就必须在现实中疗伤。留在现实，可以一边观察一边思考，慢慢就会发现：与其说是别人给你带来伤害，不如说是你自己不放过自己。你就会站在对方的角度去看问题，继而发现和以前不同的"风景"，此时的你就会醍醐灌顶。

想修行的朋友担心，现实中人难以做到洁身自好。其实这是一个误区。现实中出淤泥而不染的人，我见过很多。事实上，只要人的视野开阔，心胸豁达，自然就有容人的雅量，世间万物在其眼里犹如过眼云烟，伤害不了他。既然要修行，就应全身心融入现实，适应环境，适应社会，适应身边的一切，而不是随心所欲地逃避现实，躲到深山暗自舔伤。

古人说：小隐藏于山，中隐藏于市，大隐藏于朝野。鲁迅也说：真正的勇士，敢于直面惨淡的人生。在喧嚣闹市起舞弄风云，才是真正意义上的修行！

现在越来越多的孩子躲在家里不出门，嫌这个社会太肮脏，太虚伪。在孩子眼里，社会和世界应该是纯真的，不应该是欺诈和钩心斗角的。也难怪，孩子从小在理想化和爱国主义的教育氛围中成长，孩子的心就像剥了壳的鸡蛋一样晶莹剔透，一时半会儿难以适应肮脏的社会。就如温室里的花朵一下很难适应外面的世界一样，这是合理正常的。其实，我们每个人曾经都有过这样的迷茫。就如从空调房里走出来，都有过这样一段不适应的过程，但很快就会过去。我们可以告诉孩子，追求理想化和绝对公平正义是每个人的需求，但从古到今，我们的社会都不可能绝对公平。正如郑板桥的一句传世名言：难得糊涂。不要抱怨世界多么肮脏黑暗，人活一世，保持七分清醒三分糊涂，才是君子修为。

古代陶渊明写的《桃花源记》，描述了一个理想化的公平世界，但我们人间不可能有这样的净土。就像天气不可能总是阳光明媚，也会云遮雾罩，有冰霜雪雨。人都有生老病死，花儿也有凋零的时候，世界有美丑，人有好坏，有君子，有小人，学习有好有差。万物都在变化轮回。

比如许多颓废在家的孩子，曾经成绩也很好，但肯定也有成绩差的同学吧。有先进必然有后进，有高山自然就会有峡谷。高山上的泥土哪来的？还不是用地面的泥土堆积而来的。如果把高山比喻为人的优点，峡谷就像人的缺点。优点越多，缺点也越多。同样，这个世界的好人越多，理想化的人越多，坏人也越多。这就是对立统一规律。

一阴一阳之谓道，世界就是这样，我们要适应这个社会。心理是否健康，就是看你是否能适应这个世界，是否能中肯地评价这个社会。不要拿自己的理想化标准去衡量这个世界。我们要允许生活中有坏人和小人，要允许周围有各种阴暗面的存在。

有阳光，自然就会有阴暗，这才是常态。社会让我们看不惯，世界让我们烦恼，人人都向往美好，但从古到今，没有万事如意。家家都有烦恼，人人都有痛苦。我们应该像水的品性一样去适应万物，而不是改变万物。

世界不需要你去改变，你只需改变你自己，等你把自己改造以后，你才能有能力去影响世界。只有内心有光，有温暖，有爱，你才能照亮周边，温暖别人，爱这个世界。不要抱着"等世界改变后，我才能改变自己；只有别人对我好，我才会对他好；等别人怎么样，我才能怎么样……"的思维，这样的思维是错的。正确的思维应该是，只有我先对别人好，别人才能对我好。只有我做好自己，修身养性，我才能影响别人，影响世界。

人最高的品质应该像水一样，适应环境，利益众生，而不是为了个人安逸自在，逃离责任，逃避现实。

第四节 自杀危机的一些思考

2021年的一天，某高三女生突然不停地对妈妈说："对不起，对不起……"

妈妈有些警觉，就开始求助朋友圈。我意识到问题的严重性，立即告知对方，孩子可能严重抑郁了，应采取自杀危机干预。家长也很重视，马上就带着孩子过来求助。经过一个小时的心理干预和疏导，孩子茫然无措的脸上泛起了红晕和笑容。再加上几天的跟踪随访，孩子能正常上学了。

然而同样的预警反应，许多家人却毫无警觉。当地一名中医因为抑郁，去年在家里自缢身亡。就在数月前，有名年轻女子从外地回家（据说是在外面开店，生意亏本了），突然对公婆变得非常孝顺，时不时说"对不起""对不起"，两天后这个很爱干净的儿媳从楼上跳了下去。

大多数自杀者自杀前会经过一番犹豫徘徊和诀别，这个时候最容易被身边人发现。

生命可否挽救？自杀是否有预警？

自杀，有激情也有谋划，有偶然也有必然。看似偶然，隐含着必然。任何事情的发生都离不开内外两因，事物的发展都离不开量变和质量两个过程。质变只有一瞬间，而量变则是漫长孵化的过程。就如烧开水，沸腾不是突然发生的，而是水温从常温慢慢升温，到了一定程度就会报警——水响，之后不久才会沸腾。如果我们能识别"水响"这个预警，就能防患于未然，把自杀扼杀在摇篮之中。

身边的人，如果发现孩子行为异常，就要提高警惕，及时介入危机干预和心理疏导。只有如此，才能有效防止自杀。所以不管是家长还是老师，繁忙之余要与孩子进行交流沟通，听听孩子的声音，掌握孩子的心理，而不是一味地苛求与责怪。其实，正确引导并不难：既不能断然拒绝（比如缴获手机，甚至辱骂孩子），也不能任其泛滥（坐视不管）。家长可采取奖惩机制，对其不当行为循循善诱。

自杀发生后，世人只知道闹！怪学校，怪老师，怪父母，怪家人，怪别人不该这样，不该那样，都把矛头指向诱因，诸如"学校里的考试、老师课堂上的批评或者惩罚、家长的一个耳光或一句话……"都会受到质疑，就是没有人剖析自杀的深层次原因。

孩子快乐学习真的很重要，因为不快乐的人时间长了就容易产生心理疾病。归根结底，还是我们的教育方式、方法和人生导向出现了问题！孩子是国家的希望，虽然孩子自杀原因众说纷纭，但是青少年的心理问题不容忽视。

油库爆炸，看起来是烟头引发，但决定爆炸的绝不是烟头，而是具足的条件——油气已经高度浓缩，亟待释放。烟头只是一个引子，但它却自然而然成为众矢之的。压死骆驼的看起来是最后一根稻草，难道前面十几万根稻草就没有责任吗？

没有敢于直言的老师，哪有健康成长的学生？为众人抱薪者，不可使其冻毙于风雪中。如果还是把孩子自杀的责任推到老师的严格上，中国的教育肯定没有希望！一考定乾坤，唯分数论，生源竞争机制的教育方向本来就是问题。忽略孩子的道德教育、劳动教育和心理教育，这样的畸形教育加上畸形的经济发展和学校门口摆满的垃圾文化，很容易制造畸形的人格心理，中学生频频自杀现象也不足为怪。

第五节　一位优秀学生自杀后的思考

2020年12月4日，与网上炒得沸沸扬扬的安徽望江17岁少女溺水事件发生在同一天，江西也有一名初中男孩从20多米高的桥上跳了下去。录像显示，事发当日，男孩在桥下徘徊了一个多小时。

出校门前，江海（化名）托付一名同学转交一封信给其家人。遗憾的是，这名同学没有及时打开纸条看，因为他要遵守诺言：晚上七点以后才能看。假如这名同学及时看了江海给他的遗书，假如老师在上课的时候能及时发现孩子的异常举动，假如同寝室的同学能及时察觉到这名室友的反常变化并告知班主任，也许自杀的悲剧就不会发生！

12月16日上午，我和两名志愿者一起去了孩子家里采访，孩子的家人都在。爷爷和婶婶说，这孩子小小年纪，却很懂事，性格内向，很要面子，酷爱学习。他们都认为孩子的死因，主要是学习压力造成的。父母在外地打工，孩子长期跟着爷爷奶奶生活。去年孩子打电话叫妈妈回家，表示自己不愿意跟着爷爷奶奶。

我们也到了学校，找到遗书里提到的几名同学采访。他们深感意外，觉得不可思议，并说江海性格外向，人缘好，勤奋好学，自尊心强。我们着重问询江海有没有玩手机，他们说在学校不可能，因为大家在一个房间住着，甚至睡一个铺。江海只是特别喜欢看科幻小说，而且喜欢创作科幻小说，还写了厚厚的一叠纸呢。

我就问当天他有什么不正常的举动，他们说，江海在当天下午第一节课后跟班主任请了假，理由是发高烧。有个同学就用教室里的体温表帮他测量，果然体温达38.6℃，而且他中午也没有吃饭。他就出去，说要去医院输液。哦，对了！当晚有月考，不会是怯考吧？

在此之前，我通过微信采访了江海的班主任。他告诉我，江海在学校表现正常，成绩优秀。第一次月考、期中考试成绩在班里10名左右，但上学期期末考试成绩排全校第一，然而他在同学面前表现得并不在乎成绩。还有他本是走读生（家离学校很近），这个学期学生主动要求住校。接着，班主任顶着压力给我发来一些图片，是江海在家里用草稿纸写的只言片语。

通过这些线索，我慢慢缕出了一些头绪，隐隐发觉孩子早已坠入魔幻世界，埋下了厌世和抑郁的情绪。这个案例也给了我一些疑惑和思考。

在许多同学眼中，男孩性格开朗，学习成绩好，无差评。可究竟是什么事能让一个品学兼优的孩子走到这一步，这么轻易葬送了如此美好的青春年华？我和几位心理学同行就此案进行讨论，最后我们一致认为：江海同学可能受科幻小说的影响，为故事中的主人公殉情。事实上，江海在他的草稿纸上再三提到几部魔幻小说：《网游之亚山龙神》《末世之开局》《顶级神豪》《斗罗大陆》……

现实中充斥着无奈和压力，顺序全部乱了，希望来世重新再来！所以他不是结束自己，而是重新启动，寄希望于来世，期待好的开局！我们可以从网络玄幻小说《重生之来世之约》的文字，窥斑知豹：

> 沈浪努力起身，鼓起十分的勇气朝着镜子看去。这不能怪他，自从毁容之后，每一次照镜子他都如同做噩梦一般，自己都会被吓到。看到镜子里面的面孔，沈浪先是惊愕，然后泪流满面。这张脸虽然憔悴苍白，但是却俊美无匹，甚至和沈浪毁容之前有八九分相似。沈浪确定了一件事。他穿越了，他的灵魂穿越到了这个陌生的世界，穿越

到这个陌生而又熟悉的男子身上。久违了，帅气英俊的脸庞。

沈浪几乎有些贪婪地望着镜子中的面孔。上天竟然真的给了他新生，竟然真的让他恢复了俊美的面孔，哪怕是在一个完全陌生的世界。这太好了，反正父母离去之后，他对现代地球就没有什么眷恋了。能够获得新生的感觉太赞了！

......

江海的学习成绩从全校第一，降到班上第十，虽然表面上他若无其事，但实际上并不是这样。正如他在草稿纸里写的："世界是现实的，不要存在一丝的幻想！残忍......好残忍......若能将一切彻底舍去，哭着活下去，就会变得轻松吗？"当一个人迷恋于小说，脑子里塞满了虚幻的故事，人的精神世界就会随故事情节跌宕起伏而波动。当一个人现实中实现不了的东西，就会寄希望于来生获得满足，何况一个思想和心智尚未定型的孩子。

随着学校生源竞争和教学质量的攀比越来越严峻，学校布置的作业越来越多，要求越来越高，青少年的心理健康问题也越来越多。正如有个家长说："现在的孩子压力太大了，全天没有空隙放松时间，我家小孩小学五年级，今天说真没意思，天天就是上学读书，放学写作业，还要做课外作业，练琴。每天都被催着起床，催着吃饭，催着写作业，催着睡觉，自己没有一点自由玩耍的时间，想看课外书没空，想画画没空，想看电视没空，就这样天天催促着。高中生的日子比这更紧迫。唉，人生大都如此，谁又能摆脱这人世间的悲哀？"

为了缓解学生的学习压力，降低学业所致焦虑，网络游戏、科幻小说和垃圾食品，也趁势入侵校园，让孩子饥不择食，也让家长和学校感到十分头疼。

如今的孩子表面上过着衣食无忧、幸福快乐的生活，其实更让人心疼。就像是温室里培育的花朵，本来抗压能力就差，还要承受巨大的学习压力和家长的期望所带来的压力，以及生活上的各种诱惑和重负。一边是温柔乡，一边是炼狱场。既把他放在温室内里养着，又把他扔到残酷的环境中熬着，冰火两重天，不出问题才怪！

孩子出了问题，如未能及时开导，久而久之容易造成抑郁、焦虑等心理疾病，对未来的生活失去信心。此后不久，我和一名想自杀的高二女孩母亲发微信时，再次建议她要理解孩子，家长不要动不动就流露伤心的样子。现在的孩子都很乖巧，懂得很多道理，父母的焦虑和对孩子的不宽容，是悬在孩子心头上的一把尖刀。孩子必定还小，他们的思想和心智尚处在发育成型阶段，很脆弱。看似一件普通的小事，突然落在他们的肩上，也许就是天大的事。

每一个自杀孩子的背后必然蕴含着难以启齿的巨大痛楚。他们不是不想活下来，而是心中的苦闷无人可解，无人可诉，求助无门，欲哭无泪。自杀的孩子，内心都很善良，很胆小，很脆弱。

有人问：那么高的桥，那么高的楼，孩子怎么敢跳下去啊？当一个人觉得生无可恋，活着就是一种痛苦煎熬，自然就会想着一劳永逸，以死来结束自己的痛苦。有个寓言故事叫"涅槃重生"，是指凤凰经历烈火的煎熬和痛苦的考验后，才能获得重生，并在重生中达到升华。寓意不畏痛苦、义无反顾、不断追求、提升自我的执着精神。

死即是生，死是痛苦和暂时的，却能获得永生。就如母亲一朝分娩，虽然撕心裂肺，却能诞生新的生命。基于这样的认知，跳下去就无须多大勇气，只需希望和信仰。玄幻小说宣扬的不正是这样的思想吗？

第六节 "张某得自杀"解读与反思

一、张某得事件

拙作《溺爱给孩子带来什么》刚发表，妻子就给我转发一篇留美学生抑郁自杀的文章，不然我还不知道"张某得事件"。趁着下午有空，就上网搜索，看到了不少媒体和心理学同行发表的评论和报道，对"张某得事件"大致有了一些了解。

在人们心目中，张某得是一个阳光、学霸型男孩，前程一片美好：托福考试离满分仅差2分，被素有"美国南部哈佛"之称的埃默里大学录取，只是才读到第二个学期，竟然走上不归路，这是人们万万想不到的。

二、孩子心目中的父亲

有证据显示，张某得是一名抑郁症患者，直到他赴美留学前，抑郁症还在"好转中"。

一提到抑郁症，也许马上就有人想到是不是原生家庭所致，或者遭遇学习压力或校园欺凌，甚至爱情受挫。在媒体报道中，张某得的父亲张某岳在家庭教育中，鼓励孩子自主、独立，即人们常说的"做自己"。张某得也曾经对媒体说过："一直以来，父亲对我没有功利上的要求，只要求我三观要正，要成为一个善良的人。他对我唯一的希望就是，我能够成为找到自己的人生价值和人生目标的人，只要我自己开心就好。"

张某得不仅在学习上全能，课后生活也充满活力，他兴趣广泛，善解人意，情商极高，而且热心助人，致力公益，形象简直完美。张某得自己也说："我爸很少会反驳我的决定，在教育我树立正确的是非观后，我基本就是自己负责自己的人生。"

但人们好奇的是，这么一个德才兼备的孩子，怎么可能抑郁呢？无论是家庭、学校、社会，对张某得的爱都是无微不至的，他有什么理由抑郁呢？许多网友想不通。说实话，开始我也想不通，后来我渐渐明白了是怎么回事。

三、偏执的父亲

因为张某得的离世，其父被推到了舆论的风口浪尖。张某岳究竟是怎样一个人？在"老得"的描述中，周围的亲友都离开了他，他无法与人正常打交道，妻子也在刚生下孩子后不久就义无反顾地与其离婚，他的人生很失败。

这难道是张某岳性格过于偏执造成的？为了证明自己，孩子成为他唯一的希望，他把所有精力与热情全都花在培养孩子上面了。他为此辞去了高薪工作，卖掉了广州市中心的房子，带着某得去了偏远郊区，成了一名全职奶爸。

18年来，"老得"没有固定收入，学会了自给自足，学开垦、种菜、卖鸡卖鱼、捡破烂，父子相依为命。17年做饭不重样，亲手做玩具，用胡萝卜雕刻25万个英文字母，让儿子学习。

从某得出生之后到三岁，"老得"故意不跟他说中文，一直是"全英文交流"。3岁之后开始笔谈，小孩不允许说话，只能拿笔写出自己的诉求，培养孩子的"沟通能力"。某得要吃点什么，只能用笔画出来，否则"老得"就不予理睬。为了"锻炼孩子的自理能力"，更为了筹集学费，父亲要求8岁的孩子独自为50个粉丝做饭菜。

高中时，某得进了学费高昂的私立学校，"老得"要求孩子去同学家玩的时候，同时兼顾收破烂的责任，要带废品回来卖钱……他把自己与儿子的日常生活记录下来，为此他拍下20万张儿子成长过程的照片，拍坏了五台照相机。"老得"还专门为儿子建立了一个博物馆，从孩子出生的第一双鞋、第一件玩具、学习笔记、试卷、毕业证书、各种获奖证书、奖杯，等等，分类陈列……

大数据表明，单亲家庭成长的孩子心理不健康的几率远远高于正常家庭的孩子。其实，孩子心灵扭曲的种子早在他们夫妻离异的时候就已经种下了。

倾巢之下，岂有完卵？有高学历、高素质的"老得"，难道连家庭破裂对孩子造成多大的伤害都不知道？父爱能取代母爱？加上父亲的畸形人格，怎能培养人格健全的孩子？为了迎合公众，更为了获得社会更多的赞助，父子俩必须以最佳的状态出镜，力求给粉丝们塑造理想化的形象。

"老得"在网上发表了近千篇育儿文章，粉丝有一百多万，成了一名颇有名气的育儿"网红"，他因此被邀出席各种育儿座谈会，成为宝妈圈追捧的名人。

有网友说："奇特的教育方式成了他的人设和卖点，获得了很多粉丝和赞美，这激励了他，让他在这条路上越走越远。"当然，孩子的人格和心灵也被父爱绑架同行。事实上，从孩子出生起，就被人格偏执的父亲当成实现自我价值的"试验品"，让孩子失去了最天真、最真实、最快乐的童年。在长达十八年的育儿过程中，父亲偏执的人格淋漓尽致地表现了出来！这是否意味着某得也同样经受了18年的精神桎梏？

四、被高高托起的"神"

在"某得展览馆"，晒出的都是儿子的优点，而不是缺点。然而，任何东西都是一分为二的，有多少阳光，就有多少风雨；人有多少优点，一定会有多少缺点。而且优点越突出，缺点就越突出，这似乎是任何人都逃不过的对立统一规律。可是某得的缺点在哪儿？没有呈现在公众面前的缺点恰恰才是最可怕、最致命的。

学习如战场，没有常胜将军。独领风骚的学霸，也有遇到挫败和情绪低落的时候。然而，被高高托举的张某得，只能成为众人仰慕的偶像，哪怕内心激情澎湃，哪怕天崩地陷，也得装模作样地笑着面对。不仅被学校视为标杆，父亲给他精心打造的"博物馆"更是让他没有退路；即使内心波涛汹涌，也无处释放；纵然内心多么委屈和无奈，可父亲在他眼中高大伟岸，尽善尽美，又岂能把气发泄给父亲？

五、爱得令人窒息

被推上神坛后，高处不胜寒；被父亲关注的背后，是无处发泄的郁闷。张某得自杀后，张某岳给某得的同学写了一封信——《致埃默里大学Dave的同学们》，里面有几句话，也是令人费解的，或者说是超出常情和常识的。张某岳在信里说："张某得12岁的时候，曾经给我写过一封信，信里说：'你要学会对我say no。'我回他，儿子，估计爸爸这辈子是学不会这个了。所以，他一生中所有的决定，我都是无条件地尊重、认同、接受，包括这一次，他最后的这个决定。"

张某得要求父亲对自己说不，是否已经感到如山一般的父爱对他构成了压力？如果张某岳能享受自己的快乐，比如找个女友一起生活，孩子或许会轻松得多。假如父亲对孩子"say no"，也许张某得就不会背负沉重的精神枷锁。这种日积月累的精神重负，让他不堪承受，继而成了压倒骆驼的最后一根稻草。

六、失去母爱，万箭穿心的痛

学业的繁重，加上心灵的苦闷无处发泄，就像一只不知疲倦的战舰，在战场上日夜拼杀，却得不到替补和修整，还能续航多久？

孩子究竟遇到什么过不去的坎呢？我不敢臆断，但孩子1岁就失去母爱，这是事实。作为一个单亲家庭成长起来的孩子，张某得的父亲做得再好，也无法取代母亲在孩子心目中的地位。

在聊及这个沉重话题时，多年来默默关注留守儿童和单亲孩子的小学教师朱利深有感触地告诉我：孩子最幸福、最有安全感的就是母爱，小孩子都会向妈妈撒娇、耍脾气、耍赖。如果没有妈妈，孩子的心里话或情绪就无处表达，这是任何人都替代不了的，孩子的内心也无法接受命运的不公平，从而产生自卑心理。只有妈妈的柔软细腻和关爱能让孩子的情绪得到充分的释放。缺失母爱的孩子会嫉妒别人有妈妈，因为这是他的痛，无处可说，更知道无法重来，除了继续努力，更多的是抱怨、嫉妒、自私、自卑、内向。假装强大，不需要关心，其实是恐惧、缺乏安全感。内心既渴望拥有妈妈的怀抱，又恨"妈妈"这个称呼。生活中再美好的事情对于孩子来说也是有遗憾的、不重要的、没有色彩的、无所谓的。这样的孩子很懂事，但是内心真的很累、很痛苦，没有一分一秒真正的幸福快乐和满足。

孤独、无助、恐惧、嫉妒、对妈妈的爱恨交加、刻骨的思念和幻想，这些情感都会发生在张某得的身上，而且刻骨难解。

我1岁丧父，虽然长辈们说我父亲如何如何，但我毕竟没有记忆，所以对父亲没有恨，只有无尽的思念。只要听到别人叫声"爹"，眼眶就会湿润。我曾无数次幻想过父亲一天突然来到我身边，哪怕落魄而归，只要能见上一面，此生无憾。可是，没有可是，父亲早已离开人世。

我想张某得也有同样的情愫。但我与张某得不同的是，我可以通过文字向世人倾诉自己对父亲的思念和爱恨，也可以表达自己的无奈，而张某得却不能。他无处可诉，也不敢说出来。因为他是被高高托起的阳光、刚强、自律、善良、孝顺、富有爱心、积极向上的偶像。父亲越是对他好，他越会渴望妈妈的爱。这种刻骨的思念，没有任何人能够帮他解决，也没有任何人可以代替。特别在功成名就后，对母爱的渴望更加强烈，对母亲的情怀是孩子永远的伤痛。

七、流星陨落

对妈妈的刻骨思念和对妈妈狠心抛弃他的愤恨深深交织在一起，折磨着他幼小的心灵。然而，这脆弱的一面不会展现在公众面前，父亲也不会把儿子的缺点、弱点展示给人看，展现的只有百分百的健康阳光。何况孩子也不敢向父亲倾诉对母亲的思念，因为他怕戳痛父亲。如此一来，某得的弱点或负面情绪就没有表达的机会。

隐藏、隐忍不发，痛苦地接受父爱，违心地接受公众给他带来的各种赞美。如此超负重下成长的某得，心灵必然扭曲，成为一个失去灵魂的躯壳。被压制的能量最终会在某天打破平静，摧垮了他的理性防线，患上抑郁症也就不足为怪。

为了"老得"育儿有方的完美形象，父子俩必须守口如瓶。然而在小范围内，某得并没有隐瞒自己的病情，而是及时求医，但没有得到有效的治疗。

抑郁症不是绝症，只要得到正确的心理干预、社会支持和药物控制，完全可以走出来。可是，心理医生没有帮助孩子正确认识抑郁症的原理和心理规律，没有帮助孩子正确管理情绪，以至于孩子想凭自己的主观意志力去压制和堵截内心深处涌出的抑郁情绪，这无异火上浇油，推波助澜。

不妨设想：如果从正面堵截波涛汹涌的黄河，结果会如何？

自认为靠硬抗、坚强、负重就能抵御抑郁的冲击，错！大错特错！

古人说："天作孽犹可恕，自作孽不可活。""老得"固然有错，但情有可原，而某得自己呢？以他的智慧，应该懂得"疏而不堵，道法自然"和"大禹治水"的中国典故。

一颗闪烁的流星就这样陨落了，它在夜空划出一道绚丽的光芒，却留给人们长久的惋惜。偶像和标杆在一瞬间崩塌，育儿粉丝们的内心一下子无法接受这种改变，失落、痛心、震惊……

八、我的思考

育儿是一门学问，也是当今谈论最多的话题。但愿张某得的死能唤醒国家对家庭教育和抑郁症治疗方向的深刻反思，能唤醒千千万万望子成龙的父母的回头。张某得事件，与我最近接二连三接触的案例如出一辙，只不过，张某得走了，更多的孩子和更多的家庭还在重蹈他们的覆辙。

第七节　爱子女就是守护家

曾经看过大马哈鱼不远万里洄游故乡产卵的视频，场面十分悲壮。不管道路多么艰辛，纵然粉身碎骨，也要前行。看后颇为感慨！

动物可以为子女拼死拼活，可是我们人类呢？

每个父母都有着不同的性格，甚至有着迥然不同的价值观。

在我过去16年的线上线下心理咨询中（大多是带着问题来垂询，并非真正意义上的咨询），无数个孩子把他们千疮百孔的内心呈现在我面前，让我躺在床上辗转反侧，失眠了一夜又一夜。这些孩子暴露出来的最大和最为隐秘的心理问题，就是缺爱。

留守儿童、单亲家庭的孩子，成为家庭破裂或家庭离散的直接受害者。这种无法弥补的伤痛，让孩子活在巨大的痛苦中，有的孩子甚至因此早早离开了这个伤心而又万般无奈的世界。

虽然孩子自己不知道是父母给他带来的伤害，孩子不会指责父母的不是，父母也不会知道自己的任性和出外打拼会给家庭，尤其是给孩子带来多大的伤害，但若干年后，这种潜在的伤害开始显露，成为家庭的毒瘤，并且以磅礴之势吞噬了一个又一个幼小的心灵。

父母的伟大，在于磨平自己的价值观，彼此适应对方；父母的伟大，就是为孩子保住完整的家；父母的伟大，就是呵护孩子的心灵家园；父母的伟大，就在于为孩子营造一个温暖的家。

家和万事兴。家庭完整，家庭和睦，家庭温馨，无疑会让孩子内心安宁，健康成长。如果家没了，如果家庭不和，闹得鸡犬不安，人人自危，谁又能安心学习和工作，谁又能静心理性地思考人生？每个家庭成员都恨不得离开这个家，离开是非之地。

爱孩子，就要守住孩子出生的家；爱孩子，就要为孩子营造一个温馨和谐的家，而不是为了耍自己的小性子。人一辈子，如果"投错了胎"，选错了父母，原生家庭给我们带来了痛苦，这是无法选择的轮回。我们上学了，读书了，谈婚论嫁，生儿育女了，往往这都是自己的选择，而不是原生家庭决定的。尤其离婚和夫妻双双去异地打工，这更不是原生家庭决定的，而是我们自己决定的。

俗话说：宁可在家累着爬，也不愿离乡背井、抛家弃子乐逍遥。

不要说你是为了给孩子创造物质条件，孩子不稀罕。即使你为他营造了金碧辉煌的大厦，对孩子来说，也不值得留恋，只会觉得心寒。故居虽残破，但也是孩子最值得回味和感到温暖的家。

第八节　抑郁的生命之光

我一直在思考抑郁症究竟是什么。直到这本书基本完稿，我才有了新的答案。

无论强迫症，还是恐怖症，它们都有特定的对象。比如余光强迫、手抖强迫、口水强迫、强迫关注，等等，都有明显对象；恐怖症也是这样，害怕什么，在哪个地方害怕，也有明显的害怕对象。而抑郁症却没有。

从抑郁症患者发的文章或网上留言看，都没有特定的对象，每个人描述的起因都不同，有的是学业问题，有的是校园欺凌，有的是工作不顺，有的是债务危机，有的是生活困境，有的是慢性疾病，有的是人际障碍，等等，但他们最后的结论却一样：抑郁了，不愿动，无力感，对人生没有盼望，没有明天，活得没意思。

抑郁症究竟是什么？其实跟游戏冲关一样，抑郁症有两关需要过：一个是压力（包括客观压力和主观压力），另一个是情绪（包括右脑情绪和左脑情绪）。这两关冲下来以后，人肯定累了。不管是心累还是身体累，最后都是软绵无力。因为他高度关注自己的身体或者心理，他们确实有一万个理由关注自己的心理和躯体化问题。

如此高度关注自己，如此过度内倾，导致他们对外界的一切都不感兴趣，所以感到无望，感到渺茫。为了冲关，他们不分昼夜，沉浸在自我的世界里。他们的作息全部颠倒了，他们的生活全都紊乱了，最后一败涂地，一事无成。因此，他们恨自己没有成就，恨自己无力和无奈，开始觉得对不起家人，浪费了这么多宝贵的青春年华，更加不能宽恕自己。这时候，如果你去鼓励，你想给他打气，你叫他"加油"，等于把他推入油锅，让他痛苦穿心。

你让他加什么油啊！他现在这个样子，就像跑了1万米，人都累趴下了，你还要他加油？正因为他一路暗暗发力，自我鼓励，自我打气，自我喊着"加油"，才导致自己这么累，这么崩溃。努力，却一无所获，才如此伤心，如此抑郁。之所以累，就是为了冲关。生活压力这么大，自己的情绪这么堵，不冲过去怎么行！其实，在对待压力方面，很多人会不自量力。在外人看来，你根本没那么大的压力，是你自我加压（主观压力），自己给自己设置这么大的压力，是你自作多情，自己用绳子往自己的脖子上套。

有的人心比天高，自己的能力却跟不上，导致屡战屡败，一败涂地。现实如此糟糕，理想高不可攀，落差如此之大，叫我情何以堪？所以你怪自己命不好，怪自己运气差。恨自己这么努力还受打击，怪老天不公，怎么能亏待一个勤奋好学的人呢？恨人不理解，怎么能如此轻视一个好人呢？从小我那么聪明，那么善解人意，那么乖巧，但为何却落得如此下场？恨老天不公，恨人心险恶。

即使生活压力能侥幸闯过了，但个人的情绪这关，不是容易冲过的，古今中外有几人能闯过"自我"这道关卡？虽然努力了，但折腾了半天，你也不知道自己搞错了方向。就像一只闯入屋子的小鸟，老是撞窗玻璃，竟然想从那里冲出去。你不知自己是以卵击石，自不量力。

抑郁症患者都很聪明，但聪明反被聪明误，作茧自缚啊。任何一个人身在山中，跌入坑中，都会变成井底之蛙，看不到真相，看不到真实客观的世界。尽管如此，却没有一个患者能发现自己看走了眼，反而更加执着于自我，乃至于夜郎自大。其实井底蛙不是看错了什么，头顶上的一片乌云，怎会看错？也不是看问题的角度问题，即便360°转角，头顶看到的还是一片乌云。高度能决定视线的广度，除非一步步登高，从井底上升一点，看到的广度就会多一点。只有上升到井口上面，才能看到全景，看到开阔的世界。

然而，抑郁症患者不会这么想，他们认为求人不如求己，觉得自己都这样了，什么办法都尝试过，什么决心都下过，但屡战屡败，无路可走，别人也根本帮不到我！除了服药。他们不知道，心结是无法自解的；他们不知道，必须靠智慧引路，否则可能被困死在黑暗中。

为什么举着火把反而找不到出口？因为火把会掩盖远处照进来的微

弱之光。只有放下，才能找到光明。可惜抑郁症患者几乎都失去了这种智慧，因为他们沉溺于自以为是的世界里。所以古人采用棒喝，把愚痴的病人"打"醒。要不是一本传统文化的故事书，我就是想破了头（我都想了几十年）都不能明白原来放下执迷，竟然那么简单。

人干吗要走绝路呢？当然是无路可走。谁能知道，照着火把都不能找到出口，反而熄灭火把才能找到希望？被困的小鸟朝着光明的玻璃窗飞去，竟然是死亡之路。原来生命之路，都在我们放下执着后，才展现在脚下。感谢中国传统文化开启了心灵之窗，让我们从此走向光明！

第九节　扎根生活才有动力

抑郁症患者要想获得生活动力，就要播下善良的种子，而不是恶性种子。播下善良的种子，你就会收获正能量；播下恶性的种子，你就会收获负能量。

为人不做亏心事，半夜不怕鬼敲门。如果你行善积德，到处播下善良的种子，晚上就会睡得踏实，心安理得。发现地上有块西瓜皮，把它放到垃圾桶里去；看到有人踩踏草坪，给个温馨提示。在家种点花，培育生命，也是播下善良的种子。鲜花可以美化环境，感受生命的成长。下班时感受生命的意义，能吸引我们的注意力；出差时，想到家里的花草，没有人帮它浇水修枝，就有一丝牵挂。

播下种子，就有一份守望。播下罪恶的种子，是一种内疚的牵挂，无尽的担忧。播下善良的种子，就是一份美好的牵挂和希望。只要有希望，就会源源不断产生动力。

海龟下蛋后，航行的耐力或速度倍增。为了照看龟宝宝，不管海龟身在何方，哪怕万里海洋，也会游到龟岛，守护孩子们。

冬泳者从冰冷的水里上岸后，脸上都挂着自豪的笑容，给他人传递正能量。礼让行人，尊老爱幼，爱惜花草，保护环境，敬畏自然，都是在播下善良的种子，传递爱心。

你也可以先答应别人做某件事（并非随意许愿），答应了别人，其实就是在播下种子，你就会记在心里，念念不忘，条件成熟或机会来了，你就能够帮到别人，而且你还会创造条件，逮住机会。这些机会以前与你失之交臂，因为与己无关，所以视而不见。自从心里许下愿望后，你才会留意身边的机会。其实，只要答应了别人，很多事情你不得不做，从而让你的生活更有干劲。

播下爱的种子，就会收获爱。付出的爱越多，越会感觉幸福，就会觉得自己是一个对他人有用的人，而不仅仅只是为自己活着，就会觉得自己的生命更有价值和意义。

被爱感动的人，也会产生生命的动力。比如看到别人冬泳，在冰冷的水中畅游，会让人深受鼓舞。但这只是靠别人牵引，并不久长。只有主动去爱别人，才会产生永久的推动力。比如答应别人，就是一份责任，一份担当，就会变成前进的动力。对我来说，只要答应过别人，我必须做到。答应过别人，就有如泰山一样的责任担当，逼着我往前冲。

有时尊严比生命还重要。对我来说，我决定做什么，就先答应下来，接着天道将会源源不断为我提供动力。

我答应过母亲会坚持冬泳，答应过亲人会坚持冬泳，答应过朋友，也答应过读者，冬泳将是我一生最爱的运动，这是一个男人的承诺，我必须做到。所以克服冬泳的困难，不在话下。

吃苦耐劳，这个词也告诉我们，人只有多吃苦、多磨难，意志才会更加坚定，生活的信心才更加充足。吃苦耐劳，可以让人延年益寿，可以让人顽强面对，经得起风吹雨打，经得起残酷环境的考验。温室里的花朵，能在外面存活多久？久经风雨的野花活得更长。

只有忍辱负重，才能产生巨大的动力和能量。就像弹簧，压力更大，弹力更足。越王勾践正是因为被吴王百般凌辱，才卧薪尝胆，矢志不渝，练就钢铁一般的意志，终于以弱胜强，一举把吴国消灭，改写了中国古代史。

第十节　孤独导致抑郁

有一种最容易被人忽视的软暴力，那就是孤独。现代社会越来越多的老人孤独地死去，越来越多的妻子被丈夫孤立，越来越多的孩子被孤立，陷入自闭……孤独问题逐渐成为一个全社会的难点。

"出门一把锁，进门一盏灯，聊天靠电话，相伴只有狗"是农村老人生活状态最真实的写照。他们的生活就像围绕村子的大山一样，看不到尽头，看不到出路。他们的孤独与寂寞，同样无穷无尽，很多老人忍受不了孤独，又不想连累子女，只能抑郁而死。

有个大婶告诉我一件事，她曾侍奉过一位半身不遂的老人。这位老人无法行动，也不能表达，虽然有吃有喝，有人照顾，每天却痛苦地活着。她问老人是不是想念自己的儿子？老人拼命点头。老人只有一个儿子，在国外当教授，虽然每年寄来足够的赡养费，但老人却感到非常孤独。

住在广州的瑶女士给打我电话，诉说自己的丈夫几年不回家，抛家弃子，吃喝嫖赌。"又逢疫情期间，在外'鬼混'，很容易感染新冠，我每天担心害怕。我可怎么办？"

丈夫的离家出走给家庭带来不确定性和风险。本来就抑郁的她，加上留学美国的孩子暂时不能回国，让她感到无限牵挂和焦虑，导致食不甘味，夜不能寐，精神几乎崩溃。

网友娟子说，丈夫在家里一句话也不说，每次问他，都是默不作声。他不再跟我闹，也不再跟我争，就这样十多年过着冷战的生活。老公本来就少言寡语，里里外外的人，都说我的不是，都说他为人老实，道理全都倒在他那边，我的委屈无人可解，伤心无人可诉。我遭受丈夫冷暴力这么多年，心里好苦。

这个看上去高贵富态、坚强的女人，子女都在外地工作，一个人饥一顿饱一顿，日复一日，年复一年，孤单寂寞地活着。

昊昊在农村的初中读书，父母离异后，各奔东西，把他留给体弱多病的奶奶。听到同学们的欢声笑语，看到别的孩子都有父母的疼爱，他羡慕极了，也渐露自卑，慢慢开始疏远同学，只是站在远处看着同学们在操场蹦蹦跳跳。昊昊心里很痛苦，却无法自解；心已冰凉，却找不到温暖，只有通过虚幻小说寻求慰藉；人很孤独，只留下伤心和无奈。那天他从楼上跳了下去，结束了花一样的生命。

一位百岁老人告诉我，她很孤独，想去死，却又怕影响儿孙的名声，每天又哭又闹，目的就是想引起别人的关注和陪同。由于行走困难，只能在家待着，或孤独地坐在椅子上看着屋外，或守着床歪着头望着墙。老人虽然儿孙满堂，但他们都在外面忙，平时没有人陪她，只有到了过年，晚辈们才前来拜年和问安。

我曾问过许多行动不便、备感孤独的老人，问他们为何不去敬老院，那边人多热闹，每天都有人陪着说说话。老人们说，儿孙们都要脸面，大都不同意老人去那，老人只能像笼子里的鸟一样孤独地等死。

我97岁的母亲，也跟我说着同样的苦。不是没吃没穿，就是没有人陪同。想起几年前她跟着哥嫂去异乡一个荒僻的养鱼场，一待就是两年。每天就像坐牢一样，盼星星盼月亮，只盼望见到故乡人说说话。每每想起，我都会潸然泪下。幸好母亲信佛，心中有个寄托，青灯下梵音缭绕，心求安宁。几年后哥哥终于在家乡承包了一口养鱼池，虽然价格昂贵，但终于落地生根了，母亲也心安了。

曾经有人问我：在家庭暴力中，你认为肢体暴力和软暴力，哪个对人的伤害更深？

肢体暴力伤害的是人的肉体，软暴力伤害的是人的灵魂。肉体上的创伤可以愈合，心灵上的创伤却不容易愈合。尤其孤独，堪称家暴之最，杀人于无形。不同于可见的肉体摧残的家庭暴力，也不同于暗示威胁、语言攻击、经济封锁、性控制等冷暴力，孤独是指用孤立的方式给对方精神上的折磨和摧残。

有的人受挫后，会以一种极端的方式进行自我封闭，自我禁锢躯体和精神的自由。这种自虐方式更加疯狂，更加残忍。孤独产生的巨大心理压力会使人的精神接近崩溃，或者抑郁而终。

孤独，犹如把人锁在没有生灵的地方，看不到阳光和天空，让人清醒地感受生不如死的寂寞和抑郁。

第十一节　咨询师的笔记

每天都接到这样的求助：老师，我的孩子有心理问题，有精神问题，您帮忙给看看吧。

现在很多家庭的孩子，只要跟家长闹矛盾了，只要不愿意读书，父母就认为孩子有心理问题。理由是孩子通宵达旦玩手机，白天睡大觉，晚上熬通宵，父母心里在滴血。

说穿了这些孩子就是跟不上学习进度，开始厌学，不想去读书，年纪又小或者没有自立的本事，只能窝在家中打发日子。

喝酒、吸烟、喝茶、打牌，这些大人降低焦虑的方式，孩子都不会。孩子要么看电视，要么吃零食，要么玩游戏。

李明高中没有毕业，烦不过父母的唠叨，谎称出去打工，在外面租了房子，向亲戚借了一点钱，网贷了几千元，混了两年，实在混不下去了，又回到家里。他虽然长得一表人才，却无脸见人，更无脸面对父母的期待。每天躲在家里闲置的一间房子里，"昼伏夜出"，幻想美梦成真。

并不是每个孩子都能出类拔萃。成绩好的孩子成了众人追捧的鲜花，成绩差的孩子变成了衬托的绿叶。谁都想当主角，不愿当配角，但现实是残酷的，不可能人人优秀，不可能每个人都能考上北大清华，人与人之间总得有差异。

有不想读书的，有拼命读书的。如今什么不如意的事都推向生活压力大。记得20世纪70年代，工作生活也没有什么压力，人们以贫困为荣，衣服打的补丁越多越自豪。但在那个年代，尽管国家开展扫盲，鼓励送孩子读书，但也有很多孩子读不下去，就跟老师和父母唱对台戏。

读书好的人总是那么几个，大部分孩子一般般。为什么过去就没有多少精神病人呢？更没有现在这么多的心理问题呢？因为那时候家庭子女多，劳动强度大，家长没有时间管孩子，基本都是"放任自流"。

孩子没人管，却也没有发现有几个孩子走向歧途。现在却不同了，物质生活提高了，精神生活丰富了，工作强度降低了，人们"三观"也发生了变化，不再以贫为荣，而是以穷为耻。考上好大学，成为物质追求和门庭显赫的重要台阶。为此父母们省吃俭用也要把子女培养成才。

然而，在望子成龙的家长的精心培养下，并非所有的孩子都能让父母满意，也有许多孩子力不从心，与父母的期待相距甚远，甚至有的误入歧途，有的成为精神问题者。

不久前有个家长跟我说，他的孩子不想读书，几年来一直跟父母对抗，他怀疑孩子有精神问题，但又不能绑着孩子去医院，怕伤害孩子。心里很矛盾。

孩子见到我后一味地苦笑，说父母不理解他，但又同情和理解父母，因为父母都没有文化，理解父母含辛茹苦就是为了他。

没办法，心里难过，只有一天到晚拿着手机。白天又害怕父母看他不顺眼，就躺在床上睡觉，晚上睡不着，就通宵达旦地玩手机。

生物钟大反转，似乎成为当代年轻人的一大特色。你说孩子有精神问题吗？我认为没有。如果认为心情不好就是心理问题，就是抑郁症，如果跟父母对着干就是躁狂症，那么这个世界满大街都是精神病。如果总是对父母言听计从，逆来顺受，没有一点脾气的孩子，正常吗？这样的孩子身心真的健康吗？

凭着多年的实践经验和人生感悟，我发现很多"问题孩子"身上出现的所谓异常表现，其实是因为遭到了学校和父母不公正的对待，自己的想法或欲望一次次被否定和拒绝，导致思想偏激，情绪激越，但这都在正常范围内。事实上，与父母、与老师对抗，并非就是孩子心理有问题，往往是一种合理的情绪发泄。

第十二节　历经苦难，初心不改

周末早上，我躺在床上，懒洋洋的，没有兴趣没有动力，不想起来。以往我不是这样，今天为什么会这样？其实是因为在我的潜意识里面有一个东西。

早上起来后就会去信江边游泳，这是我的习惯，但昨天我在那边受了"伤"，与别人发生过不愉快的争执，心里一直波澜起伏。此刻，我的潜意识就启动了自我保护机制，不想让自己再受同样的伤害，就用"盾牌"保护自己，让我懒洋洋地没有兴趣，没有动力。刚好上午有个来访者告诉我，她总是不想吃饭，不是为了减肥，而是觉得一个人在家，做饭、吃饭没有兴趣，干活缺乏动力，也不觉得饿。我就跟她讲，不管怎么样你都要吃饭，至于吃多少，是另一回事，但你必须吃，这是态度问题。

我97岁的母亲曾经告诉我：不管生活如何艰难，都要勇敢前行，而不能退缩，否则就会被厄运牢牢黏住。就像我的心很累，我不想去参加聚会，因为没有兴趣，所以我不想动。如果去参加聚会，又会怕自己再次受伤。其实这都是人的自我保护机制在起作用，从而让人暂时失去兴趣和动力。正如今天早上我不想去游泳，但我的潜意识没有不想去游泳的想法，只是我不想动。

于是我用秋水理论进行分析和推断：为什么今天早上我没有任何兴趣，没有任何动力，躺在被窝里不想动，而以往劲头十足，一到早上，就像一匹即将冲上战场的战马，兴奋不已？当我明白其中的原因以后，我开始教她如何重整旗鼓，并且把妈妈说给我的话稍加修改后转告我的来访者：如果晚餐长期不进食，很容易导致肠胃功能减退，交感神经自我关闭。如果天天窝在家里，不敢面对现实，你对现实就会感到越来越害怕，社会功能就会逐渐减退。

她说自己还没有到那种如果不面对现实就会产生严重后果的地步，所以她选择不面对。她还说，我母亲之所以选择勇敢面对，并不是她坚强，也不是她有智慧，是她当时没有退路，不得不面对。

她说的没错。我母亲是因为有几个嗷嗷待哺的孩子，她别无选择，只有面对，只有努力和坚强，不能退缩。母亲是被命运逼地不得不勇敢面对，因此迎风破浪，闯过了一道道艰难险阻。在艰苦实践中形成的经验，可以变成人生的宝贵财富。无论遇到什么难题想退缩时，你的智慧就会告诉你：如果我不去面对，我就会慢慢产生惰性，很多功能就会逐渐退化。只有面对困难，才能战胜困难，我不就是这样走过来的吗？

当儿女们都已成家，我母亲再也没有大的压力时，她依然选择面对。比如被晚辈们气了，她不会生闷气，更不会气得不吃饭。她知道，只有接受困境，逆行而上，才不会被命运淘汰出局。母亲知道自己只有站起来，才能改变自己的命运。因为我母亲悟出了生命的真谛，懂得生命不息，奋斗不止的道理。

母亲还告诉我，她从不怪命运不公，从不怪这怪那，因为那都是弱者为自己找的理由。然而，现在很多人，尤其面临学业压力的学生，一旦成绩出现滑坡，就怨天尤人，就开始颓废。其中的原因并不是没有能力，而是潜意识关闭了能力。就像今天早上，我不愿动，并不是我身体不行，而是我的精气神出了问题。

我也曾冲破过一个个风浪，波浪滔天，令人望而生畏，但真正面对后，才知道并非想象中那么困难。活得明白的人，如果陷入困境，或感到生活没意义时，即使迫不得已，也会带着烦恼和厌倦去生活，因为过去的经验智慧告诉他，人生的意义都藏在接受和面对之后。

如果你想等解决了烦恼，或者等你觉得生活有意义后再去面对，你就会发现生活会变得越来越没有意义。即使有意义，也只是暂时的、阶段性的。只有面对现实，你的烦恼才会一个一个被解决，你才会觉得生活越来越有滋有味。可有一些人，总是翘首以待，企图等没有烦恼，等诸事顺心后，再去面对。到头来才发现，岁月蹉跎，人生走向昏暗。

正确的态度是，带着烦恼，带着厌倦投入生活。每个人偶尔都会受到挫折，偶尔都会觉得生活没有意义。只有面对现实，只有历经苦难，才会让人生变得更有意义。

"当我的烦恼被克服，等我的生活变得有意义，我才有动力和兴趣投入现实生活。""我现在的情况和当时你母亲面临的是完全不同的。你母亲身后有几个未成年的孩子需要她抚养，这让她的人生有挑战，有刺激，有意义。而我没有担心的东西，没有挑战，没有刺激，我不知道为谁而活，我觉得生活太无聊了，活得毫无意义。"

生活中的烦恼，不去面对，而是选择逃避，总是穷思竭虑，你的烦恼会自动消失吗？

我见过很多优秀的学子，突然变得一蹶不振，甚至变成了问题少年。他们抱着"等我的学习成绩上去了，等大家都认可我，等我不害怕了，我才有学习的兴趣和动力，我才会去上学"的态度，结果被这种观念牢牢束缚，陷入恶性循环。

这显然颠倒了因果关系。正确的态度应该是：等我努力学习后，等我面对了学习环境后，我的成绩才会上去，大家才会认可我。生活的意义不是别人给你或者满足你。如果别人给你爱，社会给你物质，会让你一时感到开心，但真正的幸福是由自己的双手创造的。只有历经苦难才能享受幸福，只有在苦中才能品出甘甜，这才是幸福的源泉。

我们生活在富有的时代，物质应有尽有，可我们的精神世界却十分贫乏，而我们的父母生活在那个艰难的年代，反而过得有意义。我一直在思考生命的意义，当我看到自己的努力有了一定收获，看到自己的儿孙都在逐渐成长，这让我看到了希望。付出过努力的人，都想看看自己的收获，对曾经的付出有所期待。

海龟把蛋埋到沙滩深处，以后每天都要爬上岸看一看蛋宝宝有啥情况。海龟虽然不会说话，但与人的本性却是相同的。

庭前种了几株兰花，每天都要看上三回；楼上种的蔬菜，每天都得摸一摸。付出了努力，播下了种子，人就会有所期待，生活才会有乐趣，人生才更有意义。

每次把原创文章发到朋友圈后，我都会感到愉悦，有所期待，等大家的点赞，这似乎成了一种常态，成了我创作的动力。

看到别人写的文章后，我也会给予鲜花和掌声。对创作者的鼓励，能使之变得更自信，创作更有激情，人生过得更有意义，更精彩，当然也会让我们自己变得更高尚。

人生的意义，在于走点弯路，多看点风景，在于一进一退，在于探索。如果什么东西都等候施舍，一味去享受物质，外求而不内求，人生自然索然无味。只有劳动，才能创造幸福，只有苦难，才能创造生命的意义。

第十三节　与抑郁的不解之缘

在抑郁症患者中，有一种抑郁者潜藏极深，除非自己故意泄密，否则外人根本无法得知。这些隐性（或微笑）抑郁者，大多是些功成名就的人，他们死要面子，遇到不顺，总是硬撑，极力假装。虽然假装属于自我保护，但为了保护面子，伤害的却是自己的身体。而那些退避在家的显性（典型）抑郁者，虽然逃避了现实环境，但他们没有假装，很大程度上他们放弃了自尊，为的就是要保护自己的生命。

父母看到孩子不出门，就认为孩子颓废了，心理有问题，而且问题挺严重，恨不得立即送往医院治疗。其实孩子并不是父母想象得那么痛苦，更不会认为自己有病，所以拒绝去医院看病或看心理医生。孩子躺在家里，觉得自己有很多事需要思考，确实不愿意去工作，因为他知道父母有包容的实力。何况他也需要以此来折磨或报复父母，这让他心里好受点，因为他心里有气，一直压在心底。

如果孩子躲在家里不出门，就是要告诉你：你们要注意点，我已经有问题了！他已经用自己的行动警告了你们，躲在家里，把门关起来，就是要向你们宣示：我有事了，有问题，你们看着办吧。再招惹我，惹急了，我就死给你们看，看你们还敢不敢！为了打发日子，消磨时光，他们通常会玩游戏、吃零食、养宠物，有的也会暗自拼命学习。

隐性抑郁者，因为常常乐哈哈，笑嘻嘻，上班照常不误，吃喝拉撒都正常，人际交往乐观开朗，所以外人不知道他在伪装，在表演，极度好胜的外表下潜藏着万般无奈。活着的每天，大脑的思维和情感都在内抗，都在厮杀，心在滴血，在担心害怕，生怕被人捅破，被人发现。

微笑抑郁的自我杀伤性很强。如果有一天他告诉你："我有抑郁！"估计全世界的人都不会相信。这么活泼开朗、积极向上的人怎么会抑郁呢？何况他也没有抑郁的条件啊！各方面顺风顺水，众人羡慕，怎么会抑郁呢？这不是矫情，吃饱了撑的吗？

因为他不会磨人，不磨人的抑郁，不需要别人同情，才是真正意义上的抑郁。因为他把自己隐藏起来，让人不知不觉地抑郁起来。所以那些躲在家里的孩子，只是心里有气，闷在那里，没法出气，心里只有恨呀，怪呀，赌气呀！

怎么办呢？当然只有把心中的抑郁之气发出去。向谁发呢？只有冲着最安全、最薄弱的地方发出去。无疑，父母、爷爷奶奶和弱者是其发泄的最佳对象。一点点发，就像一座活火山频频爆发火焰，孩子就开始磨人了。发完了，孩子心里就没气了，活火山就变成沉静的死火山了。既然这样，你要让孩子快点还是慢一点发？如果慢一点发，他在家里待的时间就比较长。快点发，也许十几天，最多一两个月就发泄完了。郁闷之气发完了，人就轻松了，没事了，孩子就出门去了。

不要担心孩子发气，就怕孩子不发气，自己生闷气，就会伤元气，伤身体。做父母的一定要懂得搅动孩子的负情绪，让孩子被堵的气释放出来。这才是正确的选择。

第十四节　对话抑郁少年

　　我每天都要在网上浏览心理问题的文章，看过很多抑郁朋友发的帖子，他们说的话让我内心感慨万千。很多郁友说：我实在是无能为力了，我很勤奋，但是老天总是与我作对。有很多朋友在留言说抑郁症患者就是慵懒，就是矫情。

　　看到别人这样说，抑郁症患者委屈地说：你冤枉好人，我根本就不懒，相反我很勤奋。其实我想告诉年轻的郁友们，你确实太懒了。虽然你现在很勤奋，但这是在你出了问题以后。以前的你是怎么做的呢？你贪图享乐，缺乏锲而不舍的耐心，总想一步登天。"生于忧患，死于安乐。"很多青少年不明白这句话。小时候被爷爷奶奶、爸爸妈妈宠着，含在嘴里，捧在手心，在蜜罐里长大，不知道什么叫苦。而如今却要面对残酷的现实生活，要去吃苦，叫我们情何以堪？

　　父母要把我们拉出去练一练，到现在生活中去锻炼，不可能让我们天天待在房间里面玩手机。父母培养我们，就是想要我们成为人之凤凰，水中蛟龙。父母似乎忘了在我们小时候是怎样宠爱我们的，没有教我们面对生活的能力，我们自己更不知道从小磨炼自己。所以现在我们没有抗压和抗挫能力，稍微遇到一点挫折和压力，遇到一点点不如意，瞬间就会崩溃。这就是抑郁症患者所面临的问题。

　　也许你会说：过去是父母给我的，是我的原生家庭带给我的不幸，但是现在我很勤奋、很努力！对，你现在是很勤奋，那是因为你得了抑郁症，你觉得自己不能适应现实社会，不能适应这个世界，你就像温室的花朵，放到外面，放在太阳底下，已经感觉到自己适应不了现实，所以你才不得不勤奋，不得不努力，但你只是临时抱佛脚！

　　我想告诉大家，这种思维是错的。今日果昨日因，我们讲究因果关系，讲究前因后果，你现在的结果，都是你当初种下的因，是你以前好逸恶劳造成的。现在怎么办？老师教你一个方法，从现在开始，像越王勾践一样，卧薪尝胆，给自己机会，给自己时间。

我以前受过很多挫折，经历过很多磨难，甚至也想放弃自己，告别这个世界，但后来我想通了。冬天那么冷，我照样下水游泳，就是为了磨炼自己的意志，就是要培养吃苦耐劳的精神，提高自己的抗挫能力。大家一定要明白这个道理。

具体如何做？不要急，一步一步来，一口是吃不成胖子的。如果我们以前没有打好基础，就像我，如果从未游过泳，没有持之以恒地锻炼自己，今天突然跳到冰冷的水中，大家想想，我能受得了吗？

亡羊补牢，为时不晚，我们可以从夏天开始，一步一步来，慢慢适应现实环境。不要急于求成，就像爬长城，别人已经爬上了好汉坡，登上了顶峰，你却在下面望洋兴叹："我怎么达不到那个高度？我怎么赶不上别人啊？"

虽然你在拼命爬，但你肯定赶不上！并不是你不努力，而是现在晚了。就像龟兔赛跑，兔子虽然跑得快，但它贪图安逸，躺在那睡觉，而乌龟虽然爬得慢，却以百折不挠的毅力爬到了终点。这时候，兔子一觉醒来，发现乌龟爬到了终点，大吃一惊：不对啊，这怎么可以呢？看到乌龟振臂高呼："我成功了！"兔子就失望了，抑郁了。

朋友们，这个时候，我们应该怎么办？任何抱怨都没用，这次我们输了，还有下一次呢！下一次我们不能再输。从现在开始，不要自怨自艾，渐进地去打造自己的意志，像学冬泳一样，在来年的夏天开始下水。

以前我也怕冷，现在我在寒冷的冬天浸在冰冷刺骨的江水中和大家说话，我的手有冻僵的感觉，但我的心却热乎着。

青少年朋友们，千万不要放弃自己，不要羡慕别人，也不要抱怨自己现在这个样子，大不了重新再来！相信自己一定会再次站起来。

第十五节　生于忧患，死于安乐

　　我从一名严重心理问题者成长为帮人化解心理问题的咨询师。通过多年的心理咨询，我深深懂得中国当代青少年的焦虑，他们的浮躁、他们的无可奈何和无能为力。其实他们也想奋起，但当他们一次次吹响冲锋的号角后，很快却趴了下来。

　　家长说孩子不愿吃苦耐劳，老师说现在的学生胸无大志，缺乏理想。孩子从小生活在安逸的环境下，像温室里的花蕾，像水箱发酵的嫩豆芽，突然间把"他"拉上去，放到社会这个残酷的环境下，自然会感到弱不禁风，无能为力。

　　不要以为当代青少年自甘堕落、颓废。不！他们陷入了严重的焦虑，且不可自拔。为了降低焦虑，他们自怨自艾，沉溺于网络，迷恋于虚幻，靠游戏冲淡烦恼，麻痹神经，打发青春时光。当代青少年"颓废"问题，绝不是个案，而是普遍存在的。

　　如何拯救青少年，让他们振作起来？需要各方面从问题的源头上去改变，决不能单靠心理咨询师去化解，去拯救。这些年我跟许多有心理问题的大学生进行过交流，他们也曾经是学霸、天之骄子，可如今他们已经到了强弩之末，再也没有拼劲了，已经无能为力，按照他们的话说：未老先衰。他们只想停歇下来，因为他们已经身心俱疲，无以为继。即便他们到了社会上，因为心理素质低下和无抗挫折能力而无法胜任本职工作。

　　有个跳楼自杀的男孩，我们做过几次调查，唯一能让我信服的理由，就是孩子生活太安逸了。以前没有吃过苦，以后受到一点点现实的打击，就会受不了，就觉得生无可恋。现在的青少年，尤其叛逆期的孩子，为什么那么多人自伤呢？他们怎么下得了手啊？

　　我曾经问过这样的孩子：你干吗要去割自己？觉得时尚吗？孩子一脸茫然地看着我，摇摇头。他说心里太痛苦，情不自禁地要割自己的肉，这样做心里就舒服多了。原来孩子是通过刺激肉体来削减精神的痛苦。空虚无聊，活着如同行尸走肉，没一点刺激，就想找点刺激。用刀划自己，是一种最直接、最廉价的刺激，不然就会麻木，活着更痛苦。

当代青少年面临着很多人生疑难问题，前途迷茫，心里藏着许多解不开的疙瘩。我每天都会收到各个年龄层次的青少年朋友的求助和询问，他们人小鬼精，问的都是自己前途的大问题。

一名大三女生告诉我说，她常常会莫名发火，怀疑自己有双向抑郁，问我怎么办。我告诉她，不要动不动就把自己往抑郁症里装，你没什么问题，只是常见的情绪化。因为自我加压，总是无可奈何，所以才会浮躁。因为你越想获得成功，就会越害怕失败，心里越会躁郁。

大三女生说，老师说得很对。难道不给自己施加压力就可以了吗？有压力才有动力啊！

我告诉她，适当给自己压力是对的，但要因人而异。你目前没有抗压的能力，包括大多数青少年没有这个能力。因为你们没有经历过人生苦难，不像你父辈那样经历过很多挫折。如果贸然给自己施压，等于往死里逼自己。就像温室内的鲜花，如果一下把它放到外面暴晒，去接受风吹雨打，你说它能受得了吗？

现在的青少年很多已失去生活能力，缺乏学习能力、抗压和抗挫能力，即能量等级非常低。因为年轻人大都错失了锻炼抗压的良机，从小被长辈捧在手心，含在嘴里，在蜜罐里成长，这是家庭和社会给孩子造成的悲剧，不是孩子个人的问题。

如果现在停电，一天没有电，我们都会发疯一样难受。假如两天没电，三天没电，我们会怎么样呢？受得了吗？即使不崩溃，也会发狂吧？这种难受的心情，跟长期在安逸环境成长的青少年突然面临严峻的社会现实（而且连续几天，甚至几个月）的感受是一样的。

从小经历过苦难的人，一旦过上了安逸的生活，就会觉得倍加幸福甜蜜。但久而久之，也会飘飘然，也会慢慢变得贪图安逸，不思进取。处在这种环境下，一定要学会居安思危，不忘给自己加点压力，变成前进的动力。

但若换成当代青少年，可能就不行。因为他以前没有经历过苦难。如果给他施压或者自我加压，他就有可能因能力不足导致不好的结果。就像一个三岁的小孩，爸爸走得很快，他也想跟上去，也想给自己施压，但力不从心。

人都是生于忧患，死于安乐。如何打破这一恶性循环？从现在起，青年人要树立崇高的理想，与国家共呼吸，多观察社会，多历经苦难，多献爱心，向积极向上、充满正能量的人看齐，慢慢远离安逸的环境，逐步进入现实生活，但不是突然切入！渐渐地你会发现自己的能量或生存的能力变得越来越强大，内心越来越充盈。

第十六节　让人窒息的溺爱

爱给人带来欢愉，也会带来压力，甚至对人造成窒息。当代中小学教育，最需减的也许不是学生的功课，而是家长的溺爱！

父母为什么不让孩子干些力所能及的活？这其实是给孩子最好的减压方式！你想把孩子当祖宗供起来，你是有目的的，你想让他为你长脸，为家族争光。你想设计孩子的人生，你在侵占孩子的独立思想，左右孩子的人生，架空孩子的灵魂！最后的结局，要么背叛，要么陨落。

对孩子，该骂就骂，不要凡事不敢触碰。即使你发自内心的善意赞美，也不要让孩子识破你的企图。

"不要害怕，不要紧张，注意身体，好好读书……"这些看似鼓励关心的话，都会给压力下的孩子带来不安，无形中把孩子放到火上烤，让孩子非常难受。

"叫我做点事，干点活吧。虽然情感上我不愿意，但我会认为你没有对我施加学习压力，让我心里会好受些。"这是孩子发出的心声。

"不要在乎，考不好算什么！"言下之意，不就是让孩子更加在乎？

其实，你还是在乎他的成绩！

"不错，最近你学习越来越好了！"这些赞美孩子的话，会产生什么样的效果？在表扬或赞美对方之前，要考虑自己的策略。当你在表扬孩子的时候，他就会解读你是不是想骗他？他对你的故意奉承和赞美会多加考虑，甚至让你的好意弄巧成拙。也就是说，很多时候，家长越是说赞美的话、顺耳的话，孩子越会解读家长是"居心不良"，继而排斥和反感。

反而，你骂他，哪怕是骂得很难听，虽然孩子心里暂时很难受，但从长远看，却有利于孩子的成长。因为刺耳的话让人生气，甚至孩子还会恨你，但孩子心里却不会添堵。换句话说，孩子对父母的恨要比对自己的恨所致的伤害轻得多。

"我都是为你好！"这样关心爱护孩子的话语，犹如给人温柔的一刀，让孩子的愤怒或怨恨无处发泄。本来生气是好事，至少不会让坏情绪压抑在心里，就像高压锅，一旦被堵死气孔，后果会怎样？有大智慧的父母会在孩子面前经常犯错，甚至让孩子觉得你在无理取闹，觉得你不可理喻。

不难理解，面对一个不讲道理的父母，一些孩子，尤其有抑郁倾向的孩子心里反而会感到更加轻松，虽然一时半会还在生气，但孩子却不会往心里去。因为孩子觉得爸妈不讲道理，自认为比父母强，这样就不会自我攻击。反之，面对头头是道的父母，孩子会感到无所适从。明明知道父母讲的都是道理，而且都是为他好，可是他却很难受，怎么办？怪谁呢？怪父母吗？不！恨谁呢？恨别人吗？不！只有把怒火攻向自己，燃烧自己。

你指责孩子，比你处处让着孩子要好得多。虽然孩子会奋起反击，甚至记恨你，但会激发孩子表达自己的情绪。只有让孩子怪你，孩子才不会怪自己。只有让孩子生你的气，甚至恨你，孩子才不会压抑自己，生自己的气。

也就是说，如果父母做得完美无缺，孩子心里的无名火就无处发泄。只有一次次攻击自己，恨自己没用，恨自己对不起爱他、关心他的家人，导致怒火攻心。这是多么可怕的事！抑郁症不就是这样形成的吗？

当然，仇恨有时也会导致极端行为，比如杀人或者自杀。几年前，一个考上北大不久就自杀的学生，就是为了报复自己的妈妈，就是为了释放积压已久的愤怒。

只有真正"无视"孩子的学习和身体等方面的情况，孩子才会自我调动内在动力。因为父母不在乎他的前途，孩子就得自己在乎自己，父母不喂饭给孩子，孩子饿了自己就会吃啊。

父母的过度付出，究竟会对孩子造成什么样的伤害？正如朱利老师所说："现在的孩子真的太难了！孩子宁可父母打两记耳光，也不想被温柔地捅一刀。"

是啊，孩子被家长打了，可以喊冤，可以反抗和申辩，而家长的过度迁就和溺爱，会让孩子心中的委屈无处诉说，无法反抗，只有打落牙齿往肚里吞。张某得事件后，很多孩子在网上留言，"控诉"父母的过度付出给自己带来的种种压力，愧疚、抑郁、厌学、厌世。

有人说："为了孩子可以牺牲一切，这是父母送给孩子最可怕的礼物。"真正的父母之爱，不是对孩子恒久的占有，而是一场得体的退出。

第十七节　如何化解伤害？

那天我被老板伤害了，老板说的几句话让我感到很难受，心堵得很厉害，心脏跳得很快，似乎要蹦出来，胸膛有一团怒火在燃烧，想冒出来，却发不出，压得我难受，歇斯底里地想抓狂。瞬间，有股寒流沿着脊背袭遍全身，通身凉透了，对未来感到非常焦虑。真的是"恶语伤人六月寒"。

过后我抚慰自己：他瞎说，他是糊涂蛋，不要跟他一样，我是谁呀，我是有志青年，我应高姿态，不应跟这种人计较。或许他对我没有成见，或许他只是把情绪发给我，认为我人比较老实，会理解人，他知道把情绪发给我比较安全。老板"无故"骂了我，他自己减压了，释放了焦虑，虽然让我难受，却成全了我的伟大……我一直这样安慰自己，但激越的情绪还是不能平复，心火还在燃烧，怒气还在波澜起伏。当时甚至有一种想法：跟他拼了！而且这种想法十分强烈。

下午，我找几个朋友倾诉了一下，虽然对方没有跟我说多少，就几句话，但我心里很热乎。其实他们说的道理跟我想到的是一样的，可为什么自己劝自己却没用呢？突然我找到了原因。原来我自己都是全身冰凉的，却用自己冰凉的手去抚慰冰凉的心，有用吗？只会让冰凉的心更冰凉。而我的朋友是用他们温暖的手抚慰我冰凉的心，所以才让我的心感到快慰和温暖。

内心温暖后，晚上安然入睡，但这件事的后遗症却延续了好几天。

老板说的那句狠话，一直在我耳边萦绕，包括他说话的表情和当时周围的环境等画面还历历在目，而且我还常常在脑子里跟自己说话。我知道这是心里受伤后的"闪回"现象，就像牛吃饱了草后的反刍。谁让我的心被伤得很深呢？所以伤口一阵阵发痛。

今天上午偶然看到一个短视频：人品决定幸福。不管别人对我怎么样，始终做好自己，坚守做人的品质。心存大爱，对得起良心，无愧于天地，此生无憾。

第十八节　如何对付身边的小人？

有个职场女人在电话那头跟我倾诉，哭得很厉害。她说被丈夫骗了，辛辛苦苦在外创业的钱大半被她丈夫挥霍掉了。加上丈夫脾气不好，经常施暴，导致她离家出走，回到故乡，一边工作，一边带孩子。现在，丈夫在外面找了"小三"，还带着孩子，想霸占他们共有的财产，这让她无法接受，非常痛苦。

她说自己常常会气得乱发脾气，捶胸顿足，跟在她身边的孩子也受到很大影响。妈妈心里有气，只能撒在孩子身上。她说自己快要崩溃、快疯掉了，见到人就想打的感觉。

针对这种怒火焚烧的情绪，怎么去安抚她？第三者插足，而且还带着孩子，这叫女主人情何以堪？与丈夫辛辛苦苦筑造的家，让别人占着，实在让人难以接受。

我理解她此时此刻的心情。人遇到烦恼，比如，路上遇到一块拦路石，往往会产生两种分歧或两种态度。

一是我得解决这件事后，再去做别的事。我一定要把这个拦路石搬掉，否则我就不吃饭，不睡觉。如果这样，就会被这个拦路石牢牢困住，就像陷入泥潭不可自拔。虽然嘴里一次次自我安慰：算了，放过它！但你发现，此时的你欲罢不能，因为你看到这个拦路石已经变得很恐怖了，就像张牙舞爪的拦路虎。此时你眼前呈现的，就像孙悟空火眼金睛下的白骨精，虽然它伪装成村姑，伪装成老太太和老大爷，但在你的火眼金睛下都是一个妖怪和恶魔，不除掉它，你心里实在难安。

你看到的景象，就如草木皆兵一样的泛化或过于敏感化的被害妄想。这很可怕，因为这是一种主观判断。相信这种主观判断，你就会用"金箍棒"打死它，否则，你怕它会弄死你。这是人的本能。

二是看到拦路石，起心动念之间想排除它。但当你发现这个东西很顽固，暂时没有时间跟它玩，觉得赶路要紧，于是你就不理它了，暂时放了它，迂回绕过去。事实上，生活中应该允许这样的障碍物或者小人，因为人生不可能总是平坦的路，要允许有曲折。

假如遇到烦心的事怎么办？先把烦恼放下，带着烦恼去工作、去生活，在生活工作中，有条件有机会，再把烦恼之事搞定，这才是积极的心态。

很多时候，原先烦恼的事，只要你不跟它纠结，你尽管全身性地投入工作生活，该干什么就去干什么，你会发现不知不觉中，原先让你感到烦恼的拦路石，反而不是你的绊脚石，不是你的烦恼了。当我学会先放过它，该干吗就干吗，我发现自己的心胸一下子变得豁达起来，它没有影响我的正常生活和工作，但我应该原谅或喜欢这个小人吗？当然不是。只不过我先把它放在这，让它不影响我。

小人仅仅只是让我感到不爽而已，但它绝对不是我真正的敌人。我真正的敌人不是别人，而是我自己的思想问题，是我狭隘的心胸。

世界本来就应该光怪陆离，多元化，而不是单色调。

生活中要允许有小人，要允许道路有弯弯曲曲，沟沟坎坎，而不总是平平坦坦，一切顺顺利利。现实中要允许有人蛮不讲理，允许有人不通情达理。所以面对小人怎么办呢？能搞定就搞定，搞不定就打包，等秋后算账。就采取这样的一种态度。

再回到那名女士身上。她一个人带着小孩读书，自己又没有固定工作，每天心情糟糕，乱发脾气。小孩正在受影响，而且是很大的影响。小孩经常烦躁不安，妈妈把对爸爸的不满情绪全部转嫁到孩子身上。孩子怎么办呢？孩子很敏感，很脆弱，很可怜，很无辜。

孩子虽然不善于用语言表达，但他会用肢体来表达自己的焦虑情绪，比如疯狂玩游戏，撕东西，故意打人……孩子心里静不下来，以至于看书、写作业都没有耐心，因为一看书脑子里就想到爸妈，想到爸妈给他带来的不安和不稳，让孩子缺乏安全感。只有通过玩游戏等来降低不安和焦虑，才能转移注意力。通俗点说，孩子无法用语言来表达，或者说不能跟大人一样通过吸烟、喝酒、喝茶、跳舞、"三个女人一台戏"一样交流，孩子只能通过肢体运动，来表达内心的不安和焦躁。

听我讲到这儿，来访者说："我的孩子确实受到了影响。"

我趁热打铁问："那怎么办呢？你是要财产，还是要人呢？你是要出口恶气，还是要孩子的前途？"来访者说自己明白了，孩子的前途最重要！

当我遇到了小人，我一次次问自己：你是一天到晚揪着这事不放，还是放过小人？如果你揪着不放，那么你肚子里的很多"孩子"，就跟来访者的孩子一样受影响。

肚子里的"孩子"是什么？当然是我的五脏六腑，我的身体和器官，那些"孩子们"都需要"我"去呵护和去照顾。如果我整天发气，整天跟自己过不去：气得不吃饭，不上班，一天到晚纠结这件事，跟自己斗气，我身边的人和肚子里的孩子们肯定会受到影响。

事实上，我的来访者天天发气，整个家庭成员都跟着不安，都感到焦躁，都不同程度受到影响，正常的生活秩序被她搅乱了。

一个家庭或者一个系统的某个部件出了问题，往往会连累或影响整个系统的和谐。别让一粒老鼠屎坏了一锅粥。我们应该及时把它清理，或者把它放在一边。很多事情不是说你想干掉就能干掉它，这个拦路虎我能干掉吗？不一定干得了。如果你有能力，就干掉它；如果干不掉，还想拼命，就太不划算。即使势均力敌，那也是杀敌一万，自伤八千。

就像我的来访者，她丈夫在外面找女人，她能一次性搞定吗？如果那么容易能搞定，她就不会这么焦虑。所以关键不是问题本身，而是她的思想，是她处理问题的思维能力和态度。

遇到拦路石，遇到沟坎，能跨过去，能干掉就干掉，干不掉，暂且让下它，迂回绕过，赶路要紧，这才是正确的态度。

如何对待身边的小人？小人就像小孩，目光短浅，心太小，吃不得亏。虽然力小，却会死缠烂打，像蚂蟥一样，吸走你身上的血和能量。如何跟小孩打交道？比如你的孩子说：爸爸，我想把你的头割下来，让我玩一下，跟踢足球一样，好不好？"好啊，爸爸乐意！什么时候，等我把头砍下来让宝贝踢一下，好吧？"

"谢谢爸爸。"小人得到了肯定的回答，高高兴兴、满意地走了。至于你答应过的事，其实并不重要。对付小人，就得这样，千万不能较真。

无论在职场、机关、工厂，还是在学校，我们总会遇到看不顺眼的小人。比如那些溜须拍马的人，领导来了就是羊，领导走了就成了狼。

当然还有很多仗势欺人、蛮不讲理的小人。如果遇到这样的小人，我很想上前跟他理论一番，甚至跟他打一架，但这样又觉得不好，或者我没有这种能力。然后，我就在心里跟自己打架。这其实是弱者的自慰。

其实，真正的小人不是别人，而是我们自己。走路遇到挡路的疯狗，身边碰到不讲道理的小人，周围有看不顺眼的人，怎么办？你不能排除所有碍眼的人吧？

现实生活中，本来就有很多不讲道理、不通情达理、不礼尚往来的小人，你能一一干掉他们吗？

我们要允许生活中有小人，允许遇到不讲道理，不遵守规则的人。毕竟这只是少部分，不是吗？

有一失必有一得。小人可能会让我们在物质利益方面受点损失，但我们的身体和精神上或许会更上一层楼。这可不是用钱可以买来的。

我们不能光从外部环境下手——外求，应该要从自己的内心下手——内求，我们应该要适应现实环境，只要内心有光明，就可以照亮我们的前尘。

适应现实环境，适应别人，包容身边的小人，并不意味着跟他们同流合污，而是我理解别人，理解身边的小人。我们可以理解别人，并不等于跟他们一样。比如我厌恶吸烟喝酒的人，但我可以理解他们，与他们和平共处。

其实，不光君子会遇到小人，小人自己也会遇到小人。而且君子与小人是相互的。有时候我们是君子，有时候自己又不得不扮演小人。

每个人心里都有一些想法，这些想法也是身不由己的小人。它对我们心知肚明，而我们对它却不甚了解，因为它看不见，摸不着。小人时常会让我们感到身不由己，情不自禁。

每个小人都有自己的孩子。或者说，每个小人都会遇到比他更小的小人，而他的孩子也有自己的小人，孩子肚子里也有自己不听话的各种想法。所以孩子也会常常感到无聊和莫名的烦恼，感到焦躁和不安。

不光普通人会有小人，心理学家同样也会经常遇到各种小人，也会升起各种莫名的苦恼和不安。怎么办？小人只能由他去，我们赶路要紧。放过小人，笑着生活。

第十九节　让秋水理论服务更多中国人

一、关于现代心理学

从冯特创建世界上第一个心理实验室开始，心理学已飞速发展了100多年，为人类健康和社会进步做出了积极贡献。以心理干预为主导的临床心理学正在蓬勃发展，并且风靡全球。然而，由于缺乏强有力的本土思想和文化的支持，临床心理学已显现营养不良、裹足不前的征兆。

虽然各种探索方法也在逐步完善，但人类对抑郁症的认识还远远不够，对抑郁症的审视，各种思潮在历史洪流中波澜四起，人类与其抗争千年，绞尽脑汁，跌宕起伏的历程，难以想象。

对心理疾病的研究，无非就是探索其形成的原因，从而制订对因治疗方案。原因不同，方法自然不同。对心理问题的研究得出的原因竟然千差万别，所以古今中外治疗的方法也就有千万种。

纵观西方医学和心理学史，实证医学、实验心理学几乎都是建立在症状或客观基础上的学说，也被称为症状医学和现象心理学。

我们知道，心理问题总是以各种心理、生理和行为反应表现出来。同样的疾病，不同的人、不同的环境，表现出来的现象是不同的。因为盯着客观存在或现象去研究，西方心理学就出现了对付心理现象或症状的许许多多的流派或分支。其中广为流传的主流学派，有精神分析、人本主义、行为主义、认知学派，等等。

在此基础上，各个流派又开始细分，如催眠疗法、沙盘游戏、系统脱敏疗法等症状性治疗的方法应运而生。虽然心理问题会产生各种心理、生理和行为怪异现象，尽管各种对应症状的疗法层出不穷，但都无法自圆其说。

西方精神病理学和西方心理学已无法解释抑郁症居高不下猛增的势头，越来越多的人开始质疑它的病理学科学性。事实上，西方心理学存在一个致命的软肋或瓶颈：一万种心理现象，意味着就有一万种心理学理论去解释它们，当心理问题出现的现象越多，理论就会越多，方法越多。

这能解决问题吗？西方心理学是一种应急的办法，只能解一时之急，不能解决根本问题。根本问题只有一个——人的思想。

相比之下，中国的心学依托传统文化，从思想出发，主张"擒贼擒王"，不针对人身上的病，而是针对生病的人。但中国文化也是从心理或生理现象出发，顺藤摸瓜，由表及里，抽丝剥茧，去伪存真，找到心理疾病的真正"元凶"。中西方的认识论和哲学思路大同小异，但在方法上迥然相异：西方注重客观存在，中方侧重主观思想。这也是中西方文化差异的关键所在。

二、思维创新与发展

2006年开始，我致力于探索一条能从根本上解决抑郁症的途径。为此，我吸收国学智慧，借鉴植物生长规律，运用现代心理学和唯物辩证法的思想，在张景晖老师的心理疗法基础上，于2008年创立了"生根、发芽、开花、结果和播种"的秋水理论。

秋水理论将巴普洛夫两大信号系统拓展为三大信号系统，使条件反射的信号由客观性深入主观化，这对研究人的心理和精神变异将会是一个突破。该理论揭示了心理问题发生和演变的规律，对心理疾病的防治有着十分重要的意义。

我们认为，心理疾病从开始到发作都要经过与植物生长相似的五个基本环节（生根、发芽、开花、结果、播种）。其中"发芽"是抑郁问题表象的开始，是以条件刺激为诱因，思想意识和心理阴影共同形成的结果。从"发芽"开始，每一环节的递进都是以上一级为诱因，思想意识和心理阴影共同作用的结果。

如果把心理阴影比作抑郁的"种子"，"发芽"就是心理"种子"遇到适宜环境（条件刺激）"破土而出"，也就是触景生情。"开花"是因为思想意识企图把"发芽"扼杀在摇篮里，结果反而让它越挫越勇。这就是强迫思维。"结果"是因为预测到后果严重而拼命挣扎最终导致的行为后果。"播种"是事后回味、自责、骚动、讨论、总结、耿耿于怀等导致出现新的心理种子的过程。

心理疾病从"生根—发芽—开花—结果—播种"周而复始地恶性循环。随着恶性循环的往复发展，心理问题也将变得越来越严重。

我们认为，推动心理疾病恶性循环的根本原因，不是现在的客观刺激，不是过去的心理创伤、心理种子或记忆，也不是什么惯性思维，而是当下的思想认知。

由于人的思想意识和情感有着不可调和的矛盾，所以两者在抑郁发生前、中、后始终犬牙相制，纠缠不休。正是因为这一心理对抗，导致心理疾病步步升级，久治不愈。

未来心理学要走出困境，必须摆脱教条主义的束缚，创立一套立足本土、符合中国人特点的心理学理论。

三、现状与困惑

我在虚拟和现实世界做了十多年的精神分析，接待过上万人次的心理垂询。我聆听了来访者的抱怨，也感受到心师们的无奈与彷徨。客观上说，大多数心理咨询师很努力，可效果却不尽人意。除了个人素质外，我觉得主要原因还是理论和方向问题。

从我国现有的心理学教材和案例可以看出，基本采用西方模版，很少看到中国传统文化的影子。我不否认现代心理学起源于西方，但中华民族几千年的人文历史，蕴含着深刻的拯救人类思想灵魂的精神财富。如果我们能汲取精华，去其糟粕，用于心理咨询，效果定不负众望。

中国太需要建立自己的心理文化和心理咨询的理论。我们的心理学教材和心理课程更需要吸收中国元素，而不是去本土化。心理学，只有扎根本土，才能根深叶茂；只有立足本土，才能沟通无限。

四、主流心疗

在心理治疗方面，西方现代心理学通常采用以下策略。

（一）从外在现象或客观环境下手

1.采用药物手段，如注射兴奋剂或镇静剂，遏制症状。

2.采用行为手段，如各种转移注意力的方法，避免发生症状。

3.避开伤害性刺激，或逃离容易让患者受到刺激的时间、地点、人员、环境等场景。

（二）从无意识和负性情感下手

1.采用减压放松的方法，释放负情绪。

2.施行催眠、沙盘等手段，追索过去，遥想未来，以求心身疗愈。

3.采用鼓励、安慰等暗示手段安抚受伤的心。

4.有的甚至企图用医学手段抹除创伤记忆。

5.采取一些简单的认知疗法。通过讲道理的方式，如告诉你认知是如何扭曲的，应该怎么改过来。

6.通过森田疗法、内观、正念、禅修等方式，试图改变扭曲的认知或不良心理。

（三）疗效分析

每个心理治疗门派对自己的理论和疗法的合理性振振有词，逻辑上确实也毫无破绽，而且不乏临床实证，但我不敢苟同。弗洛伊德认为，心理问题的病根是那些连自己可能都不知道的环境因素，比如原生家庭问题，只有通过催眠或沙盘等手段追溯所谓创伤源头——客观刺激，才能达到痊愈的目的。显然，弗洛伊德片面强调了环境对人的影响，而忽略了人与环境之间存在认知这个中介因素。

许多心理问题，尤其是抑郁症，之所以成为世界性难题，正是因为研究者和治疗师倾向于浅显的因果关系，不敢挑战禁区。比如把心理问题归因于客观刺激和客观伤害，只要消除客观伤害，心理问题就成了无源之水，无本之木。

毋庸置疑，客观性伤害是心理问题的基础，心疗的所有方法都是因它而诞生。这些客观刺激，包括早已植入潜意识的创伤性经历或心理阴影，真的是来访者的敌人和治疗师的标靶吗？当然不是！它们只是敌人投下的烟幕弹。真正的敌人，藏在神不知鬼不觉的地方嘲笑我们呢！

每个人的症状都不同，但我们的敌人却是相同的。是谁把心理种子埋进了我们的潜意识？是谁把不良记忆刻在我们的心底？是颠倒了的思维，是错误的思想，是个人的认知态度。来访者都是在现实中受了伤害，再经过认知加工或扭曲，形成了心理阴影。

问题出在哪里，治疗师就应指向哪里。为了治好心理疾病，没有什么东西文化禁区，更没有传统的道德价值观，一切都是为了来访者能好起来。如果问题出在思想上，就应该帮助来访者进行思想批判和自我批判，而不是所谓的"保护"。治病是为了救人，刮骨是为了疗伤。刮骨虽痛，但长痛不如短痛。只要帮助来访者真正认识自己的问题所在，短暂剧痛又算得了什么呢？

然而，各种主流心理疗法像吃止痛片一样，开始让人觉得有些好转，但作用却不能持久。因为没有触动患者的病根，反而把病源"保护"起来了。为了维护咨访关系，明知来访者的思想有问题，也不敢当面指出来。

心疾者的病根是思想问题，而药物、暗示、鼓励、放松、人本、精分、森田、传统认知等主流疗法都不能改变人的思想问题。何况这些人大多富于理智的倾向，对事物持怀疑态度，容易接受助长不安的消极暗示，积极暗示反而不容易影响他们。再者，暗示疗法用久了，病人因达不到预期的目的，会变得越来越固执，越来越不容易改变自己的错误态度。

100多年的临床实践证明，基于这种观点建立起来的各种心理疗法，疗效并不稳定，复发性极高，故而被患者称为"头痛医头，脚痛医脚"的方法。

五、大禹疗法

早在5000多年前，大禹治水的典故就已经揭开了心理治疗的全部秘密。越来越多的西方心理学家向东看齐，向古老的东方汲取智慧。荣格和墨菲就是其中之一，他们开始对古老的东方传统文化感兴趣，尤其是中国古代老庄的"无为"学说，甚至追溯到更早的上古时期的黄河文化。

"大禹治水"的典故在中国可谓家喻户晓。远古的黄河是一条从西部高原流到东边大海的天然河道。雨季，黄河流域年年闹水灾，百姓苦不堪言。于是尧帝派大臣鲧前去治水。

如何才能有效地防止黄河泛滥成灾？鲧想到了，最直接的办法就是水来土掩，即从正面拦截黄河，效果立竿见影。这样治水，虽能暂时遏制洪水，保护下游的百姓，却为日后的黄河泛滥埋下了巨大的隐患。因为黄河被人用大坝拦截，表面上屈服，人们容易被眼前的景象所麻痹，看不到凶兆，过着"安居乐业"的生活。实际上，被拦截的黄河每时每刻都在积蓄势能，暗藏杀机，最终冲塌堤坝，以排山倒海之势一泻千里。面对突如其来的洪水，百姓毫无防备，只能葬身鱼腹。

黄河终归大海，乃大势所趋，天道所在。任何企图堵截黄河的做法，只能暂时有效，最终必然无效，而且还会造成不可挽回的人为灾难。

不可否认，鲧治水的初衷也是为了保护百姓的利益，也是在施行人道，却是逆天而行，最终被天道无情地惩罚。鲧因治水不力被处死，并由其儿子大禹接任。禹吸取父亲失败的教训，顺应水的本性，采用"疏而不堵"的治水方略。挖深河床，拓宽河沟，用挖起来的泥沙构筑两岸堤坝，把黄河夹在一条通向大海的安全通道里任其发泄，却不致泛滥成灾。

经过疏导后的黄河，虽然汛期到来时依然波涛汹涌，令百姓望而生畏，但由于大堤的屏障作用和百姓对洪水危害的警惕性，才有了真正意义上的安全保证。只要在汛期到来之前加固堤坝，一般就能安全度过汛期。从此桀骜不驯的黄河在人类面前变得服服帖帖，百姓安居乐业。

大禹治水的做法既合了黄河东去的天道，又保护了黄河百姓的人道。这才是王者之道。

大禹治水的方略是一种着眼长远，舍弃眼前利益的逆向思维方式，堪称古今中外"标本兼治"的成功典范。鲧治水方略是一种急功近利，追求立竿见影的短期效应的顺向思维方式，是历史有名的"治标不治本"的反面教材。

大禹治水的故事告诉人们：堵截黄河的做法，实际上是麻痹人心，让人丧失警惕，最后死无葬身之地；而疏而不堵的做法，为人敲响警钟，让人居安思危。

治心之道，犹如治水之道。情绪来临时如滔滔黄河，汹涌澎湃。然而它从"天"而降，从潜意识深处奔泻而出，无法阻拦，只能从保护自身利益出发，做力所能及的事情，因为洪水无情，会泛滥成灾。面临不良心理，如果任其发展，恣意妄为，就会伤害患者的自尊。所以，既要顺从情绪的冲动，又要避免发生灾害。怎样才能避免发生灾害？为所当为，转移注意力。

管理情绪，应该学习大禹治水的思想，正确认识情绪，找到它的规律，顺应它的脾气，让情绪更加顺畅地朝着安全理性的通道发泄，绝不从正面堵截潮流，而应从侧面采用疏导、迂回战术防止其泛滥成灾。

鲧因为不做调查研究，仅凭个人经验，贪求眼前效果，不按客观规律办事，逆天而行，最终导致灾难性后果。而大禹正确认知客观规律，并顺应规律办事，创下传世之功。

为了获取第一手资料，掌握黄河水患规律，大禹沿着黄河徒步考察。经过几年的跋山涉水，从黄河的源头到黄河入海口，大禹发现中华的地形成西高东低态势，知道了黄河最终要流入大海的道理，了解到水往低处流的自然规律，认知到黄河之水天上来的天道，总结出"黄河之水天上来，奔流到海不复回"的客观规律。因此，大禹不敢堵截黄河，而是让洪水流到它的大海故乡，最终制订了"疏而不堵"的治水方案。

只有从实践下手，加以分析推理，才能找出事物的发展规律，才能获得正确的认知，之后顺应客观规律办事，这才是大禹治水的成功秘诀。但是自然规律往往不按人的意愿行事。黄河涨水时，滔滔洪水汹涌澎湃，容易泛滥，给沿岸百姓带来洪灾。

怎样才能真正驾驭黄河，使其驯服？大禹的"顺天道、施人道"并不是一味地向大自然低头，而是顺从自然，改造自然的过程，它不是机械的，而是机动灵活的。譬如，远古黄河流到如今山西和陕西交界的地方，被一座大山挡住去处，河水漫上两岸，淹没了上游地区。为了确保把黄河顺利地引入大海，大禹带领民工把河道中的大山劈开，让黄河畅快地向东流逝。黄河入海是大的自然规律，相比来说，大山挡道，则是小的自然规律。为了服从"黄河入海"这个大自然，就要改造"大山挡道"这个小自然。

大禹治水的方法（我称之为"大禹疗法"），对当今社会心理问题仍然具有极大的现实指导意义。

六、放下是关键

在心理干预中，"正确认知"犹如开山挖渠，引水而下；"放下"好似水到渠成，瓜熟蒂落。大势已定，心理问题不放下也得放下啊！

心理问题者，尤其严重心理问题者，大多是一些刨根问底、不到黄河心不死的人。既然如此，心理治疗的宗旨，就应该打消他们的疑问，使之清澈见底地看清真相，才能死心塌地地放下执念。

然而，对来访者而言，"放下"无异于脱胎换骨的重生，而对心理工作者来说，劝人"放下"无异于构筑一座浩瀚的灵魂工程。

条条道路通罗马。你可以从北京绕道南极到达罗马，也可从北京直飞罗马。如果这种"放下"需要耗费几十年，还有什么现实意义？心理治疗的价值和意义，是帮助来访者尽早结束精神痛苦，而不是让其苦苦挣扎，更不是靠药物和暗示来麻痹其痛苦，使问题久治不愈。因此方向比治疗更重要！这些年，各种心疗如雨后春笋般层出不穷，但扎根本土的秋水理论不是传授什么方法，而是引导来访者尊重客观规律，尊重因果关系。

"知己知彼，百战不殆。不入虎穴，焉得虎子？"不去零距离探测患者思想深处的问题，仅凭几句话就想劝人放下，无异痴人说梦。常常听到来访者说：道理都知道，就是难以做到。因为陷入迷茫，不知路在何方。心理治疗的根本，是为来访者指明道路，并且找到确切的方位，而不仅仅只是方向，更不是讲什么大道理！大道理人人都懂，知而不行，就是没有认识到，真正懂得了，谁人不行？

七、道法自然

每个人所走的路不同，行走的方法也就不同。所以适合你的方法不一定适合别人。作为心灵导师，就是要帮助来访者搞清楚问题的真相，而不是解决问题的方法。因为方法只能解燃眉之急，而好的思想能救赎人的灵魂。方法因人而异，思想光芒四射。方法只能奏一时之效，以后还会问题不断。只有掌握心理规律，才能把握方向，才能出神入化地创造各种适合自己的方法。这样的方法，浑然天成。

道理（或道路）决定方法。这就是"道法自然"的诠释。

八、心病心药医

心理辅导师必须从思想高度把问题的原本跟来访者讲清楚，而不是云里雾里的瞎侃。要知道，暗示鼓励、安慰、催眠、沙盘游戏等方法只是与来访者潜意识沟通的一种方式，而不是解决问题的方法。如果只是为了维护与来访者的关系，一味迎合，即使发现对方思想有问题也不敢当面指出来，这样的心理辅导或治疗还能指望有实质性效果吗？

正因为你的掩饰，导致来访者更加固执己见，病情愈发加重；正因为那些隔靴搔痒的方法，导致来访者延误了治疗，甚至恶化。

秋水理论从思想认知下手，着重解决来访者的思维方式问题，贯彻学习和思想批判两条主线。具体来说，帮助来访者学习有关自己所困扰的心理问题的基本原理和相关社会知识，重建正确的人生观、价值观和世界观，深刻反省和批判固执己见的思想态度和形而上学的方法论。

心理辅导师要用开心的言辞、耐心的启发和深刻的批判，去敲开来访者的心灵大门，触及其内心世界，使之明白，昨日因乃今日果，使之看破问题真相，恍然大悟，才会反思过去。只有批判，才能改变内在世界的内容，才能从内心深处挖出病根，才能真正走出重围。

正人先正己。当你批判他人的同时，也应提高自己的品德修养，把自己打造成一面干净平整的镜子，让来访者照见自己问题的真相，最终恍然大悟。

作为本土心理学的一面旗帜，秋水理论与当代心理学的理念迥异。如同中医不同西医一样，中医和西医是两种认知体系。它们的发展目标也不相同，中医是一种文化，西医是一种技术，中医是治疗患病的人，西医是治疗人患的病。中医是整体观、系统观，采取的是辨证施治的全面调理方案，西医头痛医头、脚痛医脚，采取的是针对病的部分、表象。所以"了解什么人会得病，比了解得什么病更重要"。

秋水理论源于中西合璧，古为今用。秋水理论精于道术合一，标本兼治。只有让来访者了解问题的真相，弄清其原理，才能对症治疗，才能有的放矢，而不再盲人摸象，不再人云亦云。

授人以鱼，不如授人以渔。秋水理论不是针对外在表象，尽管秋水创立了许多应付心理症状或现象的有效办法，但我们也不会推荐大家使用，因为这些所谓的方法和技巧只能奏一时之效，用一次算一次，以后还会问题不断。秋水理论的宗旨是为来访者打开心结，从内心深处挖掘思想病根，吐故纳新，让患者获得思想和心灵的真正解放，使灵魂脱胎换骨。

心灵导师不是给人治躯体病，而是帮人清理心灵污垢，为黑暗中的人点上明灯，给迷茫中的人指明方向。秋水理论不是给你一条鱼吃（如教你某些心理技术），而是教你打鱼的技术（学会驾驭病症的本领），让你自己去捕鱼。秋水理论让你对问题看个一清二楚，让你掌握问题的全部密码，以后无须再求任何人教你如何对待之，因为你就是解决问题的专家。

秋水理论不从表面去改变，而从产生问题的思想根源去分析。通过深度剖析和无情批判，我们已使许许多多深受口吃、社恐、焦虑、强迫、失眠、抑郁等折磨的人，彻底摆脱了痛苦并重新站了起来，回归正常人的生活。这是心理治疗史上的一次重大突破，也是秋水理论走向世界和未来的里程碑！

抑郁症之所以难治，是因为它极其隐晦。顺向思维难觅其宗，只有独辟蹊径的逆向思维，才能看到"柳暗花明又一村"。只要抑郁症的再生机制还在，抑郁问题还会死灰复燃。

走出抑郁，不是靠运气，也不能靠勇气，靠的是智慧。大道理对患者毫无意义，因为他们比你还懂！只有真正看清抑郁的真相，才能轻松驾驭它。要向生活学习，向领悟者学习，更要向失败者学习，因为他们都是我们的老师，都是观照自我的照妖镜——照出"我"的肮脏灵魂。

中国传统文化博大精深，蕴含着深刻的拯救人类思想灵魂的智慧，我们应该从本土文化中汲取智慧。

九、希望寄语

从抑郁纠缠中解脱后，并不意味着你已获得了心灵上的新生。其实这仅仅是"频道切换"：从一个游戏切换到另一个游戏，从一个轨道转入另一个轨道。人生的各种烦恼和困惑依旧接踵而来，这和你在遭受抑郁煎熬时具有本质上的区别。

过去你的最大烦恼就是抑郁和它所带来的痛苦，就像一只井底之蛙，只能看到一小块天空，只能看到抑郁给你带来的负面影响，你的心灵之窗被蒙住了，你看不到外面的世界。当你跳出抑郁的魔掌后，你会发现外面的世界很精彩，其实外面的世界更无奈！

不如意事常八九，家家都有一本难念的经。

花未全开月未圆，半山微醉尽余欢。人生苦短，岁月易老。淡泊名利，清心寡欲。认真做事，踏实做人！平常心是道，以一颗游戏心去应对各种挑战，以一颗宽厚心去接纳失败，以一颗博爱心去关爱身边的人，就一定能收获壮丽的人生！

后　记

孔子曾说："君子和而不同，小人同而不和。"抑郁症之所以久治不愈，大都因为求同所致。只有求和才是走出抑郁的上策。

流水遇顽石会拐弯，所以河流蜿蜒曲折。人生路上总有许多沟坎，若无法直过，那就绕过，不要死磕。

"抗郁"路上，汲取《易经》思维，权衡利弊，趋利避害。既要直取，也要迂回智取；既要上善若水，也要道法自然。这是克敌制胜的法宝。

抑郁症患者活在后悔自责之中。总是后悔自己当时走错了一步，导致现在步步皆错。沉溺于后悔，错过当下，明天又将轮回。

知耻而后勇，知错能改，善莫大焉。

自己想通了，气顺了，就会有力气了，从而轻装上阵，走出家门，走向远方，朝着理想进发……

在本书即将出版之际，感谢河北科学技术出版社李虎主任和编辑老师们，他们不厌其烦地征询我的修改意见，为我提供优质的出版服务。

抑郁症的研究治疗属于一门前沿学科，研究者对它的看法迥异。在学术界，现阶段心理学和精神病学受西方文化影响很深，对抑郁症的研究一时很难摆脱西方文化的束缚。

我写作这本书，旨在开启破冰之旅，以中国文化视觉重新审视抑郁症问题，用中国经典文化揭开抑郁症的神秘面纱，为学术界树立文化自信。

本书的创作主要参考了张景晖、张长江的《口吃的矫治》、巴甫洛夫的《条件反射》、史占彪的《心理教练术》和袁运录的《情绪心理学》。

袁运录

2022年8月于江西余干